# 終《つい》の選択

終末期医療を考える

田中美穂
児玉　聡〔著〕

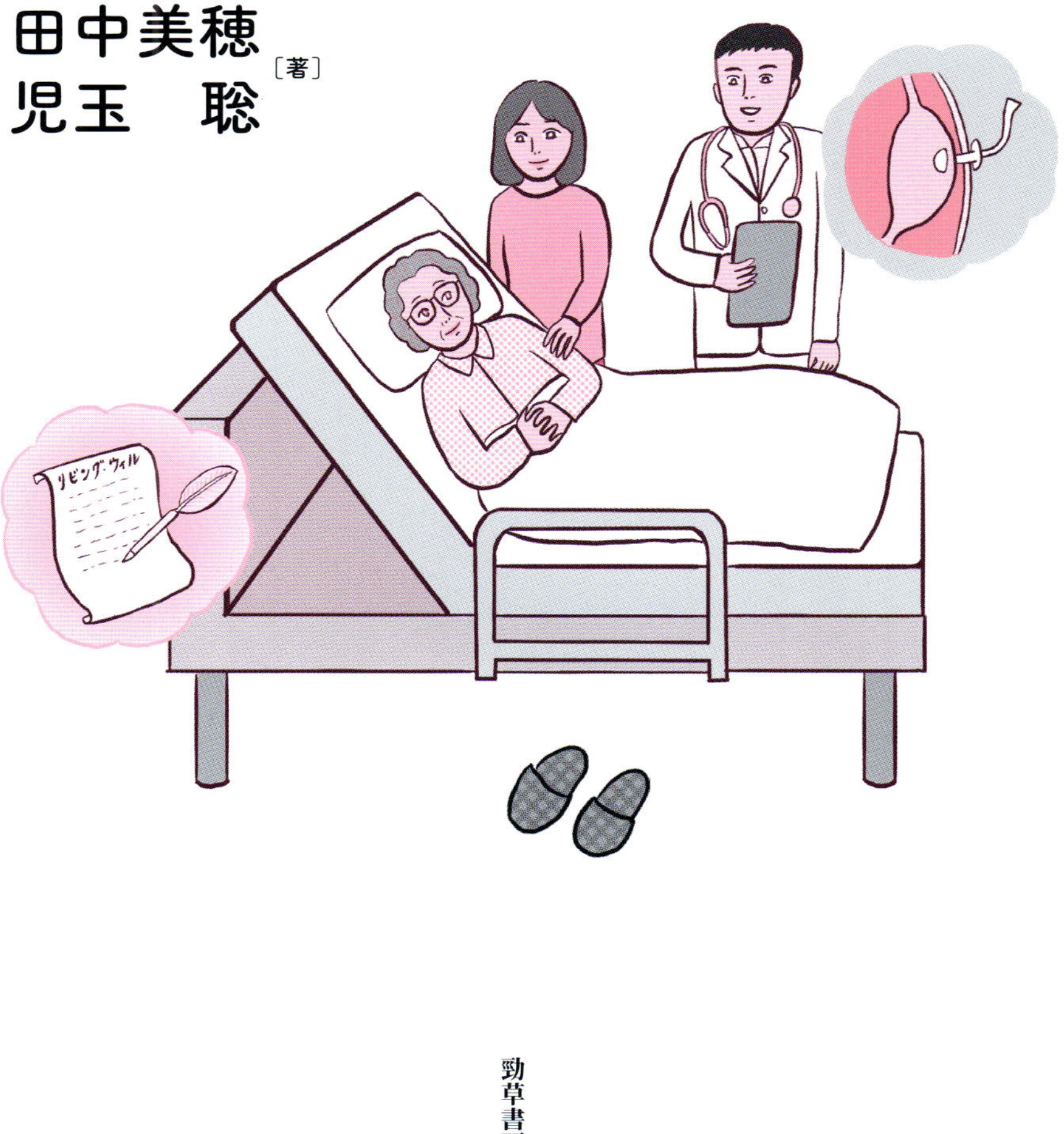


勁草書房

# はじめに

人生の終わりをどのように迎えるか。みなさんはどのようにお考えでしょうか。

英国の著名なロック歌手、デヴィッド・ボウイさん。彼は、闘病中も音楽活動を続け、亡くなる二日前に最後のアルバムをこの世に贈りました。彼は、自分が亡くなった後の希望も家族に伝えていました。彼の人生と同様、彼の死もまた芸術作品であり、彼の最後のアルバムは私たちへのお別れのプレゼントだ。彼のプロデューサーはそう話しました。(1)

歌舞伎俳優の市川海老蔵さんの妻でフリーアナウンサーの小林麻央さん。彼女は、闘病の様子をブログで公表し、最期の時間を自宅で家族と一緒に過ごしました。なりたい自分になる。だって、人生は一度きりだから。(2)そのように述べて病気と向き合う強くしなやかな彼女の姿勢は、多くの人たちの心に響きました。

これは、最近亡くなった二人の著名人の事例です。特別な事例のように思われるかもしれませんが、人生の終わりは、すべての人に訪れます。自分だけでなく、自分の家族などの親しい人も、いつ回復の見込みのない病気になるかわかりません。みなさんは、デヴィッド・ボウイさんや小林麻央さんのように、自分の希望する最期を迎えるための心構えや準備はできているでしょうか。

日本は現在、超高齢社会を迎えています。少子化もあいまって、六五歳以上の人の割合は実に四人に一人以上（二七・三％）と、世界最高を更新しています。二〇二五年に人口の多い団塊の世代が七五歳以上の後期高齢者に達する頃を見越して、社会保障の持続可能性や看取りの場所の確保などが議論されるようになってきました。

こうした社会で最期を迎える際には、どのような問題が起きるのでしょうか。どこで、どのように最期の時間を過ごすことができるのか、自分で判断する能力や意識がなくなったら希望する医療や介護は受けられるのか、家族がいない場合はどうしたらよいのか、墓や葬儀はどうするか――。さまざまな問題が考えられると思います。

こうした問題への関心は潜在的に高いのではないかと思います。少し前になりますが、「文藝春秋」で、著名な脚本家の橋田壽賀子さんによる安楽死を望むエッセーが掲載されました。ビジネス情報誌の「週刊ダイヤモンド」や、生活情報誌の「クロワッサン」では、自らの人生の最期を考えることはもとより、家族の最期をどうするか、といった視点でも特集が組まれました[3]。また、ＮＨＫの「クローズアップ現代＋」や「あさイチ」でも、生命維持治療の差し控え・中止や、「終末期鎮静」、在宅医療の課題などがテーマに取り上げられました。

このように、雑誌やテレビ番組等でも終末期の話が頻繁に取り上げられるようになっています。みなさんもどこかでこうした話題について目にしたり耳にしたりしたことがあるのではないでしょうか。

本書では、人生の終末期について、特に終末期の医療に焦点をあてて論じたいと思います。例えば、死にゆく人の死の瞬間に立ち会うことや、その瞬間に向けて提供されるケアを意味する「看取り」。また、医師などが患者の利益のために患者の生命を終結させるか、または、患者の死を許容することを意味する「安楽死」。そして、人工呼吸器や人工栄養・水分補給といった「生命維持治療」の中止や、全人的ケアである「緩和ケア」——。本書ではこうしたテーマを取り上げ、日本の現状や課題について詳しく扱いたいと思います(4)。

終末期の医療について課題を抱えているのは日本だけではありません。日本と同様に高齢社会を迎えている他の国々でも、良い人生の終末期をどのように実現させるかが、社会として大きな課題となっています。英国の「エコノミスト」誌という著名な経済誌が、終末期医療や緩和ケアの質を国際比較しています。この調査では、英国が二〇一〇年、二〇一五年ともに一位に選ばれています。一方の日本は、二〇一〇年の二三位から順位を上げて、二〇一五年は一四位でした。

社会の高齢化に伴い同様の諸課題に直面している先進国は、どのような終末期医療を実現しようと法政策を講じているのか——。本書では、日本だけでなく、主要な諸外国についても、さまざまなデータや法制度を具体的に紹介します。例えば、近代ホスピス発祥の地であり、終末期医療の国家戦略を策定している英国。生命維持治療の中止裁判を経て世界に先駆けて自然死法を制定した米国。そして、安楽死をいち早く法制化したオランダなどです。また、今まで国内の研究においてはあまり取り上げられてこなかった、台湾や韓国の治療中止に関する法制度とその背景についても解説します。

本書で扱うのは法制度だけではありません。人生の終末期にどのような医療を受けたいか、あるいは受けたくないか、どこで最期の時を過ごしたいかといった希望を、あらかじめ明らかにして他者と共有するにはどうしたらよいのか。例えばこうした問題について、一般市民がよく考えることの大切さや思考のヒント、医療従事者が市民を支えることの大切さなどについても説明します。

これらの諸外国の取り組みや、そこから浮かび上がった課題を明らかにし、一般市民、医療従事者、国や地方自治体等がそれぞれの立場からどのように考えたら良いのかを提案し、時事的なニュースも織り交ぜながら、日本の今後の医療のあるべき姿をみなさんと一緒に考えることが本書の目的です。

本書は二部構成です。第Ⅰ部（第一章～五章）では、私たち一人ひとりが人生の終末期の医療について考え、話し合い、表明することの大切さについて考えます。第Ⅱ部（第六章～一〇章）では、日本や諸外国で論争となっている、安楽死や生命維持治療の中止といった終末期医療において想定される選択肢について考えます。各章ではそれぞれ次のような問題を取り上げます。

第一章「人生の終わりを考える」では、現状では墓や葬儀を事前に決めておくことに主眼を置いている「終活」の話題から始めて、終末期にどのような治療を受けたいか、あるいは受けたくないか、どこで最期を迎えたいか、といった終末期の医療・ケアに関する自分の希望を明らかにしておくことがいかに大切か、希望と現実が乖離している現実を踏まえて説明します。

第二章「超高齢社会における胃ろう」では、胃ろうの是非について考えます。一〇〇歳以上の人が六万人超という超高齢社会の日本。胃ろうを付けて入院中の高齢者を見た政治家が「エイリアンだ」と発言したように、昨今、とにかく胃ろうだけは嫌だという声も聞かれます。本章では、胃ろう導入の目的を明確にし、適切で納得できる選択をするにはどうしたらよいのかを説明します。とくに、進行した終末期の段階にある認知症患者への胃ろう造設をめぐる議論を詳しく検討します。

第三章「最期の医療を決める、伝える」では、私たち一般市民が、リビング・ウィル、医療代理権、アドバンス・ケア・プランニング（ACP）をそれぞれどのように利用できるのか、シナリオに基づいて、英国、米国、日本の現状を解説します。また、家族や親しい友人がおらず、治療についての判断能力を失った場合の治療選択はどうしたら良いのか、という課題もあります。このような場合に意思決定の助けとなるであろう、英国の「独立意思能力代弁人制度」も紹介します。

第四章「看取りのケア」では、看取りのケアのノウハウをチェックリストにまとめた英国の「リバプール・ケア・

パスウェイ（LCP）」と、LCPの運用に際して発生した問題への対処を取り上げます。この問題は、医療従事者と家族や患者本人との間でコミュニケーションが不足していたことが背景にあると考えられ、日本の医療現場にとっても他人事ではありません。在宅の看取りについては、小林麻央さんが最期の時間を自宅で過ごしたことが報道されて注目を集めました。ただ、自宅で過ごすことにはさまざまな課題もあります。日本では、看取り先の確保が難しいとされるいわゆる「看取り難民」が二〇三〇年ごろまでに四〇万人に達するといわれています。そこで、どのような対策が必要なのかについて考えます。

第五章「緩和ケア」では、テレビ司会者の大橋巨泉さんが亡くなった際の記事の紹介から始めて、緩和ケアについての基本的な解説を行います。依然として、緩和ケアは終末期のみのケアであるという誤解や、疼痛緩和に使われる医療用麻薬が中毒を引き起こす、死期を早めるといった誤解があります。こうした誤解を解くために、概念や制度についてわかりやすく解説します。また、大人とは異なる子どもの緩和ケアの特徴についても触れます。

第六章「死をめぐる患者の選択」では、他国でパラリンピック選手が安楽死要請を表明した記事や、結婚したばかりの女性が末期の脳腫瘍に侵され、医師による自殺幇助を選択した記事を導入として、積極的安楽死や医師による自殺幇助について考えます。言葉や概念の説明をはじめ、事例に沿って、実際にこれらの安楽死を法的に容認しているオランダやベルギー、米オレゴン州などの法制度やデータ、これまでに浮かび上がった課題などを紹介します。

第七章「積極的安楽死は是か非か」では、日本国内で医師による積極的安楽死行為が訴追された初めての事件「東海大病院事件」と、ほぼ同時期に英国で起きた「コックス医師事件」を取り上げます。日本にも英国にも、積極的安楽死を容認する法律はありません。こうした国々でも積極的安楽死をめぐる事件が起きていることから、その是非を社会的に議論する必要性を論じます。

第八章「自殺ツーリズム」では、スイスに渡って自殺幇助を受ける外国人が増えている現状について考えます。実はつい最近、スイスに渡って自殺幇助を受けた日本人が確認され、日本でも他人事ではなくなっています。本章では、スイスの法制度について説明し、多くの自国民がスイスに渡っている英国で起きた裁判、ドイツやフランスにおける法制度への影響、日本での議論の必要性に言及します。

第九章「生命維持治療の中止をめぐって」では、医師の治療中止行為が殺人罪に問われ、最高裁まで争われた「川崎協同病院事件」を取り上げて論点整理を行います。さらに、米国の著名な治療中止事例である「クインラン事件」および「クルーザン事件」後に全米に広がった法制度や、英国の「ブランド事件」後に整えられた法制度について説明します。

最後に、第一〇章「『尊厳死』法案を考える」では、超党派の国会議員連盟が二〇一二年に提案したいわゆる「尊厳死」法案が提案された背景や、法案の主な内容と問題点を解説します。さらに、アジア諸国の動向、とりわけ台湾と韓国で制定された終末期医療に関する法律について、特に日本の法案とも関連する、終末期の定義・判断、医師の免責、家族の役割に着目して説明します。日本における法制化の是非に関する議論の整理も試みます。

そして、「おわりに」において、全一〇章のまとめとして、法・政策、医療機関、一般市民のそれぞれに向けた提言を行います。

なお、第一〇章で取り上げた「尊厳死」法案をどのように修正したらよいのかを検討した試案を京都大学大学院文学研究科 応用哲学・倫理学教育研究センターのホームページ上に掲載しています。この試案は今後も随時修正してウェブ上で公開する予定です。

すべての人がいつかは必ず人生の終わりを迎えます。だからこそ、政策立案者、医療従事者、研究者の方々はもとより、一般の方々にも本書を手にとって読んでいただきたいと思っています。本書は、終末期についての読者のみなさんの理解を手助けするために、国内外の資料や最新の研究によるさまざまなデータを盛り込んでいます。また、注が多用されていますが、これは、引用文献を示しているほか、本文中では紹介しきれなかったデータや詳細な解説を試みているためです。注のデータや解説は主に研究者や専門家向けに書かれたものですので、必要に応じてご確認いただければと思います。

現在、自分の親、配偶者やパートナーといった家族、親しい友人らを介護・看護している方々。すでに家族や親しい友人らを看取った方々。あるいはこれから介護・看護する方々。地域で患者さんやその家族と信頼関係を築きながら診療・看護・介護に従事している医療・介護従事者の方々。国、都道府県、市町村特別区それぞれの医療福祉分野で働く行政職、議員の方々。こうした多くの方々にとって、本書が少しでもお役に立てば幸いです。

# 終《つい》の選択

## 終末期医療を考える

目次

# Ⅰ　人生の終わりにどんな医療を受けたいか

# 第一章　人生の終わりを考える

「You only die once!（死ぬのは一度きり！）」

これは、英国にあるホスピスが医療機関の患者や医療従事者向けに開催したイベントで使われた言葉です[1]。そう、死はすべての人に訪れる一度きりの出来事です。多くの人々にとって、死について語ることには一定の困難が伴います。しかし、死は一度しか経験できない事柄であるのだから、自分がどのような最期を迎えたいのかをしっかり考えて、家族や友人などの親しい人や、医療従事者と話をすることが大切なのだ――。そう訴えるためにこの標語が使われたのだと思います。

死について誰かと話すことは、終末期の医療・ケアを専門とする医師や看護師といった医療従事者にとってすら、必ずしも容易なことではないようです。例えば英国では、終末期の医療・ケアなどに関する話し合いに参加することは、患者やその家族だけでなく医療従事者にとっても困難となりうるということが、複数の文献で報告されています[2]。また米国でも、六五歳以上の患者を日常的に診療している医師の八五％は、終末期における医療・ケアの選択肢や、患者の希望に最も合う医療・ケア、患者の健康状態などについて、患者やその家族と話し合っていないという最近の調査があります(3)。

つまり、普段から死に接することの多い医療従事者でさえも、死について患者や家族と話し合いを持つことに困難さやためらいを感じているのです。このような調査結果は、死と接する機会の少ない一般の人々にとっては、死について語ることがなおさら難しいという状況を暗に物語っています。

本書では終末期医療について様々な角度から論じていきますが、本章ではまず、終末期にどのような治療を受けたいか、あるいは受けたくないか、どこで最期を迎えたいか、といった終末期の医療・ケアに関する自分の希望を明らかにしておくことについて考えたいと思います。

## 1　日本の「終活」と英国の Dying Matters

### 日本の終活ブーム

朝日新聞の「フォーラム　最期の医療」、毎日新聞の「私たちの最期は」、読売新聞の「安心の設計　QOD(4)　生と死を問う」、日本経済新聞の「一三〇万人のピリオド」、週刊東洋経済の「納得のいく死に方　医者との付き合い方」、週刊ダイヤモンドの「どう生きますか　逝きますか　死生学のススメ」など、日本国内では最近、新聞をはじめビジネス誌などでも終末期医療や自分の死について考える特集がいくつも組まれています。また、「終活」という言葉もメディアでよく使われています(5)。「終活」は「就活（就職活動）」から派生してできた言葉で、明確な定義があるわけではありませんが、葬儀や墓などの準備をすることを通して自分らしい最期を迎えるための取り組みを指していると考えられます。

この「終活」が今、脚光を浴びています。記事1－1を見てみましょう。この新聞記事では、シニア層の間で、葬儀の際に使う遺影の撮影会や、東京湾で散骨の模擬体験をするクルーズなどが人気となっていることが紹介されています。これとは別の新聞記事によれば、大阪市内で開かれた入棺体験（参加者が棺の中に入る体験）などができる終活イベントに、八〇〇人もの人々が訪れたといいます。[6]

また、「エンディングノート」といって、医療や介護、財産管理などの生前の希望、そして葬儀や遺産相続といった自分の死後についての希望、自分史などを書き込めるものが近年注目を集めています。有料・無料、さまざまな種類がありますが、四九万冊を売り上げたヒット商品も中にはあるそうです。[7] こうした終活ブームとも言うべき社会現象の背景には、自分の死に関する一般市民の関心の高まりがあると言えそうです。

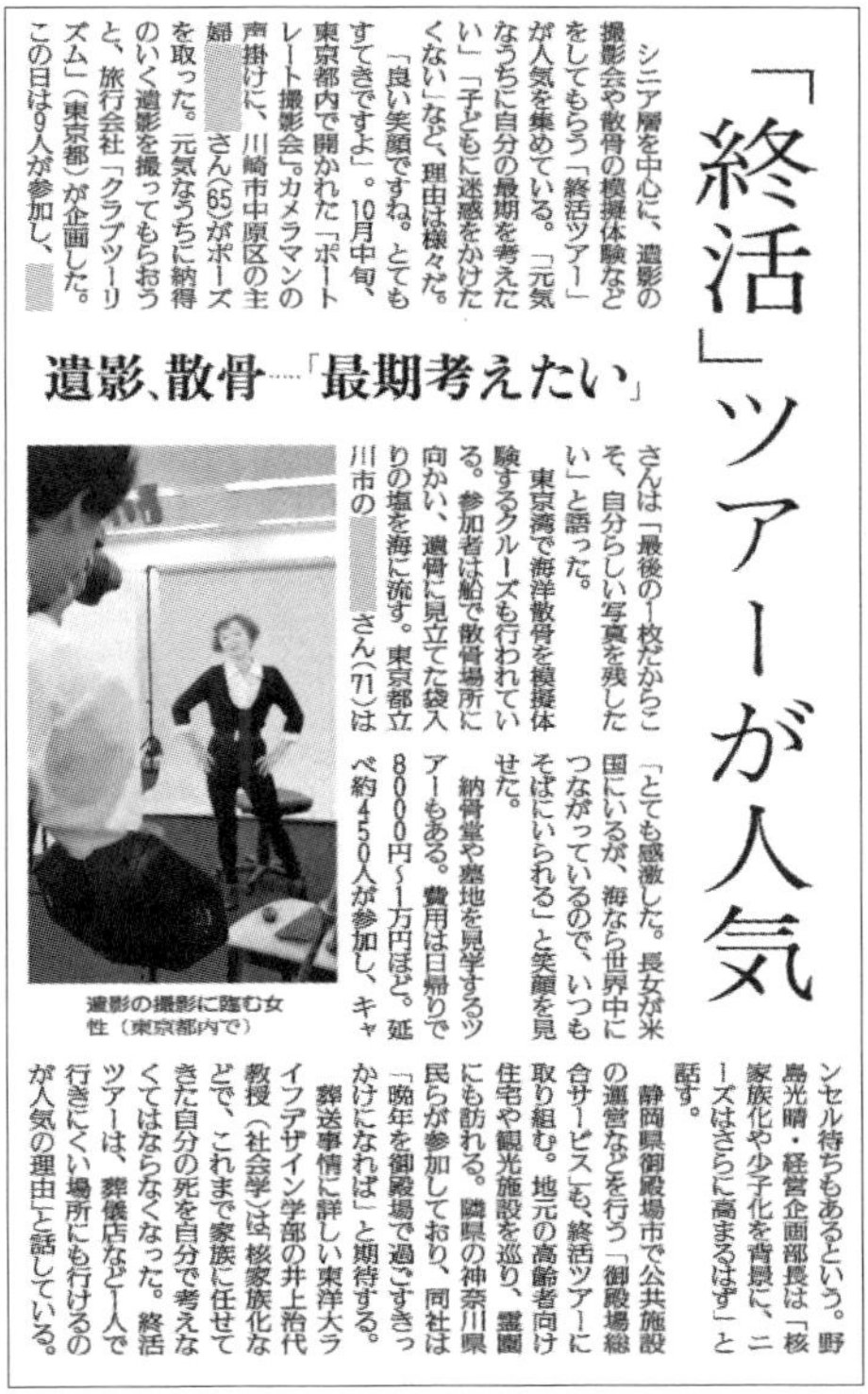

「終活」ツアーが人気

遺影、散骨……「最期考えたい」

シニア層を中心に、遺影の撮影会や散骨の模擬体験などをしてもらう「終活ツアー」が人気を集めている。「元気なうちに自分の最期を考えたい」「子どもに迷惑をかけたくない」など、理由は様々だ。

「良い笑顔ですね。とてもすてきですよ」。10月中旬、東京都内で開かれた「ポートレート撮影会」。カメラマンの声掛けに、川崎市中原区の主婦[redacted]さん(65)がポーズを取った。元気なうちに納得のいく遺影を撮ってもらおうと、旅行会社「クラブツーリズム」（東京都）が企画した。この日は9人が参加し、[redacted]さんは「最後の1枚だからこそ、自分らしい写真を残したい」と語った。

東京湾で海洋散骨を模擬体験するクルーズも行われている。参加者は船で散骨場所に向かい、遺骨に見立てた袋入りの塩を海に流す。東京都立川市の[redacted]さん(71)は「とても感激した。長女が米国にいるが、海なら世界中につながっているので、いつもそばにいられる」と笑顔を見せた。

納骨堂や墓地を見学するツアーもある。費用は日帰りで8000円～1万円ほど。延べ約450人が参加し、キャンセル待ちもあるという。野島光晴・経営企画部長は「核家族化や少子化を背景に、ニーズはさらに高まるはず」と話す。

静岡県御殿場市で公共施設の運営などを行う「御殿場総合サービス」も、終活ツアーに取り組む。地元の高齢者向け住宅や観光施設を巡り、霊園にも訪れる。隣県の神奈川県民らが参加しており、同社は「晩年を御殿場で過ごすきっかけになれば」と期待する。

葬送事情に詳しい東洋大ライフデザイン学部の井上治代教授（社会学）は「核家族化などで、これまで家族に任せてきた自分の死を自分で考えなくてはならなくなった。終活ツアーは、葬儀店など1人で行きにくい場所にも行けるのが人気の理由」と話している。

遺影の撮影に臨む女性（東京都内で）

記事１－１　2014年11月5日付読売新聞夕刊

## 死について語る英国の取り組み

一方、日本の終活とは少し異なりますが、英国では、死に関する一般市民の意識向上を目指す官民協働の活動が始まっています。啓発活動を担っているのは「Dying Matters」連合という組織です。Dying Mattersとは「死について語ろう、死について語ることは大切なこと」という意味です。この組織には、英国の国営医療制度を担う国民保健サービス（National Health Service, 以下ＮＨＳ）をはじめ、病院、ホスピス、葬儀社、大学、慈

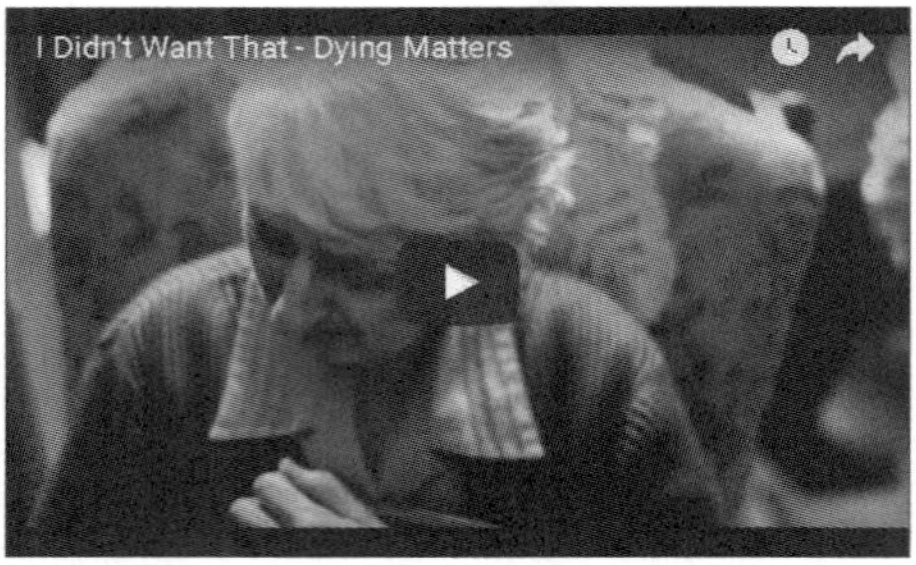


I Didn't Want That（私はそんなことを望んでいなかった）

五つのシナリオを通して、この映画は、終末期の希望を明らかにしていないと、自分の望まないことが起きる可能性があるということを伝えようとしています。

1．脳障害で自分の意思を表明できなくなった男性。介護が必要だがどこでケアを受けるか？　病院？　住み慣れた自宅？　家族は、ケアの場所をめぐって言い争う……。
2．家族が末期状態になって病院に搬送されたとき、心肺蘇生を希望するかどうか、医療者に尋ねられたら？　自分の希望を表明していなければ延命のためにあらゆる手段が講じられる可能性も……。
3．夫が遺言を残していなかったために、住み慣れた自宅から、大事な家具や思い出の品が持って行かれ、妻が無一文で残されることになってしまった……。
4．葬儀の希望は？　もしかすると、ダンスパーティーのような葬儀になってしまうかも……。
5．自分がこの世を去った後、家族同然のペットが行く当てもなく町をさまようことに……。

図1-1　Dying Matters. I Didn't Want That.

http://www.dyingmatters.org/page/i-didnt-want-that（Dying Matters 連合の許可を得て掲載）

善団体など三万二〇〇〇もの組織や団体、個人が参加しています。

「Awareness Week（死に関する意識向上週間）」は、これらの組織や団体などによる全国的なキャンペーンです。毎年五月に開催され、二〇一六年には、Dying Matters 連合が啓発のために制作したフィルムの上映、葬儀社による葬儀サービスの紹介や墓地ツアー、デス・カフェなど約六五〇の催しが行われました。

「デス・カフェ」について少しご紹介すると、これは、主催者と進行役を立てて、死について語りたい参加者らがお茶とケーキを楽しみながら、死について自由に話し合うための集う場です[8][9]。バーナード・クレタッズというスイスの社会学者のアイディアをもとに、英国でそのモデルが開発されました。この取り組みは、欧州や北米、オーストラリアやニュージーランドなどに広まり、最近は日本でも開催されています[10]。

また、Dying Matters 連合が制作する短編映画は、啓発週間のイベントで活用されるほか、インターネットの動画サイトや連合の公式ホームページ上でも広く公開されています。中には、フランス南東部の著名なリゾート地、カンヌで開かれる「カンヌ国際映画祭」のショートフィルムコーナーで上映されたものもあります。二〇一三年には、「I Didn't Want That（私はそんなことを望んでいなかった）」という作品が上映されました（図1-1）。

この作品は、五つの短い物語で構成されており、自分の意思を明らかにすることができなくなった場合に、どこで医療を受けたいか、どこで暮らしたいか、病気で末期状態になったらどのような治療を受けたいか、あるいは受けたくないかといった希望を明らかにしていないと、自分や家族にどんなことが起きてしまうのかについて、見る者に問いかけています。

### 良い死のための五つの手段の提唱

Dying Matters 連合は、これらのさまざまなイベントを通じて、患者・家族が経験する死のあり方をより良くするための五つの手段を提唱しています。

・遺書を書くこと
・葬儀の希望を記すこと
・将来受けたい、あるいは受けたくない医療や受けたい支援について計画すること
・死後の臓器提供の登録を検討すること
・大切な人に自分の希望を話すこと

三つ目で終末期の医療や支援の計画が挙げられているように、「五つの手段」では、死んだあとのことだけでなく、死ぬ前のこと、あるいはどのように死ぬかについても希望を述べておくことの重要性が指摘されています。この点は、主に死後の葬式や遺産の扱いなどに重点が置かれがちな日本の終活とは異なる点と言えます。

ところで、このような活動は、一般の人たちの間で、どのように受け止められているのでしょうか。一例ですが、以下のような感想が示されています[11]。

> 祖母が先週金曜日に亡くなりました。祖母が亡くなる前、私は、Dying Mattersのウェブサイトを見つけ、たくさんの情報を得ることができました。そのおかげで、祖母の死に備えることができ、祖母が亡くなる前から亡くなった後まで、祖母のそばに付き添う自信を得たと思います。今は、死や死に逝くことに関して、これまでとは違う意識を持っています。私たちが、いつ、どこで、どのように死ぬかというのは大切なことで、隠したり、怖がったりすることではないと思います。

このように、日本や英国において、さまざまな形で終末期について考える取り組みが行われています。日本と英国では取り組みの仕方に違った特徴が見られるとはいえ、その背景には、共通した事情があると考えられます。

## 2　希望の場所で死ねない

### 日本人はどこで亡くなっているか

まずは、終末期に関する日本の状況を見てみましょう。日本人が実際に死亡した場所と希望する看取りの場所をめぐる、一連のデータを確認したいと思います。

第一に、日本では病院で亡くなる人が圧倒的に多いことが指摘できます。一般に病院で亡くなる場合、自宅で看取る場合に比べると、家族が直接患者の世話をしたり、患者が亡くなるまでの過程を常に近くで見たりすることが難しくなります。その結果、多くの人々にとって死が身近なものではなくなっている可能性があります。厚生労働省が公表している二〇一五年の人口動態統計（確定数）の概況を見てみましょう。

図1－2を見ると、病院で亡くなった人は、二〇一五年の年間死亡者総数約一二九万人中の七五％を占めています。これに診療所で死亡した人の数を加えると七七％になります。これに対し、自宅で亡くなった人は一三％でした。ざっと四分の三を超える人々が医療機関で亡くなっていて、自宅で亡くなるのはわずか一割強ということになります。[13][14]

第二に、終末期医療について家族と話し合ったことがない人が多いということが調査によって示されています。二〇一三年の厚生労働省の意識調査では、「自分の死が近い場合に受けたい医療や受けたくない医療について、家族とどのくらい話し合ったことがあるか」という問いに対して、「まったく話し合ったことがない」と回答した一般市民が六割近くを占めました。[15] 一方、「一応話し合ったことがある」「詳しく話し合っている」と回答した人は四割強でした。

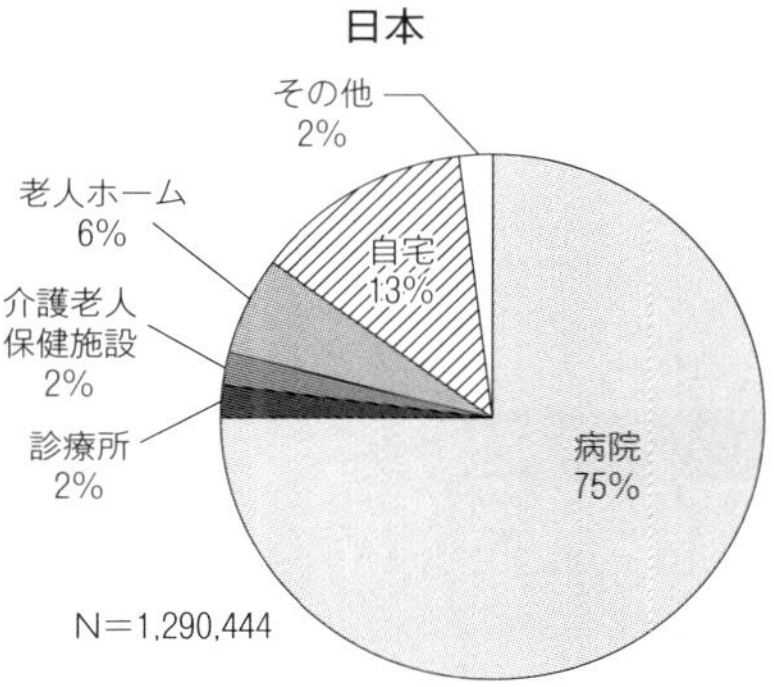


図1－2　死亡場所別に見た死亡者の割合（2015年）[12]

このように、病院で亡くなる人が大半を占めること、家族間でも死についてあまり語られることがないことによって、終末期医療に何がもたらされるのでしょうか。図1－3の希望の看取りの場所のデータを見てみましょう。

前述の厚生労働省の意識調査では、[15]「末期がんではあるが、食事はよくとれ、痛みもなく、意識や判断能力は健康なときと同様の」場合、終末期を過ごしたい場所について「医療機関」を希望する一般市民は一九％でしたが、「自宅」を希望した人は約七二％でした。[16] このデータと、前述の実

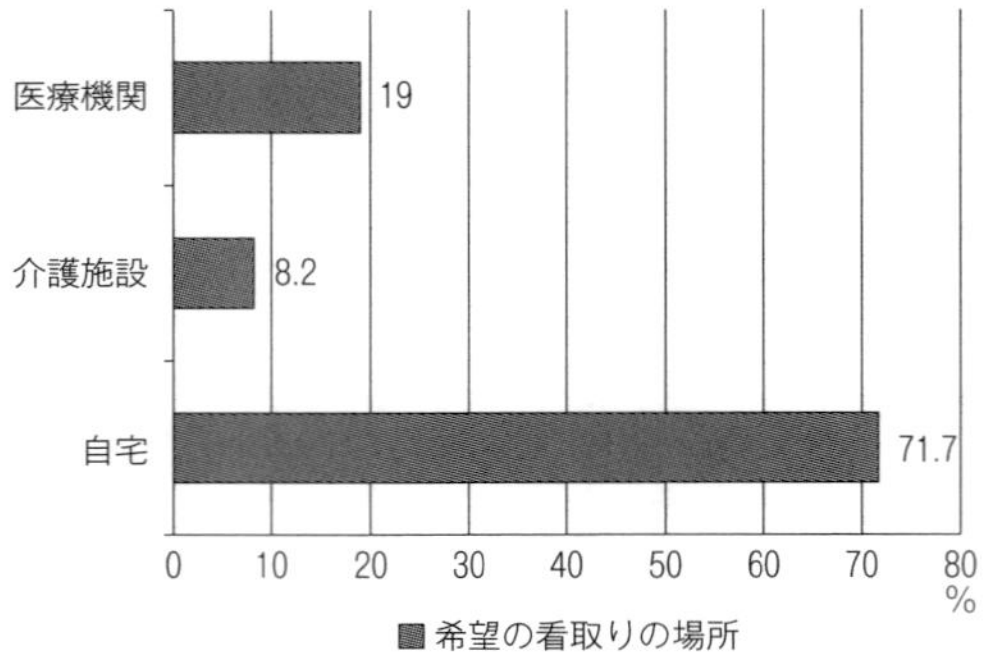


図１－３　希望の看取りの場所

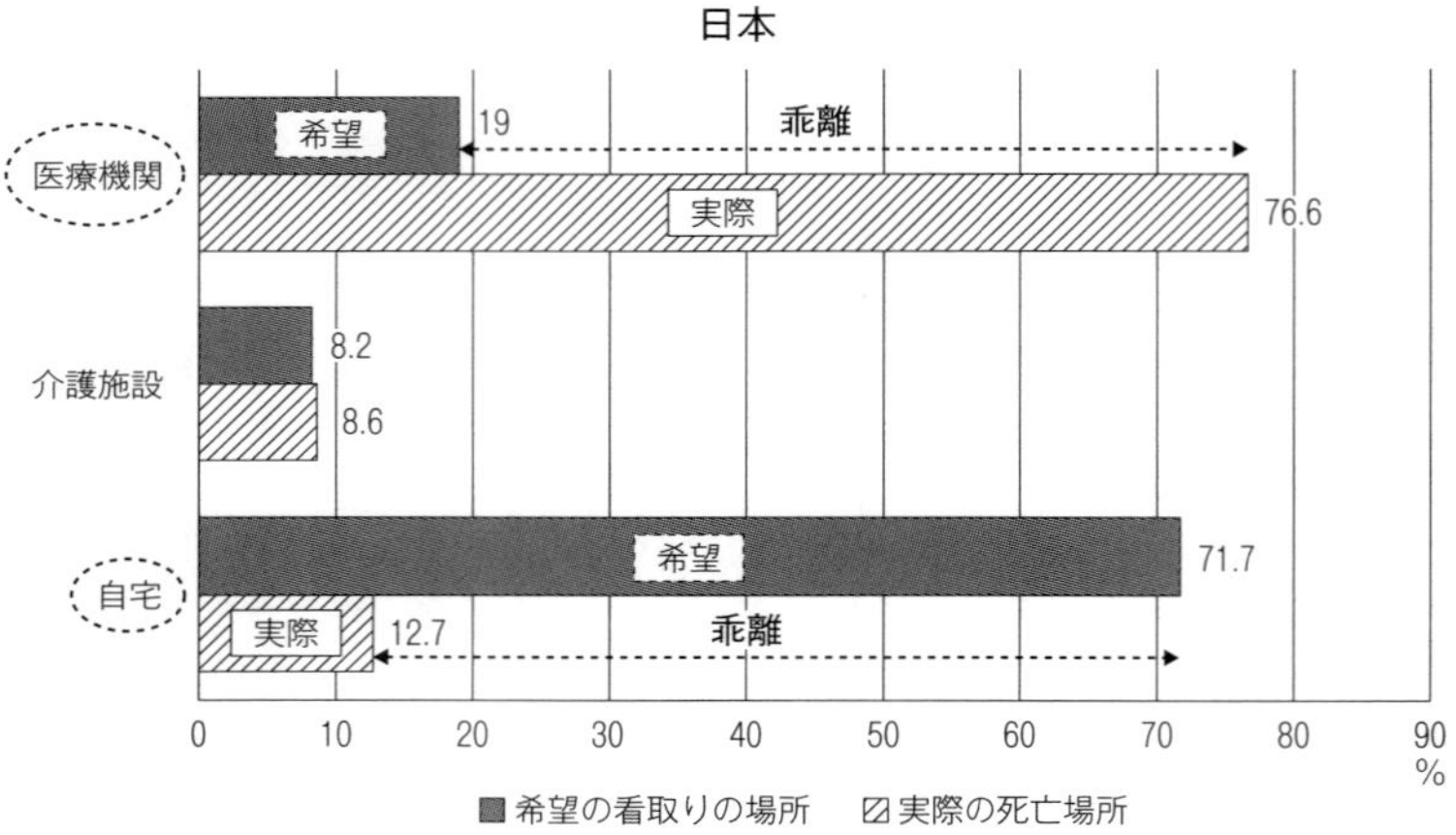


図１－４　実際の死亡場所と希望の看取りの場所との比較

際の死亡場所のデータを重ねたのが図1－4です。今日の日本では、希望の看取りの場所と実際の死亡場所が大きく異なっているということがわかります[17]。

## 英国ではどうなっているか

それでは、英国の状況はどうでしょうか。「はじめに」で示したように、英国は著名な経済誌「エコノミスト」による、終末期医療や緩和ケアの質に関する世界ランキング調査で、二〇一〇年、二〇一五年ともに一位に選ばれています[18]。また、二〇〇八年にはすでに、終末期医療に関する国家戦略を策定し、国の施策の方向性を明確に打ち出している先進的な国と言えます。このことを踏まえながら、英国のデータを確認してみましょう。

まず、英国の人々が実際にどこで亡くなっているかを示すデータを見てみましょう。図1－5を見ると、病院で亡くなった人の割合は日本よりも少ないものの、それでも一年間の死者総数の半数近くを占めています。一方、自宅で亡くなった人の割合は約二三％で、日本と比べると一割ほど高くなっています。

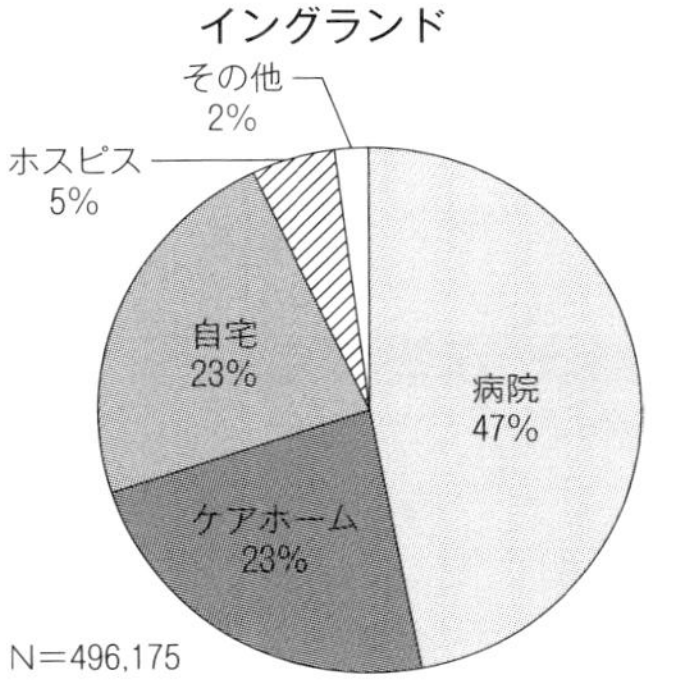


図1－5　死亡場所別の死亡者の割合（2014年10月～2015年9月）[19]

＊本書では主としてイングランド及びウェールズの法制度を扱う際に「英国」と表記しており、スコットランドや北アイルランドも含む場合は「UK」として区別した。また、イングランドのみのデータを扱う場合等はその都度明記している。

死や終末期医療について語り合うかどうかということについては、以下のような調査結果が示されています[20]。二〇一五年の世論調査では、「英国の人々は死の過程や死、死別について話し合うことが不快である」という考えに「非常にそう思う」「どちらかといえばそう思う」と回答した人が全体の七二％を占めました。また、一八歳以上を対象にした社会調査機関による二〇一二年の調査でも、「終末期に関する希望について誰かと話し合ったことがある」との回答は、全体の三一％にとどまっています。このデータからは、「誰とも話

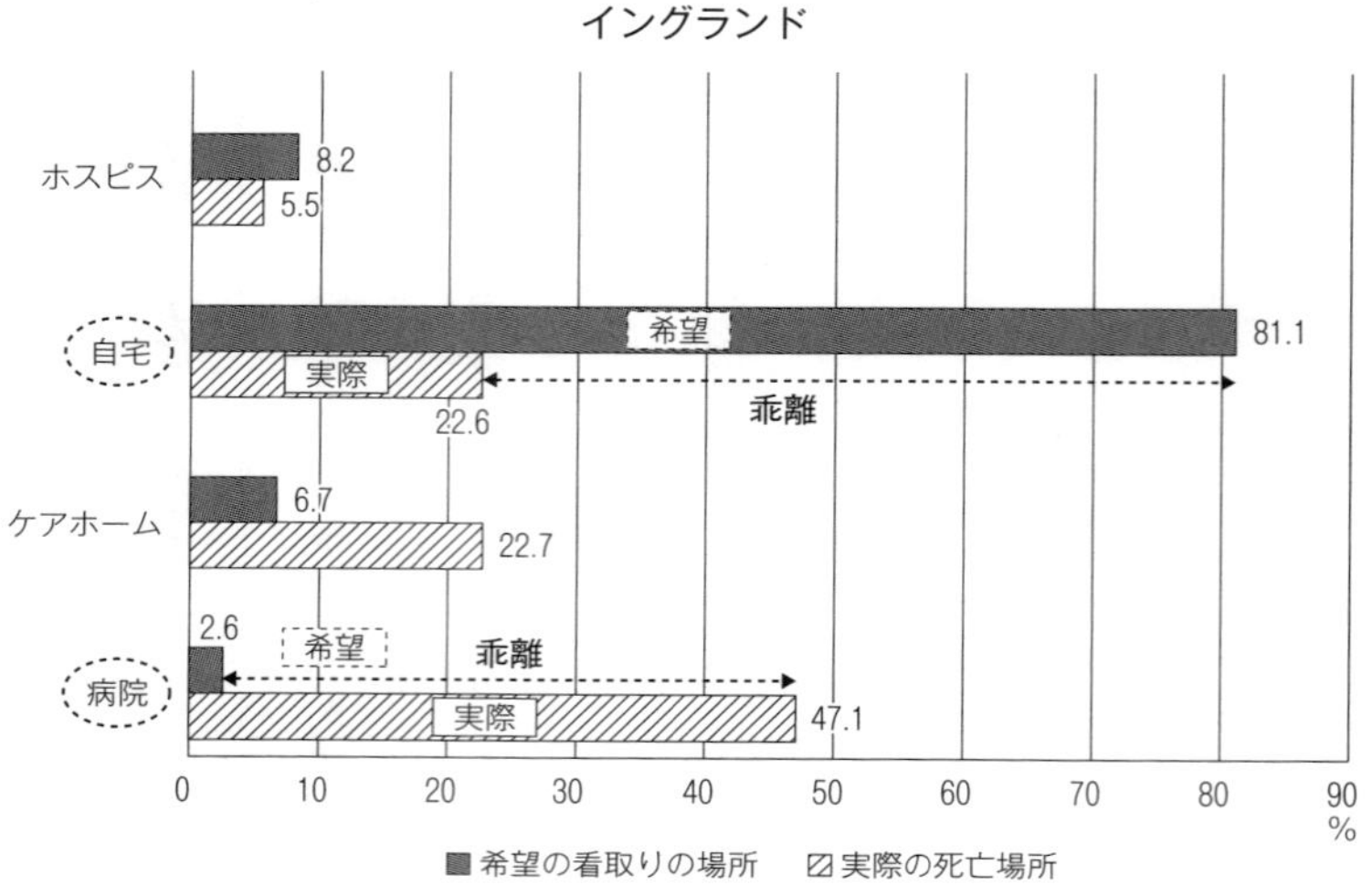


**図1－6　実際の死亡場所と希望の看取りの場所との比較**

し合ったことがない」人が三分の二以上いるということがわかります。まったく同じ調査項目ではないので単純に比較することはできませんが、先に示した日本の調査で家族と話し合っていない人が六割だったのと比較すると、終末期に関する話し合いが行われていないという回答の割合が同じように高いことが注目されます。

それでは、英国に関しても、終末期にどこで過ごしたいかという希望と、実際の死亡場所を比較してみましょう。

図1－6で示した数値は、二〇一五年の遺族調査のデータをもとにしています。希望の看取りの場所を見てみると、「故人はどこで亡くなりたいと言っていましたか」という問いに対し、「自宅」と回答した人は八割と圧倒的多数でした[21]。しかし、実際に自宅で亡くなったのは二割程度でした。また、病院を希望していた人は三％弱だったのに対し、実際には五割近くの人が病院で亡くなっていました[22]。

これらのデータを総合して考えると、英国では「病院死」の割合が日本よりも三割近く低いという特徴が見てとれます。その理由を考えると、英国では地域の家庭医（General Practitioner, GP）や看護師らによるチーム医療、訪問看護サービスなどを充実させているということ、インフォーマルな介護者を支援する法律を世界に先駆けて策定していることなどが要因として考えられるでしょう。また、図1-5の「実際の死亡場所」に関するデータからわかるように、ケアホームの割合も二割以上となっています。[23]こうしたことも、英国では日本と比べて病院死が少ない理由の一つなのかもしれません。[24]

しかしそれでもやはり、英国でも日本と同様、死を迎える場所に関する希望と現実が乖離していること自体は変わらないと言うことができそうです。[25]終末期医療において先進的な英国でさえも、自分の希望通りの場所で死を迎えられる人の割合はかなり低いのが現状なのです。

このような乖離は他の欧米諸国でも起きています。[26]二〇〇四年のWHO（世界保健機関）の報告書においても、「多くの調査で回答者の七五%近くが自宅で亡くなることを希望している……それにもかかわらず、（米国、英国、ドイツ、フランスなど）多くの国々において病院で亡くなることが日常的になっている」と指摘されています。[27]

## 3　Dying Matters 連合の活動の背景と成果

病院死の増加によって、家族の死やその過程を身近に経験できなくなり、死を自分にとって身近なことと感じられなくなること。家族と死や終末期について話し合う機会を持っていないこと。第2節で示したこうした要素が組み合わさることで、終末期医療に好ましくない影響が及ぶ可能性があります。それは、死についての話し合いが避けられ、家族が患者の希望や患者を支える方法を知ることが困難になるということです。その結果、患者や患者の家族にとって、死や死の過程が孤独でストレスの多い体験となる可能性があるのです。[28][29][30]

先に取り上げた英国の Dying Matters 連合による全国的な啓発キャンペーンは、こうした状況に対応するために行われているものです。Dying Matters 連合が活動を始めた背景について、もう少し詳しく見ていくことにしましょう。

## 終末期医療国家戦略の策定

英国では、終末期医療に関する総合的な国家戦略が二〇〇八年に作られました。この国家戦略では、終末期医療における課題として、死についてオープンに語らない社会、医療・介護従事者が感じている終末期について人々と話し合いを始めることへの困難感、医療・ケアに関する患者のニーズや希望を明らかにして計画することの困難さなどが挙げられています。[31] そのうえで、社会の意識変革に関する国の政策の方向性が示されているのです。

この国家戦略の冒頭では、終末期医療に関する一般市民の意識向上が、全国・地域の両方のレベルで必要であることが述べられています。その理由として、国による終末期医療関連政策だけでは、これまで本章で述べてきたように、患者の希望と現実が乖離しているという問題に対処することができないということが挙げられています。そして、啓発に取り組むために作られる組織、後の Dying Matters 連合に関して経済的支援を行う役割を政府が有しているということが明記されたのです。

その後、この国家戦略を具現化するために、Dying Matters 連合が組織されました。Dying Matters 連合が提唱するのは、(1)終末期の医療と支援に関するニーズに合った政策を講じること、(2)さまざまな専門職による患者との話し合いを実践すること、(3)一般市民の間に死や死別について話し合う必要があるという認識を向上させること——の三点です。[32]

## 地域の医療機関ネットワークを活用した取り組み

第2節でも示したように、死に関する意識向上週間にはさまざまな組織・団体がかかわっていますが、その中で、病院などの医療機関が具体的にどのような催しを企画したのか、という点についてもう少し紹介したいと思います。

医療機関による取り組みの特徴としては、地域のホスピス、医療機関、医療・ケアサービスなどが協力して多彩な催しを企画しているという点があります。例えば、英国のマンチェスター北部にある、Pennine（ペナイン）Acute

Hospitals Trust というNHSトラスト傘下の病院や診療所では、二〇一六年の期間中、死にまつわるアート作品の展覧会が行われました[34]。この展覧会では、病院のスタッフやその家族、友人らが制作した絵画やスケッチ、詩、陶芸、写真、織物や編み物などを展示し、病院を訪れた人々約四〇〇人による投票の結果、最も得票の多い作者に優勝賞品として五〇ポンド分の商品券が贈呈されました。

展覧会を企画した病院の終末期医療チームの担当者によると、これまでにも病院内で「死」をテーマとしたさまざまな企画を試みてきたそうですが、病院内でのアプローチには困難が伴うといいます。というのは、多くの人びとは自分が患者である場合、あるいは愛する人を見舞う場合に、「死」という言葉は最期まで見たくないと考える傾向があるからです[35]。そこで、このような展覧会を催すことで、病院を訪れる人々が死について長々と話すことなく参加できるようにしたそうです。

また、英国東部のピーターバラ（Peterborough）シティ病院（病床数約六〇〇）では、二〇一四年の期間中、愛する人を失った家族を支える「悲嘆ケアセンター」の見学を企画しました。さらに、期間中の月曜日には市内のホスピスの協力によるホスピスツアー、火曜日には市内の教会の外で「死ぬまでにやりたいこと」を列挙したリストを共有する催し、水曜日には別の市立医療センターでインフォーマルなおしゃべりコーナー、木曜日にはホスピスでデス・カフェ、日曜日にはホスピスで葬儀社・棺メーカー・花屋・葬儀の執行司祭・慈善団体などが出展するフェアなども企画されました[36]。

このような医療機関による取り組みをはじめとする意識向上週間全体の成果は、国の終末期医療国家戦略の四年次報告書（二〇一二年）でも報告されています[11]。また、二〇一六年の成果として、七六万七〇〇〇人の Dying Matters 連合メンバーによる活動、一万時間のボランティア時間、七〇〇本以上のマスコミ報道などが挙げられました[37]。また、イベントが行われた五月中のウェブ閲覧数はおよそ二二万回でした。

日本でも、乳がんや認知症といったさまざまな病気のほか、緩和ケアに関する啓発活動がありますが、英国のような、特定の病気に限定されない「死」全般についての意識向上週間というのはありません。また、お盆のように祖先の霊を供養する習慣はありますが、自分や家族の死について考える機会には必ずしもなっていないように思います。「終活」などで一般の人の意識が高まっている今、こうした官民挙げての英国の取り組みは、日本にとっても参考になるところが大きいと思います。

## 4　死のタブー視

### 死に関する啓発活動への批判

このように、Dying Matters 連合の取り組みは国の終末期医療国家戦略にもその重要性が明記され、全国的に活発な活動を展開していますが、こうした活動は望ましくないとするいくつかの批判もなされています。

第一に、死は個人の価値観に大きく関わるものであり、国が関与するべきではないというものです。しかしこれに対しては、Dying Matters 連合の目的は、一般市民が自分や家族らの死について話し考えることを促すというものですので、特定の思想信条を押し付けるものではないということが言えるでしょう。

第二に、こうした活動が、その成果として将来受けたくない治療などについて書面を作成する行動に結びついているかどうかが明らかでない、という批判です。実際、Dying Matters 連合の取り組みが始まった年である二〇〇九年の世論調査では、リビング・ウィル、もしくは、将来の医療・ケア計画を有している人は四％で、その三年後の二〇一二年時点でも五％にとどまっています[38]。とはいえ、こうした成果は中長期的な視点で検討する事が重要ですので、今後の活動の成果を見守る必要があるでしょう。

第三に、死に関する情報に過剰にさらされることによって、かえって死にゆくことを意味のないものにし、さらにそれが、生をも意味のないものにする危険があるという批判です[39]。この批判は、具体的には、Dying Matters 連合が企画した、死や愛する人を失った悲しみなどをテーマにした文章を競うコンテストを槍玉にあげ、「こうしたコンテストが、遺族の気を引いて金銭を得る可能性のために筆を執らせることによって、死の重大さを損なう可能性がある」と指摘しました。

これらの批判のうち、特に第三の点、死に関する情報に過剰にさらされる危険があるという点は、現代社会における死の理解のあり方について大きな問題を提起しています。そこで、この点について「死のタブー化」「死のタブー視」という観点から少し掘り下げて考えてみたいと思います。

## かつて死は馴染み深いものであった

死のタブー視をテーマにした研究は、主に社会学の分野で精力的に進められてきました。(40)(41) 死のタブー化、死のタブー視という概念の代表的な論者として、フランスの社会史家のフィリップ・アリエスがいます。アリエスの言う「タブー視される死」「倒立した死」とは、近代以前は「いつでもその辺にあって、ごくおなじみのものであった死が」近代社会において経験しにくいものとなった結果、人々が死を忌み嫌い、死に触れることをできるだけ避けようとする態度を指しています。(42)(43)(44)

ところで、実はこの「死のタブー化」が顕著に見られるようになったのは、欧米で二〇世紀初頭、とりわけ第一次世界大戦以降だと言われています。(43)(45) 死のタブー視という現象は、人類の長い歴史から見れば、ごく最近のことにすぎないと言えます。言い換えると、長い歴史から見れば、死に関する情報が極端に制限されている現状のほうが「異質」なのであって、Dying Matters 連合の活動への批判にあった「死に関する情報に過剰にさらされる」という状況の方が、むしろ正常な状態であるとも言えるのです。

それでは、現代社会における死のタブー視はどのようにして生じたのでしょうか。アリエスによれば、西洋社会では何世紀、何千年もの間、人々は死者と生者の近接に完全に順応していました。(46) 当時は致死的な感染症であったペス

[47]トや不慮の死といった場合でない限り、人々は死期を悟るとそれにあらがうことなく、準備を整えて死を待ったのです[46]。人々は、昔からのしきたりで、人が死ぬときになすべき儀式的な動作を教え込まれていました。中世の叙事詩『ローランの歌』では、死の床に就いた人は、この世で愛した人々や大切な物を回想し、家族や友人など生き残る者たちの加護を神に願い、懺悔をすませ、聖職者によって祈りが捧げられると、死の訪れを静かに待って死んでいきました。臨終には、親戚、友人、隣人、そして子どもたちが立ち会うのが普通であっただけでなく、死の床に就いた人の部屋は入室自由とされ、通行人も入ることが許されました。このように、長い間、死の儀式は公のものであったのです。

また、かつて死者は町の外れに埋葬されていましたが、中世になると町中にある教会が墓地となりました。これは、聖者の死体を教会の中に葬る慣習ができると、聖者の側に死者を埋葬することを望んだ人々が教会の中庭に死者を埋葬するようになったためです。とはいえ、人々は墓地と生活の場を必ずしも区別せず、墓地は出会いや集まりの場となり、商取引が行われ、踊ったり遊んだり、店が開かれることもありました。このように、死は人々にとって「なじみ深く、身近で、和やかで、大して重要でないもの」でした[46]。

ところが、死はこのような公で身近なものから、個人的で、例外的なものへと次第に変わっていきます。それは一つには個人主義の台頭があります。中世末期以降、それまで集団的に捉えられていた死後の救済が個々人の生き方に依存すると考えられるようになるにつれ、個々人の死が新たに大きな重要性を与えられることになったのです[48][49]。

さらに、公衆衛生的観念の向上も指摘できます。死者を生者の側に長く置いておくことは、コレラやペストといった感染症の恐れから次第に望ましくないと考えられるようになり、一八〜一九世紀には埋葬場所も町の中から外へ移されることになります[50]。また一九世紀になり、寿命の延長、小児死亡率の減少などによって死が徐々に日常から遠ざかるにつれ、死は生の世界から隠されていったのです[50]。そして、この変化は、一九三〇〜五〇年の間に加速します。死の非日常化は、病院の役割の変化、すなわち元々は主に貧しい人々や巡礼者のための収容施設であった病院が、治療による死との戦いの場へと役割を変えていったこととも関連しています[42]。

## メディアに氾濫する死の情報

一方、現代では、死のタブー視の考え方とは一見相反する現象も見られます。日本社会においては特に、一九九〇年代以降、死について取り上げるメディアが増えていると指摘されています[41]。このような現象を「死のタブー視からの解放」と捉える考え方もあります。すなわち、死はかつてのタブー視から解放され、いまや人々は自由に死について語ることができるようになったというのです[51]。

しかし、こうした現象は、究極的には死のタブー視の考え方の延長に過ぎないという考え方もあります。英国の社会人類学・社会学者ジェフリー・ゴーラーは、一九五五年の小論で、ヴィクトリア朝でセックスが社会的に抑圧されていたのと同様の仕方で、現代社会では死が抑圧されていると指摘しました[52]。そして、小説やコミックで描かれる、事故や犯罪、戦争などによる非日常的で暴力的な死のイメージを「死のポルノグラフィ」と呼びました[43]。彼によれば、死がタブー視されているからこそ、このような不慮の死、非業の死が、一人でこっそり楽しむものとして大衆の間で重要性を増してきたのです[52]。社会学者の澤井敦氏は、この「死のポルノグラフィ」は、死そのものというよりは、「情報化され商品化された死」、すなわち「人々が『怖いもの見たさ』で見たくなるような、接しやすいかたちにデフォルメされた死」「見る者に快楽さえ与えるような死のイメージ」であるとしています[41]。そして、現代社会においては、死のタブー視から解放されているというよりも、そうした死のイメージが蔓延する一方で、具体的な他者の死はますます「背景」として追いやられ、人々は具体的な他者の死を受け入れる力を徐々に失っているとの見解もあります[51]。

ここで提示した理論は、社会学の分野で脈々と行われてきた議論のごく一部です。日本の終活や英国の Dying Matters 連合の活動は、死のタブー視からの解放なのか、ゴーラーの言う死のポルノグラフィといった死の情報化・

商品化に過ぎないのか、あるいは、それらとは別の現象なのか――。これらの問いに対する答えをすぐに用意することはできませんが、こうした議論から学ぶことは大きいと思います。

長い間、人の身近にあった死は、近代における社会の急激な変化とあいまって、避けられるべきものになりました。本章で見てきたように現代社会においては再び死について語る機運が高まっていますが、まだ十分に社会に根づき、受け入れられたものにはなっていないと考えられます。したがって、現代社会において死をイベントなどで扱う際には、「死の重みをないがしろにしているのではないか」といった批判がありうるということも、しっかりと受け止める必要があるでしょう。医療福祉政策の分野においてこうした議論をする際、死のタブー視を長期的な視野で捉えた社会学の理論は、重要な知見を提供してくれるように思います。

## 5　「死を語る」を考える

### デヴィッド・ボウイの死とその反響

二〇一六年一月、英国の著名なロック歌手デヴィッド・ボウイさんが、一八カ月間にわたるがんとの闘病の末、六九歳で亡くなりました。「はじめに」でも言及しましたが、彼の死とその後の反響について、ここで改めて取りあげたいと思います。ボウイさんは闘病中も音楽活動を続け、亡くなる二日前に最後のアルバムをリリースしました。ボウイさんのプロデューサーは、次のコメントをフェイスブックで公表しました。「彼はしたいことをしてきた。彼は自分のやり方で、そして最も良い方法でそれをしたいと考えていた。彼の死は、彼の人生と何ら異なることはない、芸術作品だ。彼が制作した『ブラックスター』（最後のアルバム）は、私たちへの別れのプレゼントだ……」[53]。最後のアルバムは、ボウイさんを愛したすべてのファンや友人たちとの永遠の別れを予想しながら作られたのでしょう。

ボウイさんはまた、自分が亡くなった後の希望を家族に託していたそうです。一部報道によると、ボウイさんは、ニューヨークでひそかに火葬されたといい、ボウイさんの希望に従って、家族も友人もその場に出席しなかったということです[54]。

ボウイさんの死後、BMJという英国医師会の医学雑誌のウェブサイトに掲載された手紙が海外で大きな話題になりました[55]。それは、英国の緩和ケア専門医がボウイさんの死後、彼に向けて書いた感謝のメッセージでした。

> 多くの医療従事者は、会話のトピックとして「死」を持ち出すのに苦労しますが、あなたの死やあなたの音楽について患者と話すことが、私たちが患者とオープンに話し合うさいの一つのやり方になりました。あなたはおそらく、自宅で最期の時間を過ごすことに決め、詳細に計画していたのでしょう。そしておそらく、緩和ケアの専門家から、疼痛・吐き気・嘔吐・息切れについてのアドバイスを受け、私が想像するに、おそらくそれがうまくいったのでしょう。

この緩和ケア医は、ボウイさんが自分の最期を周到に用意していたことが一つの模範的なエピソードとなり、それが患者と死について話すきっかけとなったことに感謝しています。裏を返すと、冒頭でも少し触れたように、死について語ることは、医療従事者でさえ難しいということです。

この緩和ケア医のメッセージから読みとれるのは、死について語ること、終末期の計画を立てることはとても重要だということです。しかし、日本では、終末期医療や自分の死について家族と話し合い、実際にその計画を形に残している人は少ないのが現状です。これは、すでに述べたように、現代において病院死が増え、家族の死を身近に経験することができず、死や死の過程を恐れ、死が語られなくなっているという事情が背景にあります。このような状況は日本特有の現象ではありません。英国をはじめ、先進諸国で報告されています。死が語られなくなれば、終末期に関する自分の希望を他の人、一般的には家族に伝えることができません。そうすると、人生の終末期において希望と現実が乖離するという状況が生じかねません。

## 死を語る意義

ここで、死について話し合うことの大切さについて改めて考えたいと思います。死を語る意義として、主に次の二点が挙げられます。

第一に、死についてオープンに語ることがないと、適切な時期に適切な医療を受けられない可能性があります。実際に、余命があと一カ月に満たないような末期がん患者の七割以上が、緊急救命室・集中治療室での治療や、化学療法、放射線治療といった積極的治療を受けているという実態が米国で報告されています(56)。また、米国では余命六週間のがん患者の三割が(57)、そしてオーストラリアでは転移・進行がんで心肺蘇生拒否指示（ＤＮＲ）を持っている患者の一三％が(58)、化学療法を受けていたという研究結果もあります。このような段階では、延命のための積極的治療がもたらす副作用を考えると、むしろ痛みや苦痛を和らげるケアに重きを置いた方が患者のＱＯＬを維持できる可能性があるにもかかわらず、です。これらの研究からは、病気の進行具合や余命などについて、患者と医療従事者がどのくらい話し合っていたかはわかりません。しかし少なくとも、患者と医療従事者の間で、死について話し合う機会がなければ、あるいは、コミュニケーションが十分に図られなければ、適切な時期に適切な医療が受けられないという状況になりかねません(59)(60)。

第二に、死についてオープンに語ることがないと、患者が希望の場所で受けたい医療を受けて亡くなることが難しくなります。自分の心の中で思っているだけでは、たとえ親しい関係にある者、例えば家族にさえ、具体的にどのような場所でどのような医療を受けたいか、といったことは伝わりません。例えば、終末期について話し合った人の方が、話し合っていない人よりも自宅で亡くなる割合が多かったという研究結果が英国で報告されています(61)。

このように患者が医療の内容や医療を受ける場所について希望を伝えられない背景には、患者と医療従事者が余命や病気の状態について十分に話し合っておらず、患者が十分に自分の病状を理解できていないという状況があることも考えられます(62)。

どのように死にたいかについての患者の希望が周囲に伝わっていないと、結果として患者にとって大きな不利益になります。それだけではありません。患者の希望がわからないままだと、患者にとって不幸なだけでなく、残された家族は「本当にこれで良かったのか」という思いにさいなまれるかもしれないのです。また、医療従事者は患者が望んでいない医療を提供することになります。すると、その分の資源や時間を他の患者のために有効に使えたかもしれないという意味で、医療従事者や他の患者にも不利益が生じる可能性があります。

先にお話したように、日本の「終活」というのは、主に亡くなった後の葬儀や墓といった点に重点が置かれているように思われます。もちろん、死後の葬儀や墓のことを考えるのは大切なことです。しかし、これらの点を考慮して考えてみると、どのように最期を迎えるかについても考える必要があるのではないでしょうか。自分が亡くなるまでの過程を考え、最期の時を支えてくれる家族や医療従事者らと話し合い、その時を迎えることもまた、人生の終わりを考える際には大切なことだと思います。この点については、第三章でまた詳しくお話しします。

## 今後日本で求められる取り組みとは

日本では、国が、二年間のモデル事業を経て二〇一六年度、六一〇〇万円を計上して終末期医療に関する患者の相談支援体制の整備を全国の医療機関に促しています(63)。また、一般の人々の間にも終末期医療について考える機運が高まっています。ですから、終末期のあり方への一般の人々の関心を高めるための土壌は十分にあるということが言えそうです。英国の死に関する一般市民の意識向上活動とその背景の検討を踏まえると、今後日本で求められる取り組みとして、主に次の三点が考えられます。

一つは、一般市民の意識向上を柱の一つとする、国の終末期医療に関する国家戦略の策定です。国はすでに、認知症やがん対策の国家戦略を策定しており、これらの国家戦略は、望ましい終末期医療を実現させることと密接に関連しています。ですので、これらの国家戦略に加え、終末期医療全般に関する国の政策の方向性を示すことは、とても重要だと考えます。国も二〇一七年八月に第一回目の検討会を開催し、終末期医療に関する市民向けの啓発資料を作成する取り組みを始めました(64)。こうした取り組みを更に進め、より包括的な政策を講じる必要があるのではないかと思います。

第二に、医療機関が主体となり、市民の意識向上を促すことです。これは、都市部の大きな病院が単独で行えばよいということではありません。英国の例で見たように地域の中で中心となる病院などが、ホスピス、在宅医療を担う医療機関、医療・看護・福祉サービス、ボランティアなどと協力し、地域の人々に理解を求め、意識向上を促す取り組みを継続的に行うということが大切です。

第三に、社会の取り組みとして、さまざまな組織・団体・個人を結ぶ、全国的な啓発活動を展開することです。医療機関をはじめ、民間企業、大学、法律事務所、慈善団体、地域住民といったさまざまな関係者が参加して、一般市民に死についての話し合いを促すのが、英国緩和ケア協会が音頭をとっているDying Matters連合です。日本でも、緩和ケアに関するＮＰＯや学術団体などがあり、毎年一〇月の「ホスピス緩和ケア週間」で緩和ケアの普及啓発に取り組んでいます。国がこうした組織に活動運営を委託するということも考えられそうです。

ただし、一般市民の意識向上を促すだけでは、終末期医療を良い方向に導くにはおそらく不十分でしょう。例えば、緩和ケアの提供体制をさらに充実させることも大切です。一つは、患者が病気と診断されたときから、適切な緩和ケアを受けられるようにすること。もう一つは、がんなどの一部の病気に限らず、緩和ケアを提供することです（緩和ケアについては第五章でお話します）。このように、終末期医療をめぐるさまざまな取り組みが必要であり、意識向上を促すことはそれらの取り組みの一つ——かつ、不可欠なもの——と捉えることが必要だと思います。

次章からは、終末期の医療をめぐって実際にどのような問題が起きているのか、どのような取り組みが行われているのかということについて、順番に紹介していきたいと思います。

# 第二章　超高齢社会における胃ろう

## 1　増え続ける高齢者

「一〇〇歳以上が六万人超」——二〇一五年九月の「老人の日」に厚生労働省が公表したデータについて、新聞各紙がこのような見出しで報じました。数字のインパクトから、記憶されている方もいるのではないでしょうか。

日本の一〇〇歳以上の高齢者は、過去最多の六万人超えとなりました。最新の数字では、二〇一六年九月一五日時点で、六万五六九二人となりました[1]（記事2‐1）。六五歳以上で見ると、高齢者の数はおよそ三四〇〇万人にもなります[2]。総人口はおよそ一億二七〇〇万人ですから、なんと三割近い二七・三％が六五歳以上の高齢者ということになります。この割合は高齢化率と言われ、日本は一九七〇年に七％を超え「高齢化社会」に突入しました[3]。そして、二〇〇七年には二一％を超え、世界で最も高い水準の「超高齢社会」に達したのです[4]。

図2‐1を見てください。このような状況は、日本だけではなく、先進諸国で軒並み見られる現象です。図中の点線は、二〇一四年時点の高齢化率のＯＥＣＤ（経済協力開発機構）加盟国の平均です。日本の高齢化率（グラフの右端）

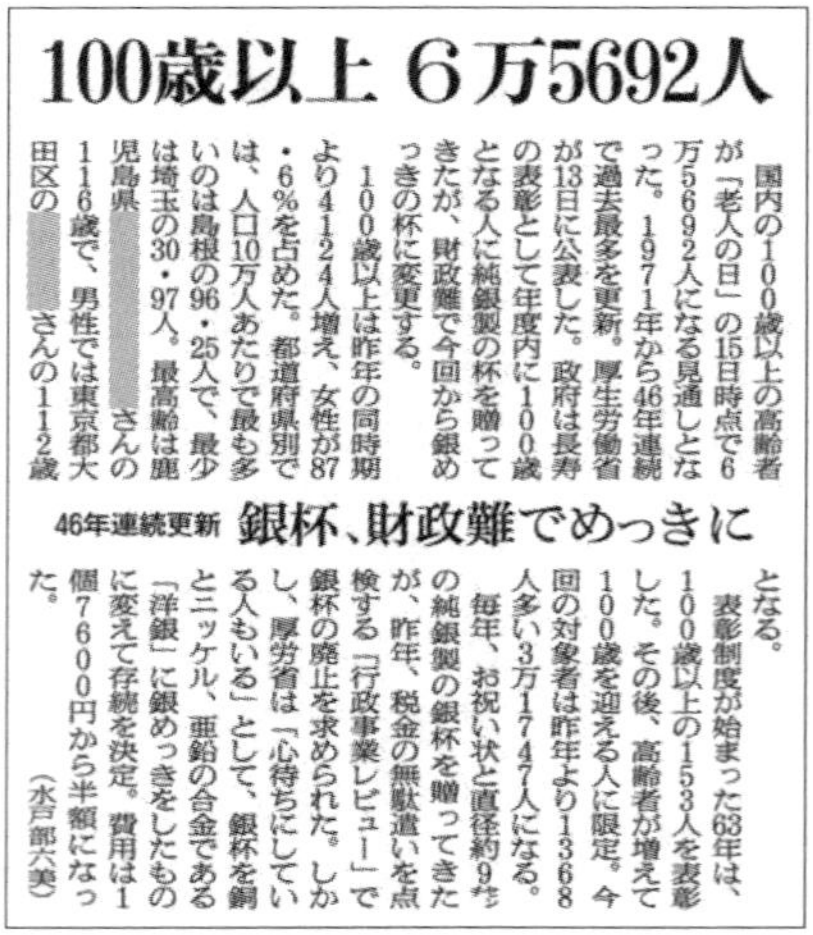

# 100歳以上 6万5692人

国内の100歳以上の高齢者が「老人の日」の15日時点で6万5692人になる見通しとなった。1971年から46年連続で過去最多を更新。厚生労働省が13日に公表した。政府は長寿の表彰として年度内に100歳となる人に純銀製の杯を贈ってきたが、財政難で今回から銀めっきの杯に変更する。

100歳以上は昨年の同時期より4124人増え、女性が87・6%を占めた。都道府県別では、人口10万人あたりで最も多いのは島根の96・25人で、最少は埼玉の30・97人。最高齢は鹿児島県[redacted]さんの116歳で、男性では東京都大田区の[redacted]さんの112歳となる。

## 46年連続更新 銀杯、財政難でめっきに

表彰制度が始まった63年は、100歳以上の153人を表彰した。その後、高齢者が増えて100歳を迎える人に限定。今回の対象者は昨年より1368人多い3万1747人になる。

毎年、お祝い状と直径約9センチの純銀製の銀杯を贈ってきたが、昨年、税金の無駄遣いを点検する「行政事業レビュー」で銀杯の廃止を求められた。しかし、厚労省は「心待ちにしている人もいる」として、銀杯を銅とニッケル、亜鉛の合金である「洋銀」に銀めっきをしたものに変えて存続を決定。費用は1個7600円から半額になった。

（水戸部六美）

記事2－1　2016年9月13日付朝日新聞夕刊

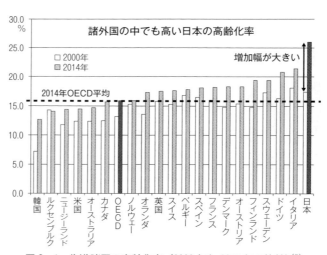


図2－1　先進諸国の高齢化率（2000年と2014年の比較）(5)

を見ると、二〇一四年時点の高齢化率、二〇〇〇年からの増加幅（矢印）ともに諸外国に比べて突出していることがわかります。イタリア、ドイツ、北欧諸国なども高齢化率が高くなっていますが、日本は群を抜いています。

長寿の人口が増えていることは喜ばしいことである一方で、このような高齢化が進む中で、認知症患者の数も年々増えているのが現状です。世界では現在、六五歳人口の一三人に一人（約四六八〇万人、二〇一五年）が認知症患者だ

と推定されています[6]。そして二〇五〇年には、人口増加の影響で、一億三二五〇万人（およそ一二人に一人）に増えることが予想されています。日本では、世界全体と比べて認知症患者の割合がずっと高く[7]、二〇一二年時点で六五歳人口の七人に一人が認知症患者であり、二〇二五年には五人に一人に増える見込みです[8]。

本章では、日本をはじめ先進諸国がすでに高齢社会あるいは超高齢社会となり、認知症患者が増えている状況にある中、終末期にある重度の認知症患者に「胃ろう」を作って栄養補給するべきかどうかという倫理的な問題について、胃ろうとは何か、胃ろう導入の実態などを含めて考えたいと思います[9]。

## 2　胃ろうとは？

かつては高齢になったり、あるいは、病気になったりして、口から食べ物や飲み物を摂取できなくなって亡くなることは珍しいことではありませんでした。しかし医療技術が発達した今日では、口から栄養分を摂取する経口栄養法に加え、体の静脈などに水分や栄養を直接投与する方法やチューブを通して胃や腸に流動食を直接入れる方法といった「人工的な水分・栄養補給法」[10]が開発されており[11]、食べられなくなってもただちに亡くなるとは限らなくなっています（表2‐1）。

特に胃ろうは画期的な技術です[12]。胃ろうとは、体に穴を開け、チューブを使って胃に食べ物や飲み物を送る経管栄養法の一つです[13]。これは、内視鏡を使って腹部に開けた小さな穴から管を通して、直接胃に流動食や水分、薬を入れる方法です。英語では、「PEG（ペグ）」[14]という用語がよく使われています。胃ろうは、医師によって一〇～三〇分で作ることができる比較的簡単な措置で[15]、患者の身体的負担や日常的な不快感も少なく[16]、腸を使うことで全身の免疫機能の維持に役立つと言われています[17]。

表２−１　人工的な水分・栄養補給法[11]

| 主な人工水分・栄養補給法 | |
|---|---|
| 経腸栄養法 | 非経腸栄養法 |
| チューブを通して流動食を胃や腸に直接入れる方法 | 腸を使わず、静脈などに直接、水分・栄養分を投与する方法 |
| 1．胃ろう（または腸ろう）<br>2．経鼻経管栄養法（経鼻胃管）<br>鼻から胃にチューブを通して、流動食や水分などを投与<br>3．間欠的口腔食道経管栄養法<br>食事の際に口から食道にチューブを入れて流動食を投与 | 1．中心静脈栄養法<br>カテーテルを使って栄養液を心臓の近くの中心静脈に投与<br>2．抹消点滴<br>点滴の管を通して水分や栄養液を手足の静脈に注入<br>3．持続皮下注射<br>皮下に針を指し、持続的に少しずつ水分を投与 |

## どういう場合に胃ろうを作るのが適切なのか

医学的に見ると、どのような場合に胃ろうを作ることが適切なのでしょうか。日本消化器内視鏡学会のガイドライン（一九九九年策定）によると、胃ろうを安全に作ることができて、それによる栄養補給の効果が期待できることが条件とされています[18]。具体的には、脳血管障害や認知症などによる嚥下・摂食障害[19]、誤嚥性肺炎[20]の繰り返し等の場合に胃ろうを作ることが適切であるとしています。その一方で、余命が一カ月以内の場合や、全身状態が極端に良くない場合は不適切だとされています[21]。

胃ろうには、栄養状態を改善し、口から再び食べられるようにするなど、体の状態を回復させる効果があります。このように、胃ろうは、適切に使われればＱＯＬの向上が期待できるため、患者の助けとなる優れた技術であることは間違いありません。

しかし、ここで問題となるのは、病気が進行して体の回復が望めない状態にあり、しかも自分で治療方針を決めることのできない人の場合に、胃ろうを付けるかどうかということです。とりわけ、認知症が進行した段階の患者は、自分で治療方針を決めることができないことから、倫理的な問題が生じているのです。

## 3　データで考える「終末期の認知症患者と胃ろう」の問題

認知症と胃ろうを考えるうえで、特に問題となっているのが、終末期の認知症患者の場合です。

表2-2　アルツハイマー病の進行度、重症度の段階表（FAST）[24][25]

| FASTの段階 | 臨床診断 | 特徴 |
|---|---|---|
| 1 | 正常な成人 | 機能障害がない |
| 2 | 正常な高齢者 | 名前や言葉、約束などを忘れる |
| 3 | 境界領域 | 重要な約束を忘れる、複雑な仕事の機能低下 |
| 4 | 軽度 | 支払い、金銭管理、といった日常生活の複雑な仕事ができない |
| 5 | 中等度 | 時と場合に応じた衣服の選択に誰かの助けが必要、入浴するのを忘れる、自動車運転能力の低下 |
| 6a | やや重度 | 衣服を着るのに誰かの助けが必要 |
| 6b | | 入浴するのに誰かの助けが必要 |
| 6c | | トイレの流し忘れ、拭き忘れ |
| 6d | | 尿失禁 |
| 6e | | 便失禁 |
| 7a | 重度 | 言語機能の低下（単語、短いフレーズ） |
| 7b | | 話したり理解したりする単語が一つになる |
| 7c | | 一人で歩くことができない |
| 7d | 重度（終末期） | 体を起こして座ることができない |
| 7e | | 笑うことができない |
| 7f | | 背筋を伸ばして頭を上げることができない、意識消失 |

## 認知症の終末期とは

ここで、認知症の「終末期」とは、どのような状態を指すのでしょうか。認知症の原因は、ピック病などの前頭側頭型認知症、レビー小体型認知症、脳血管性の認知症など複数あることが知られています[22]。中でも、最も患者数が多いとされているのが、アルツハイマー病を原因とする認知症です。このアルツハイマー病の進行度、重症度を分類する際によく用いられるFAST（ファスト）[23]という段階表を見てみましょう（表2-2）。

表2-2のFASTの基準で、太点線で囲った7d以降が終末期とされています[16][26][27]。この段階では、体を起こして座ることや笑うことができず、人に支えてもらわなければ背筋を伸ばして頭を上げることができない、最終的には意識がなくなるといった特徴がみられます。そのため、食事を拒否したり無関心になったりして、栄養摂取量が少なくなる、体重が減る、誤嚥のリスクが増える、といった可能性があります[28][29][30]。このような場合には、む

せへの注意や栄養補給などの対応が必要となるため[26]、認知症患者に胃ろうが作られることがあるのです。

先にも述べたように、胃ろうには、栄養状態を改善し口から再び食べられるようにするなど、体の状態を回復させる効果があります。しかし、このように進行した終末期の段階にある認知症患者の場合、胃ろうを作ることが患者のＱＯＬ（Quality of Life, 生活の質）の向上につながっているのかどうか、疑問のあるケースが少なくありません。そのため、胃ろうを作ることが適切かということが問題となっているのです。

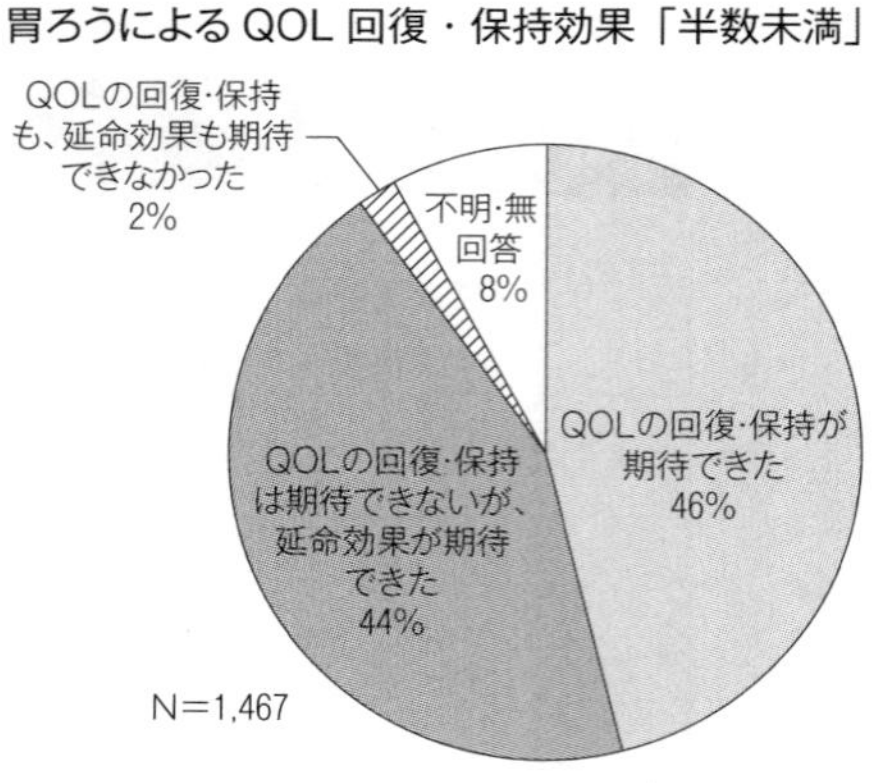

図２－２　胃ろうの効果の見込み（2012年）

## 回復の見込みのない人への胃ろう

それでは、実際に胃ろうを付けている人はどれくらいいるのでしょうか。全日本病院協会の調査では、二〇一〇年時点で約二六万人と推計されています[31]。また、二〇〇七～二〇一〇年の全国の急性期病院のデータを調べた調査では、日本国内における胃ろうあるいは腸ろうの年間造設件数は、約九万六〇〇〇～一一万九〇〇〇件と推定されました[32]。そして、胃ろうや腸ろうを作る要因となった基礎疾患のうち、認知症が占める割合はおよそ一割でした[33]。この調査結果からは、一定程度の割合で胃ろうを付けている認知症患者がいる、ということがわかります。しかし、認知症の重症度がはっきりとわからないため、そうした患者に胃ろうを付けていることが一概に良い、あるいは悪いということはもちろん言うことができません。

とはいえ、これらの人たちの中には、ＱＯＬの回復や維持が期待できないのに胃ろうを付けている人たちがいることが指摘されています。実際に胃ろうを付けている、六五歳以上の人々に関する調査結果を見てみましょう[34]（図２－２）。

図2－2を見ると、胃ろうを作ることによって、QOLの回復・保持が期待できた患者の割合は、五割弱でした。一方で、回復・保持は期待できないものの、延命が期待できた患者は四割強でした。

また、この調査によれば、口から食べられるようになる可能性があった患者の割合は四分の一にとどまりました。調査対象の患者のうち、認知症ではない患者は一五％で、認知症で常に介護が必要な患者は過半数を占めました。この調査結果は、胃ろうが必ずしもQOLの回復目的で使用されていない場合があることを示しています。

## 医療従事者「自分には胃ろうをしてほしくない」

ところで、終末期の認知症患者に胃ろうを作って栄養補給することにどのような問題があるのかを考える場合に、大変興味深い調査結果があります。この調査は、二〇一一～二〇一二年、次のような仮想症例について、医療従事者と健康診断を受診した一般市民の意識を調べたものです(35)。

> 患者は認知症が進行し、家族を認識できません。寝たきりで、食べたり飲み込んだりすることが難しい状況です。静脈注射による栄養補給を受けていますが十分ではなく、医師は胃ろうを作ることを提案しています。患者は、判断能力を喪失しており終末期にどのような医療を受けたいかはわかりません。

ここでは医療従事者の回答に注目します。このような仮想症例が、(1)自分の患者である場合と、(2)医療従事者自身である場合に分けて、胃ろうを作ることに対する考えを見てみましょう。まず、(1)自分の患者に対しては、胃ろうを「できればしたくない」「絶対にしたくない」と回答した医療従事者は五割未満でした。ところが、(2)医療従事者自身がそのような状況になれば、胃ろうを「できればしたくない」「絶対にしたくない」割合が八割と大きくなったのです。この調査結果からは、医療従事者として自分では望まない治療を、患者に対しては行っている可能性があるということが読み取れます[36]。

なぜ、医療従事者が「できればしたくない」治療が実際には行われているのでしょうか。次の節では、この疑問への回答を探すべく、国の制度や政策の変遷、学会のガイドラインの策定状況を踏まえて胃ろう導入の実態について考えたいと思います。

## 4 胃ろう導入の実態とは――指針と政策

### 胃ろうの普及と国の政策

まず、胃ろう普及の歴史を振り返ってみましょう。

胃ろうは、米国で一九七九年に開発されましたが、日本で急速に普及したのはもう少し後のことでした[37]。一九八〇年代に胃ろうの新技術が開発され、学会や論文で公表されましたが、当時は胃ろうは内視鏡関係者にのみ認知されているものでした[38][39]。一九九〇年代に入ると、胃ろうや栄養法に関する研究会やネットワークが作られ、患者の苦痛が比較的少なく、安全で簡単な手技として胃ろうが注目されるようになります[37][38]。

二〇〇〇年に介護保険制度が導入されると、胃ろうは急速に普及しました[37]。それはこういう事情からです。介護保険制度が導入された目的の一つは、いわゆる「社会的入院」を減らし、医療費を見直すことでした[40]。社会的入院とは、病状が安定していて日常的な入院治療の必要はないものの、介護福祉施設不足や家庭に介護者がいないといった理由で高齢者が入院することです。つまり、介護保険制度の導入により、入院治療期間の短縮や、急性期病院からの転院・退院が求められたのです。実際に、診療報酬の二〇〇二年度改定では、長期入院患者の診療報酬が大幅に減らされました[40]。診療報酬とは、医療機関の診療行為に対して保険者から支払われる公定価格のことで、特定の医療行為を推奨したり回避させたりするために値段が上げ下げされることがあります。このような国の政策による誘導もあって、病院からの転院、退院に向けて胃ろうを作るケースが増えていったと言えます。胃ろうを作ると、口からの食事介助をするよりも栄養管理の手がかかりません。ですので、介護施設や長期にわたって医療を提供する病院などで患者を受け入れやすくなるのです。

## センセーショナルな胃ろうバッシング

ところが、二〇一〇年を過ぎた頃から、安易な胃ろうの使用を問題視する言説が顕著に見られるようになりました(41)。例えば、複数の新聞記事のデータベースで調べると、二〇〇〇年代半ば以降、胃ろうを付けたことに対する家族の後悔や疑問を扱う記事の数が徐々に増え(42)、二〇一〇年頃には胃ろうの過剰な使用を疑問視する医師や研究者らの指摘が相次ぎました(43)。

なぜこの時期に胃ろうに対する風当たりが強くなったのでしょうか。この点に関して定説はありませんが、いくつかの要因が考えられます。

一つには、この頃、胃ろう普及を進めてきた医師が使用の見直しに新聞紙上で言及したことや(44)、穏やかな死や胃ろうの問題を考える書籍が出版されたことが影響している可能性があります(45)。

また、センセーショナルな事件が影響している可能性もあります。二〇一〇年五月、寝たきり状態で介護の必要な高齢者ばかりを集めた入居施設で、医療保険の不正請求の疑いがもたれた事案が発生しました(46)。施設の実態が「寝たきりアパート」などとショッキングな見出しで報道されたのです。このような施設の入居者が、胃ろうなどの経管栄養補給を受けている人に限定され、自力で食事を取れるような訓練を受けることなく死を待つ状態になっていたため(47)、胃ろうに対する悪いイメージが流布することにつながった可能性があります。

ほかにも例えば、一度胃ろうを作ると外すことが難しく、体が動かせなくなって手足が曲がり、納棺時に骨を折らなければならないというエピソードが紹介され、食べ物を飲み込めなくなった高齢者に胃ろうを作ることには慎重で

表2－3　日本老年医学会が策定したガイドラインの概要（2012年）[54]

医療・介護・福祉従事者は——

| | |
|---|---|
| 1 | 患者やその家族、代理人とのコミュニケーションを通して合意、その合意に基づく選択・決定を目指す |
| 2 | 個別事例ごとに、患者の生活の質の維持・向上、生命維持のために、介入の種類、有無について判断する |
| 3 | 人工栄養・水分補給の導入、導入後の減量・中止について、 |
| ① | 口から食べられるようになる可能性を適切に評価、人工栄養・水分補給導入の必要性を確認する |
| ② | 人工栄養・水分補給導入に関する選択肢（不開始を含む、下線は本文では「差し控え」と表記）について、患者の人生にとっての益と害という観点で最善を見出す |
| ③ | 患者の人生にとっての最善を達成するという観点で、家族の事情や生活環境なども考慮する |

あるべきだという主張が医師によってなされています[48]。また、胃ろうをつけたことへの家族の後悔、不適切な胃ろうの導入、胃ろうを付けても発熱やむせがおさまらないといった患者や家族からの不信感などがさまざまに報道されました[49]。

こうした報道の影響もあってか、ここ数年、胃ろうは意味のない延命だとする少し乱暴な風潮、いわゆる「胃ろうバッシング」がみられるようになりました。病気や体の状態などにかかわらず、「とにかく胃ろうは嫌だ」「胃ろうをしてまで生きたくない」といった胃ろうに対する悪いイメージを持つ人が増えているとの指摘もあります[50][51][52]。

## 意思決定プロセスガイドラインの策定

こうした状況を背景に、二〇一二年一月に日本老年医学会が、高齢者の終末期の医療やケアに関する「立場表明」を一一年ぶりに改訂しました。新たな立場表明では、胃ろうを含む経管栄養を行うか、気管を切開するか、人工呼吸器を装着するか、医療・ケアチームが慎重に検討することが求められる、と指摘しました。そして、これらの治療が患者の尊厳を損なったり、苦痛を増大させたりする可能性がある場合、治療の差し控え・中止を選択肢として考慮する必要があると明言したのです[53]。

その約半年後、同学会はこの立場表明に基づき、人工栄養・水分補給の導入をめぐる意思決定プロセスに関する指針を策定しました（表2－3）。このガイドラインは、意思決定のプロセスを重視したもので、医療・ケアチームとして対応し、チーム内、患者・家族との合意を併せて形成することや、個々の患者の人生や事情を考慮して個別的な評価を行うとしています。そして、人工栄養・水分補給の導入、その後の減量や中止についても、口から食べられるようになる可能性を検討して導入するかどうかを検討すること、導入しないことも含めた選択肢の中で患者にとって最善の選択肢を見出すこと、患者の最善を目指すという観点から家族の負担についてもできる限り考慮することなどが明記されました(55)。

## 適切な評価の重要性

日本老年医学会のガイドラインにも示されたように、胃ろうを含む人工栄養・水分補給を導入する際には、患者にどれくらい食べ物や飲み物を飲み込む力があるのか、再び口から食べられる可能性があるのかどうか、といった点を適切に評価することが大切です。

しかし、診療報酬による誘導などもあり、実際には胃ろうが必ずしも必要でないと考えられる患者にも安易に付けられていることや、口から食べられるよう適切なリハビリや食事介助が行われていないといったことが依然として起きていました(56)。

そこで、国は診療報酬を改め、適切な検査と口から食べられるようになるためのリハビリを促すようにしました(57)(58)。二〇一四年度の診療報酬改定で(59)、胃ろうを作る手術の診療報酬を四割減らし、患者の飲み込む機能に関する事前検査の報酬を新たに加算しました。また、口から食べられるようリハビリをして胃ろうをやめた場合には、新たに報酬を加算したのです。さらに、胃ろうを閉鎖する手術の診療報酬にも新たに加算するなどして、いったん付けた胃ろうをやめることを促す措置を取りました。

## 胃ろうによるＱＯＬ改善事例

ここまで、認知症の終末期の患者など、必ずしも胃ろうを作ることが適切ではない患者に対して胃ろうが作られている可能性があることが社会的に問題となっているということをお話しました。しかし、次に紹介する二つの事例のように、認知症になっても終末期に至っていない場合には、胃ろうを作って栄養補給することで、体の状態が改善し、口から再び食べられるようになることもあります。

**●脳梗塞、認知症の八二歳女性の場合**(60)

女性は認知症のため、自発的に食事をしようという行動がみられず、口から食べることが難しい状況でした。このような中、病院でリハビリや摂食・嚥下訓練は続けられていましたが、患者家族、主治医等の話し合いによって、体調を管理するために胃ろうを作ることにしました。入れ歯を新調し、食事の一部を胃ろうで補給しながら、女性の家族によって、口から食べ物を摂取する介護が行われました。その結果、体重が増え、入院から二カ月後に胃ろうを取り外し、すべての食事を口から摂ることができるようになりました。

**●認知症の九〇歳女性の場合**(61)

認知症を患い病院に入院した女性は、生活環境が変わって食事をしなくなりました。医師から「再び口から食べられるようになる」との助言を受けた家族は、女性に胃ろうを作ることにしました。その後、特別養護老人ホームに入所した女性は、少しずつ口から食べられるようになり、入所から五カ月後、胃ろうを取り外すことができました。そして、誕生日にはケーキを食べられるまでになったのです。数年後、女性は亡くなりました。

これらの実例から示唆されることは、「もう年だから」「認知症だから」といった理由で一律に線を引いて、「胃ろうを作ることは良くない」と判断するのは好ましくない、ということです。とはいえ、ただ「食べられない」という理由で機械的に胃ろうを作ることもまた、問題があると言えます。

同じ病気でも、病気の進行度合いや病気によってもたらされる症状、食欲が減退する理由、またどのような治療を受けたいかといった治療に関する希望は、患者ごとに異なるということにも十分留意する必要があります。

どのような場合でも、胃ろうを作るのが適切かどうかをしっかり評価し、患者や家族ともよく話し合って判断することが大切です。近年の学術団体のガイドラインや国の政策によって、適切性を評価したうえで胃ろうを作るよう促されていますので、胃ろうがすべて良くないとされたり、胃ろうが機械的に作られたりするような状況は、徐々に変わっていくでしょう。

## 5 納得できる治療選択のために

「意識がない人に管を入れて生かしている。何十人も寝ている部屋を見たときに何を思ったかというと、（映画の）エイリアンだ……」[62]。

胃ろうで栄養補給をしている患者を見て、ある政治家が発言したという言葉です。この発言に対し、多くの批判がなされました。この政治家が見たという患者が認知症末期であったかどうかなど、詳しいことはわかりません。おそらく「自分だったら嫌だなあ」という感想を述べたのだろうと思います。ただ、家族や関係者の気持ちを思うとなんとも複雑な気持ちになります。

「自分だったら胃ろうを付けるのは嫌だなあ」というこうした意見は、おそらくごく一部の人に限られたものではないように思います。厚生労働省の意識調査で、自分が認知症を患い、病気が進行して衰弱したら「胃ろうを付けたくない」という一般市民が八割近くいる、というデータもあります[63][64]。このように「胃ろうは嫌だ」と思う心境は、もしかすると、メディアなどの影響で胃ろうがバッシングを受けていることと関係があるのかもしれません。

一方で、自分は「胃ろうは嫌だ」と思っていても、自分の親や夫、妻が終末期の認知症患者である場合、事情は違ってくるようです。患者に栄養補給をするかしないか判断しなければならない場面で、家族として「少しでも長く生きていてほしい」という思いから、胃ろうを付けることを選択することもあります。場合によっては、国の政策や診療報酬の誘導も一因となって、医療従事者から胃ろうを付けることを勧められたというケースもあるでしょう。

胃ろうは悪いという誤った風潮が蔓延したり、本当は胃ろうを付けることが適切ではない患者に胃ろうが付けられたり、といった両極端の問題が生じているのは、終末期の生き方・死に方をどう判断すべきなのかという問題の難しさから来ているのではないかと思います。

## 誰が命の終わりを決めるのか

胃ろうの問題に取り組むために、私たちはどうしたら良いのでしょうか。

この問題への対応を検討するために、最近の新聞記事を参考にして、二つのタイプの考え方を紹介したいと思います。いずれも、患者本人の意思がわからない場合の治療をめぐる医師の考えです。

ある医師は、認知症終末期の患者に胃ろうを作ることは、延命できても患者本人は苦しむので「本人にとって無意味な治療」と考えています[65]。この医師は、たとえ家族が「生きていてほしい」と希望しても、「生命は本人のものであり、本人以外の誰のものでもない」と言います。そして、本人を中心に考えると、QOLが低下するなら無意味、向上するなら必要な治療だといいます。しかし、回復の見込みがあるかないかは治療しないとわからないこともあり、終末期医療の選択は難しいと考えています。

一方、もう一人の医師は、意識のない患者に対して家族と話し合って胃ろうを作ったことについて、患者の命は患者だけのものではなく、家族や医師も患者と関わっているのだ、と考えています[66]。医師も患者と家族の話し合いの中に入って、主治医としての意見を言いながら各々の考えを引き出すことで、「こうすれば良い」というところが見えてくると言います。

みなさんはどちらの医師により共感しますか？　この二人の医師は、「誰が命の終わりを決めるのか」という問いをめぐって、正反対の意見を持っています。一方は、患者の命は患者自身のものだと考え、もう一方は、患者の命は患者だけのものではないと考えています。

双方の医師とも、患者・家族との信頼関係を築き、日々困難な状況に真摯に向き合って診療にあたっておられることと思います。日々の診療活動で培われたどちらの医師の考え方ももっともであり、「誰が命の終わりを決めるのか」という問いに一つの答えを与えるのはとても難しいのではないかと思います。

## 話し合いを促す環境づくり

そこでここでは、問いの立て方を変えて、こうした考え方から少し距離を置いて二つの提案をしたいと思います。

一つは、できるだけ早い段階から、患者・家族、医療従事者の間できちんと話し合うことにより、患者の人生や価値観、思いを考慮して個別的に評価するということです。家族は患者に「もっと生きていてほしい」と思うでしょう。それは自然な気持ちだと思います。ですが、治療方針を決める際に、患者・家族が病気の状態をよく理解し、患者のＱＯＬや体のことを考え、そして、患者はどうしたいのか、どうしたいと考えていたのかを十分に検討して判断する必要もあると思います。その際には、医療従事者から適切な説明と助言を得ることが大切でしょう。

もう一つは、終末期の認知症患者の治療方針をどう決定するのかを政策として検討する必要があるということです。本章では、終末期の認知症患者に胃ろうを付けることが良いのかどうかという点に焦点をあてておお話しました。終末期の認知症等で患者に意識がない場合、胃ろうだけではなく、人工呼吸器の装着といったその他の治療をどうするかという点についても、患者の家族らが判断することは簡単なことではありません。患者の最善の利益は何か、本人の代わりに誰がどのような手続きを経て判断するのか、といった大きな課題を解決するにはどうしたら良いのか。国は、こうした問題について、ガイドラインや法律など具体的な政策を講じる必要があると思います。この点に関しては、第四章で詳しくお話したいと思います。

# 第三章　最期の医療を決める、伝える

## 自分で判断できなくなったら……どうしたいですか?

将来、認知症が進行して自分で判断できなくなったり、病気で意識がなくなったりしたら——。みなさんは、自分の終末期の治療方針をどうしたいですか?

次の五つの選択肢から選んでみてください。

1. あらかじめリビング・ウィルを作っておき、それに従って治療方針を決める
2. 家族や親しい友人、パートナーなどに判断を任せる
3. あらかじめ主治医とよく相談しておく
4. わからない、考えていない
5. その他

**四つのシナリオ**

**1** Aさん
リビング・ウィルを持っている

**2** Bさん
家族に決めてもらいたいと思っている

**3** Cさん
アドバンス・ケア・プランニング（将来の医療やケア、療養場所の希望等あらゆる内容について話し合うプロセス）を経て決めたいと思っている

**4** Dさん
リビング・ウィルも家族などの身寄りもなく、自分で判断する能力もない

**図3－1　終末期医療の方針を決める際に考えられる四つのシナリオ**

みなさんはどのような選択肢を選びましたか？　本章では、終末期医療の方針を決める際に考えられる状況を反映した次の四つのシナリオ（詳細は以下）において、日本や諸外国ではそれぞれどのような方針があり、またどのような問題があるのか、考えたいと思います（図3－1）。みなさんも、自分がAさん、Bさん、Cさん、Dさんの立場になった場合を想像して読み進めてください。

## 1　リビング・ウィルを持っている場合

まずは、シナリオ1のAさん（図3－2）について考えてみましょう。リビング・ウィルという言葉、どこかで聞いたことがありませんか？

> **◆リビング・ウィル**
>
> 『生命倫理事典』によると、生きている間に効力を発効する「生前発効の遺言書」であり、自分が受ける治療行為に正当な判断を下せなくなった場合を想定して、生きている間に有効となり自分の意思を担当医に伝えるためのもので、延命治療への態度を知的精神的判断能力のあるときに示しておく文書と定義されている。[1]

リビング・ウィルは、心肺蘇生、人工呼吸器の装着、人工栄養・水分補給、化学療法や透析、薬物の投与といった生命維持治療[2]の不開始・中止について、そうした治療をしないでほしい、あるいは、特定の種類の治療を受けたいといった希望を事前に示しておくための文書のことです。近年は「事前指示書」という言葉もよく用いられるようにな

っています（後述）。

リビング・ウィルというと、治療の差し控えや中止の希望のみを明らかにする文書のような印象を受けますが、自らに行われる医療行為に対する意向を前もって示すものなので[3]、どのような治療を望み、どのような治療を拒否したいのか、といった希望も明記することができます[4]。この点は、死後の臓器提供の意思表示と似ています。「ドナーカード」という言葉を聞くと、ドナーになる（臓器提供を行う）という意思表示をするカードのように思われがちですが、臓器提供の意思表示カードやシールなどを手にとって見るとわかるように、臓器提供するという項目だけでなく、臓器提供しないという希望を明記することができるようになっています。

実際に、筆者らが米国全州の事前指示法を調べたところ、指示内容の例として生命維持治療の提供を含んでいる州が八割近くあり、含んでいない州の方がずっと少ないことがわかりました[5]。

## 1 Aさん：リビング・ウィルを持っている

Aさん（50歳）は、末期がんで自分の命が限られていること、将来、意識不明になって自分では判断できない状況になる可能性があることを理解している。
そこで、Aさんは、そのような状態になった時、心肺蘇生や人工呼吸器や人工栄養補給といった治療によって延命されたくないという考えを明記したリビング・ウィルを作成した。

図３－２　シナリオ１
リビング・ウィルを持っているＡさん

### (1) 米国各州で法制化

例えば米国では、Aさんのようにすでにリビング・ウィルを持っている場合、病院でどのような対応がなされるのでしょうか。

米国では、カリフォルニア州が一九七六年に「Natural Death Act（自然死法）」を制定し、世界で初めてリビング・ウィルに法的拘束力を持たせました[6]。現在では、ほぼすべての州がリビング・ウィルを法制化しています。ですので、Aさんが持っているリビング・ウィルは、法律に基づいて尊重されることになります。また、医師や医療従事者は、良心から、かつ、合理的な医療水準に基づき、患者の指示に従って生命維持治療を差し控え・中止した場合、刑事・民事・行政責任を問われることはありません。

ここでは、Aさんがカリフォルニア州の住民だと仮定して、カリフォルニア州の現行法「医療決定法」に従うとAさんはどうなるのかを見てみましょう。(7)

まずAさんは、作成したリビング・ウィル（カリフォルニア州法の表現では「医療に関する指示」）が有効かどうか、という次に示した三点をクリアしている必要があります。

1. 提案されている治療、治療のリスクとベネフィット、代替治療などの意思決定の内容や結果を理解し、実際に決定をしたり決定した内容を伝えたりする「能力」のある成人が作成した
2. 作成した患者本人が署名、あるいは、患者の指示によって患者の目の前で別の成人が患者の名前で署名した
3. 公証人が承認、あるいは、少なくとも二人以上の証人が署名した

そしてAさんは、医療に関する指示を持っていることを主治医などの医療従事者に知らせるべきです。指示があることを知らされた主治医は、指示があることをAさんのカルテに記録しなければなりません。指示が書面の場合は、コピーをカルテに添付するなどして保管する必要があります。

原則として医療従事者は、Aさんの指示に従う法的義務があります。しかし、良心の問題やAさんの指示が医学的に無意味な治療を要求している、あるいは、一般的に承認されている標準的な医療に反している、といった理由がある場合は、Aさんの指示に従うのを拒否することができます。その場合、すぐにAさんに「指示に従えない」と伝え、Aさんが拒まない限り、Aさんの指示に従う他の医師に診療を代わってもらうようできるだけのことをしなければなりません。

書面には、特定の条件下で、延命のための生命維持治療の提供、あるいは、差し控え・中止の希望を記載するようになっています。(8) 特定の条件下とは、例えば、比較的短期間で死に至ることが予想される治癒不可能で不可逆的な状

態である、意識不明で意識の回復が見込めない、起こりうる治療のリスクや負担がベネフィットを上回る、といった場合です。

なお、カリフォルニア州では、書面そのもの、あるいは、書面の所在を州のシステムに登録することができます[9]。そうすると、医療従事者らが書面に関する必要な情報を州務長官から得ることができます。また、州務長官が発行する登録証明カードを財布などに入れて身に着けていれば、いざというとき、救急隊員がカードの指示を見て書面に関する情報を得ることもできます。

### (2) 英国の治療拒否権

次に、英国の状況をお話します[10][11]。英国では、「二〇〇五年意思能力法[12]」の中で、生命維持治療を含む事前の治療拒否の意思決定が法制化されました。二〇〇五年意思能力法は、特定の意思決定を自分で行うことができない成人に代わって決定したり、行動したりするための法律、つまり、成年後見に関する法律です[13][14]。

Ａさんが英国に住んでいると仮定して、話を進めます。Ａさんは、生命維持治療を拒否することを示した書面を作成する必要があります。一般的な治療については口頭でも書面でも良いのですが、生命維持治療の場合は書面でなければなりません。Ａさんの場合、生命維持治療を差し控え・中止することによって、「たとえ命が危険にさらされても、この意思決定を適用する」という供述書が必要です。さらに、書面には本人、証人の署名も求められます。Ａさんは、主治医に書面の存在を知らせることが大切です。

意思決定が有効となるのは、次の三つの場合です。①特定の治療について判断する能力がもはやない、②意思決定した際に想定された状況に現在の状況があてはまる、③現在問題となっている治療は意思決定した際に示された治療である。主治医は、これらの場合にあてはまっているかどうかを確認する必要があります。

主治医は、治療を拒否する意思決定の存在を知り、それが有効で問題となっている治療に適用できると理解した場合には、それに従う義務があります。この時、治療を差し控え・中止した医師が責任を問われることはありません。しかし、米国各州の法律と同様、医師自身の信念に反する場合は、意思決定に従う必要はなく、治療の担当を他の医師と代わってもらうことが求められています。

### (3)日本では法制度無し

一方、日本では、リビング・ウィルは法制化されていません。ですから、自分で判断できなくなった場合、受けたい治療や受けたくない治療について事前に口頭や書面で家族や医療従事者に伝えていても、それが尊重される明確な法的根拠はないということになります。

現状では、医療機関や自治体、地域医師会、リビング・ウィルの普及を目指している日本尊厳死協会などが独自に作成した書面や、書店などで売られている市販品などが活用されています。これらの書式はさまざまで、治療の種類別に、受けたいか、受けたくないかを明記するものから、一括して生命維持治療は行わないでほしいということを宣言する形になっているものまであります。また、リビング・ウィルが本人の明確な意思によって書かれたことを保証するために、公証人制度を利用して公正証書の形で作成するという方法もあります。ただし、すでに述べたようにリビング・ウィルの法制化がなされていないため、これら様々な形で作成されたリビング・ウィルの内容がどこまで尊重されるかは不透明だと言えます。

リビング・ウィルの問題点については少し後でお話することにして、先に進みます。

## 2　自分の代わりに家族に判断してほしい場合

次に、シナリオ2のBさんの例を考えてみましょう（図3-3）。自分が治療方針について判断できなくなった時に備えて、自分に代わって判断してくれる人を指名したいという希望を支えるのが、「医療に関する代理決定権」です。

**◆代理人による意思決定、代理決定**

『生命倫理事典』によると、患者に意思決定する能力がないことが認められた場合、本来は患者と医療従事者の間でなされるべきインフォームド・コンセントを、代理人が患者に代わって実施し、医療行為に関わる意思決定を行うことを指す。[15]

## 2 Bさん：家族に決めてもらいたい

がん患者のBさん（70）は、心身への負担の大きい侵襲的な治療を拒否したいと考えている。
治療に関する自分の希望について、Bさんは夫と話し合ってきた。
病気が進行して自分で判断できなくなり、治療について決定しなければならない場合には、生命維持治療への同意・拒否についても夫に意思決定をしてもらいたいと考えている。

図３－３　シナリオ２
家族に決めてもらいたいと思っているＢさん

### (1)米国の医療に関する持続的委任状

米国では、カリフォルニア州が一九八三年、医療を含む身上福祉に関する代理決定を法制化し、その後、多くの州もこれに倣いました。[16] 米国各州では、「医療に関する持続的委任状」によって法的に代理人を指名することができます。[17]

Bさんもカリフォルニア州の住民だと仮定して、前述のカリフォルニア州医療決定法の、医療に関する代理決定規定を見てみましょう。[7] 医療に関する指示と同様、三つの要件をクリアする必要があります。

まず、Bさんは、州の法定書式に沿って書面を作る必要があります。自分の代わりに判断してもらいたい人、すなわち「代理人」の名前（ここではBさんの夫の名前を書く）、代理人の自宅住所と電話番号、勤務先電話番号を記載します。

委任状の権限が有効となるのは、Bさんが医療の意思決定をしたり、それを伝えたりすることができなくなった場合です。Bさんはいっさいの生命維持治療について夫に判断してもらいたいと考えているので、生命維持治療の提供、あるいは、差し控え・中止に同意する権限を与えるという内容を明記する必要があります。この時、例えば「人工栄養・水分補給を受けるかどうかについては、代理人に判断してもらいたくない」という希望があれば、その点を明記して代理人に与える権限を制限することもできます。

次に、委任状を作成して判断を委ねることや治療に関する希望を、Bさんが代理人になってほしいと思っているBさんの夫や医療従事者にきちんと話して理解してもらうことが大切です。例えばBさんの夫に作成した委任状のコピーを渡しても良いでしょう。

最後に、医療に関する指示と同様、委任状を州のシステムに登録しておくこともできます。

こうした米国の代理権の問題として、代理人の権限濫用に対する歯止めが弱いという点が指摘されています[18]。例えば、代理人が本人の最善の利益とならない行動をとる、本人の医療に関する指示の範囲を越える決定をするといったことが起きうるということです。この背景には、州によっては、代理人が決定できる内容を特に制限していないこと、代理権の法定書式を州法で定めていないこと、代理人も法定後見人もいない場合は家族に代理決定権が認められていること――などの事情があります[19][20]。

### (2) 英国の永続的代理権

次に英国の制度を見てみましょう。英国では、意思能力法において、介護や医療行為への同意といった身上福祉に関する「永続的代理権」が規定されています[21][22]。永続的代理権を行使できるのは、一八歳以上で意思決定能力のある人です。

英国の特徴として、代理権濫用防止のために一定の対策が取られていることがあります。本人が「生命維持治療の提供・拒否に関する権限を代理人に与える」という内容を代理権授与証書に明記しない限り、生命維持治療の提供・

拒否を行う権限は代理人に与えられません。また、裁判所の関与が明確になっている点も特徴的です。保護裁判所は、代理権の有効性の判断をはじめ、代理人が本人の「最善の利益」とならない行為を行った場合に代理人を解任するといった権限も持っています[22]。また、米国の一部州とは異なり、代理人がいない場合、自動的に家族に代理決定権が付与されるということもありません。

Bさんが英国に住んでいるとして、必要な手続きを見てみましょう[23]。代理権の行使には、永続的代理権授与証書という法定書面に記入する必要があります[24]。

まず、自分の名前や生年月日、住所、電子メールアドレスといった情報を記入します。また、指名する代理人、この場合はBさんの夫の基本情報も同様に記入します。代理人になれるのは、一八歳以上で意思決定能力のある人です。法律は具体的に代理人の成り手を規定していませんが、一般的には、夫や妻、婚外のパートナー、子どもや親友などが含まれます。

次に、Bさんは生命維持治療について夫に判断してもらいたいと考えているため、生命維持治療の実施に同意するか拒否するかについて判断する権限を与えるという項目を選んで署名、日付を記入します。署名には証人の立会いが必要です。内容を知らせたい人や、希望や指示を自由に書き込むこともできます。最後に、Bさん、証人、友人や職場の同僚など過去二年間のBさんをよく知っている人、代理人が署名、日付などを記入します。これらの記入は、オンラインで行うこともできます。

書面ができたら、代理権を行使するために、Bさん本人か、あるいは、代理人のどちらかが、作成した書面を登録しなければなりません。登録先である後見庁が書面について質問がある場合の問い合わせ先、登録費用の支払い方法などを指定した後、登録した人、つまり、Bさんかあるいは代理人が署名します[25]。

最後に、記入がすべて終わったら、書面を後見庁に郵送します。官庁への登録が必要という点も、英国の制度の特徴です。代理権が有効になるのは、Bさんが判断能力を失っていて、書面が後見庁に登録されている場合となっています。

### (3)日本の家族同意の慣行

日本では、リビング・ウィルと同様、自分の代わりに治療方針について判断してくれる人を指名する権利についても、まだ法制化されていません。二〇〇〇年施行の成年後見関連法の立法過程で、後見人には医療同意に関する権限が与えられませんでした。(26)(27)

とはいえ、実際のところは、日本の医療現場でも、患者の治療方針を家族に決めてもらうという慣行があります。(26)(28)ただし、家族による同意は慣行であり、法的に明確な根拠があって行われているわけではありません。さらに、患者の思いをくんで治療方針を決める「キーパーソン」に誰がなるべきかについて、家族の間で意見が対立した場合はどうしたら良いのか、医療従事者が悩むこともしばしばあります。

### 事前指示――リビング・ウィルと医療代理権

シナリオ1のリビング・ウィルと2の医療代理権は、一般的に「事前指示（アドバンス・ディレクティブ）」と呼ばれています。

> **◆事前指示**
>
> 『生命倫理百科事典』によると、事前指示とは、「人々が意思決定能力を失った場合の治療に関する選好を表明する口頭または書面の意思表示」であり、内容的指示と代理人指示の二種類がある。内容的指示はリビング・ウィルと呼ばれ、代理人（代諾者）指示は医療に関する永続的委任状を指している。(29)

このような事前指示に関連する法律は、欧米諸国をはじめ、アジアの一部の国・地域で作られています。(30)いち早く法制化した米国では、二〇〇〇年までに、すべての州でリビング・ウィルか医療代理権、もしくは双方に法的効力を与える法律が作られました[6][31][32][33]。二〇一三年の調査では、米国人のおよそ三人に一人が終末期医療の希望を示した書面を持っていました[34]。

一方、日本では、このような書面を持っている人は少なく、厚生労働省の二〇一三年の意識調査では、三三人に一人程度にとどまっています[35][36]。ただ、より最近行われた別の調査では、書面の所有率がもう少し多いことを示唆するデータも公表されています。日本を含む四カ国の一八歳以上の成人（日本人は一〇〇〇人）を対象にしたカイザー家族財団とエコノミスト誌の最近の調査（二〇一六年）では、治療に関する終末期の希望を書面にして持っている、という日本人は六％（一六人に一人）であり、さらに年齢層で分けて見ると、一八〜二九歳では一％（一〇〇人に一人）でしたが、六五歳以上では一二％（八人に一人）でした[37]。

## リビング・ウィルや医療代理権の限界

自分が受けたい医療や受けたくない医療をはっきりと示しておく。そして、自分が判断できなくなった場合には、自分の代わりに判断してくれる医療代理人を指名して、その人の判断を通して自分の希望を実現する。このように、患者の自己決定を尊重するために考えられた事前指示ですが、さまざまな研究の結果、いくつかの課題も指摘されています。

第一に、リビング・ウィルを持っていたり代理人を指名していたりしても、患者とその家族、医療従事者の間で治療に関する話し合いが十分に持たれないまま、治療方法を選択しなければならない状況になることがあります。そうすると、医療従事者はもとより、代理人に指名された人や家族らの精神的負担の重さが問題となります[38]。

第二に、患者が自分の病状を正確に把握して自分の最期の状況を想像した上で意思を表明することは容易ではありません。また、実際の状況は想定とは異なる可能性があります。リビング・ウィルは、基本的に比較的元気で判断能力のあるときに作っておくものです。そのため、リビング・ウィルには、病状に対応する医療行為をあらかじめ具体的に指示することが難しいという欠点があります。[6] 病気の種類や個人によっても病状やその過程、余命は異なります。あらゆる病気や事態を自分で想像して考えたうえで、具体的に指示するということは、一般的には困難でしょう。また、例えば認知症の場合のように、判断能力がなくなり、病気が進行した時、患者の利益や関心が根本的に変化する可能性も指摘されています。[39]

第三に、書面を作成する前に、判断能力を失っている場合が多いことがあります。つまり、病院や施設に入院・入居してリビング・ウィル等が必要となった時には、すでに治療について判断する能力を失っている人が少なくないのです。

これらの課題にどう対応するかが、患者の意思決定を支えるためのカギとなるのです。

## 3　アドバンス・ケア・プランニングを経て決めたい場合

そこで、シナリオ3を見てみましょう（図3-4）。第2節でお話したように、リビング・ウィルや医療代理権といった事前指示にはいくつかの課題が指摘されています。特に重要なのは、「患者と家族、医療従事者間で話し合いが持たれず、情報や考え方の共有が行われていない」という問題です。そこで、一九九〇年頃から、欧米やオーストラリアを中心に、患者が、医療従事者、家族、その他の重要な他者と話し合って将来のケアについて決定するプロセスである「アドバンス・ケア・プランニング」（以下、ACP）という手法が用いられるようになってきました。[40][41][42][43]

◆ＡＣＰ

『生命倫理百科事典』によると、ＡＣＰ（事前ケア計画）とは、将来、意思決定する能力を失った場合の意思決定に備えた、患者によるあらゆる計画を指す[29]。

話し合う内容は、将来受けたいあるいは受けたくない医療・ケア、希望する看取りの場所、自分の代わりに医療やケアの決定をしてもらいたい人（医療代理人）の指名、患者の価値観や思想信条、宗教などに基づく希望などさまざまです。

図３－５は、事前指示とＡＣＰの関係を示した図です。ＡＣＰは事前指示を含むプロセスであり、書面を作るということに終始せず、患者、家族、医療従事者などの話し合いを重視して、患者の希望に沿った医療やケアを提供する

## 3 Cさん：アドバンス･ケア･プランニング(ACP)を経て決めたい

Cさん（80歳）は、自分が病気で末期状態となったら、人工的に栄養を補給したり、人工呼吸器をつけたりしたくないと考えた。
そこで、これまで通院していた病院の主治医、看護師らに自らの希望について聞いてもらいたいと思っている。
さらに、主治医や看護師らと話し合った内容を、家族にも伝え、理解してほしいと考えている。

図３－４　シナリオ３
ACP を経て決めたいと思っているＣさん

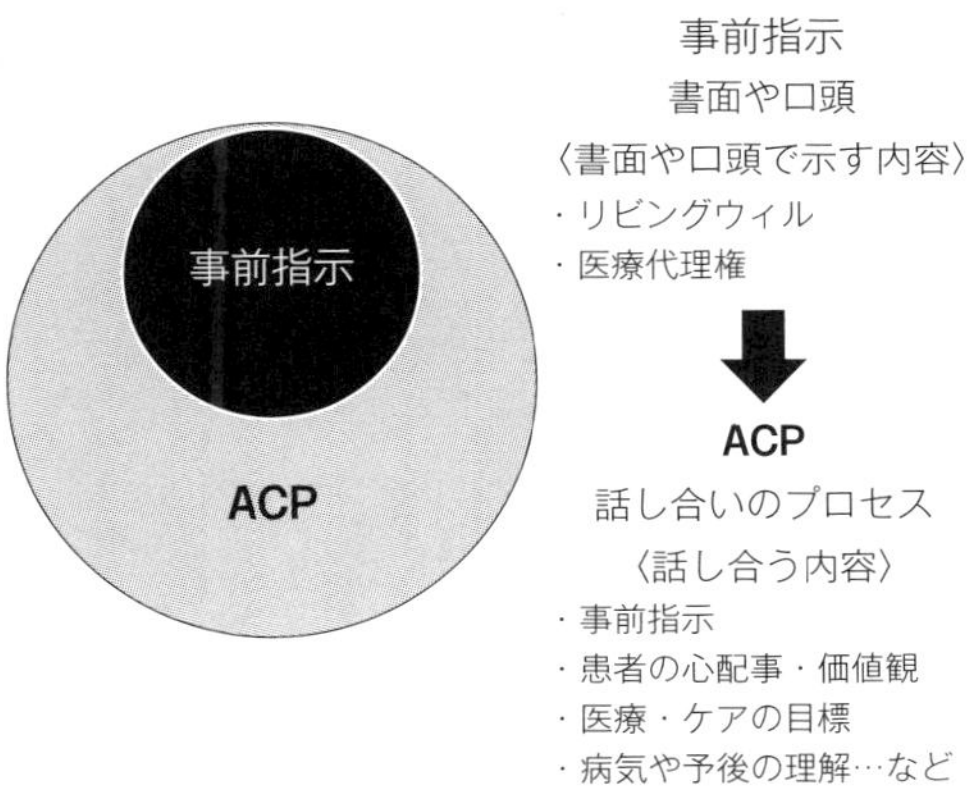


図３－５　事前指示と ACP の関係[44][45][46]

ことを目指しています[47]。

英米では、必ずしもACPが法律で規定されているわけではありませんが、以下で見るように、国家戦略や公的医療保険制度に組み込まれるなど、州や国全体でACPの枠組が明確化されています。

### (1) 英国の「望ましいケアの優先事項」

英国では、ACPそのものは、意思能力法で規定されていません。ACPは将来の医療・ケアについて、患者当人と医療従事者、患者が望めば家族や友人も含めて話し合う任意のプロセスです。ただし、ACPは、意思能力法で規定されている「治療拒否権」や「医療代理権」を含んでいると考えられます。また、ACPが含んでいる患者の希望や価値観は、意思能力法で患者の最善の利益を判断する際に考慮されるべきと定められています[48]。

ACPのツールとしてよく知られているのが、「望ましいケアの優先事項(PPC)」です[49]。「PPC」はもともと「望ましいケアの場所[50]」と呼ばれ、主に在宅がん患者を対象に、終末期にどこで治療やケアを受けたいかという点に焦点をあてたツールとして開発されました[51][52]。二〇〇七年にはNHSの終末期医療プログラムに組み込まれ[53]、二〇〇八年策定の終末期医療に関する国家戦略でも推奨されています[54]。

Cさんが英国に住んでいると仮定します。Cさんの場合、医療従事者、家族としっかりと話し合いたいという希望がはっきりしています。まず、Cさんは、主治医や看護師、ソーシャルワーカーらに話し合いたいという希望を伝えます。希望を聞いた医療従事者は、Cさんの現在の病状、治療による効果といった患者に関する情報をCさんに適切に伝えてくれます。そうすると、スムーズに話し合いを始めることができます。

次に、PPCの書面に記入する必要があります[55]。これは、NHSのホームページでも入手できますし、医療従事者に聞いてみると良いでしょう。

書面では、最初に医療代理人に関することを記入するようになっています。Cさんはまだ決めていませんので、代理人の名前は空欄にします。ただCさんは、家族に自分の医療やケアについて医療従事者と相談してほしいと考えているので、家族の名前と連絡先を書くこともできます。

それから、将来の医療・ケアの希望を記入します。自分の健康状態、将来の医療・ケアについてどのような希望があるか、どこで医療・ケアを受けたいか、を記入して、署名と日付を入れます。医療やケアの希望に、特定の治療の拒否が含まれる場合は、医師に相談します。PPC自体には法的拘束力がありませんから、前に述べた意思能力法に従って治療拒否の意思表示をしておく必要があるからです。

Cさんは、疑問に思うことや心配事を書くこともできます。Cさんの治療にかかわっている人たちの名前や連絡先を記入する欄もあるので、関係者が情報を共有できます。

記入した書面の情報は、家族や医療従事者らと共有することが望ましいでしょう。そして、わかりやすいところに自分で保存しておくことが重要です。

### ⑵米国の多様なACP

英国と同様に米国でも、ACPは、生命維持治療の選択を書面にしたり、医療代理人を指名したりするのにとどまらない、包括的なものとされ、患者の価値観やQOLの目標を明らかにするために、患者と家族、医療従事者の間で、コミュニケーションを継続し、意思決定の過程を共有することを意味しています(56)。

米国では、さまざまなACPのプログラムが使われています。中でもよく知られているのが、「選択の尊重」、「五つの願い」、「終末期医療に関する医師の指示（ポルスト）」といったツールです(57)(58)。これらは、必ずしも州法で規定されているわけではありませんが、一般的に広く用いられています。Cさんが米国に住んでいるとしたら、このようなツールを使って話し合いをしたいという希望を医療従事者に伝えることができます。

二〇一六年一月、このような取り組みを後押しする全米的な制度が始まりました。医療従事者が、高齢者や障害者向けの公的保険「メディケア」に加入している患者と、ACPについて話し合った場合、診療報酬が支払われるようになったのです[59]。実はこの制度、二〇〇九年にも提案されたことがあります。しかし、共和党議員らが、医療を制限することによってコスト削減を追求する「デス・パネル（死の審査会）」を生むことになるとして批判するなど、ACPへの診療報酬の支払いをめぐって大論争となりました[60][61][62]。その後、米国医師会などの支持を得たこともあり、医師と事前に話し合うことによって患者の希望にマッチしたケアを受けられる、患者や家族のストレスを軽減するといった利点が一般の人々にも徐々に理解されていったといいます[62][63][64]。

日本でも、米国と同じような制度が作られたことがあります。二〇〇八年度の診療報酬改定で、七五歳以上の高齢者やその家族と終末期の診療方針について話し合った場合に「終末期相談支援料」を支払うことが決まりました[65]。しかし、「医療費抑制が目的ではないか」「患者や家族に選択を迫ることにつながる」といった批判を受けて凍結され、二〇一〇年度の診療報酬改定で廃止が決定しました[66][67]。

米国の制度についても、治療やケアの制限につながる、不正請求の温床になる、メディケアに重い負担がかかる、といった批判も依然として指摘されています[62]。こうした批判にどのように対応していくのか、制度の運用を見守る必要があります。

### (3)日本でも進む取り組み

ACPは欧米を中心に発達したこともあり、日本では英米のように、国家戦略にACP促進を明記したり、ACPを公的医療保険制度の対象としたりするといった全国的な取り組みはまだなされていません。

ただ、日本でも近年、地域ぐるみで、あるいは、各医療機関などがACPの取り組みを行っています[68]。これは、先の「終末期相談支援料」とは異なり、年齢制限や医療保険への組み込みなどは講じられていません。Cさんが日本に住んでいるとすれば、現在通っている病院の主治医や看護師に、「もしもの時に備えて、終末期の医療について相談したい」と話すと良いでしょう。病院がＡＣＰの取り組みを行っていれば、書面などがあるかもしれません。

記事３‐１を見てみましょう。この記事で取り上げられている、国立長寿医療研究センター（愛知県大府市）は、二〇一一年一〇月、終末期の患者とその家族を支援するチームを作りました。このチームを中心に、医学的な判断や家族の意向を考慮したうえで、「その人にとって最善の医療とケア」とは何かを考えるプロセスによって、患者の意思決定を支援しています。[69]

また、同じくこの記事で取り上げられた、広島県医師会、広島大学、広島県、広島市で構成される広島県地域保健対策協議会は、二〇一四年、将来、自分で判断できなくなった場合に備えて、終末期の医療について家族や医療従事者と話し合うためのツールとして、「私の心づもり」という書面を作成しました。[70] 生活の中で大切にしたいことや人生の目標などについて、あてはまる項目を選択したうえで、健康状態や病気への理解、治療に関する希望、療養場所の希望、延命治療の希望、自分の代わりに判断してくれる人を明記します。この取り組みの特徴は、書面の作成をきっかけに、家族や医療従事者らと十分に話し合うことが強調されている点です。

このような先駆的な取り組みが行われる中、国は二〇一四年度、五四〇〇万円を予算計上し、全国一〇カ所の医療機関で、患者からの終末期医療の相談に乗る医療・ケアチーム（医師、看護師、医療ソーシャルワーカーなど）の配置、倫理委員会の設置などを行うモデル事業を始めました。[71][72] 二〇一五年度も五カ所でモデル事業を行い、[73] 二〇一六年度には六一〇〇万円を計上して、この取り組みを全国の医療機関に促すことにしました。[74]

## ＡＣＰ活用の利点

日本でも取り組みが進められているＡＣＰ。どのような良い点があるのでしょうか。第一に、患者とその家族の間で十分に意思疎通が図られていれば、家族が患者の価値観や心配事を十分に認識できるようになり、またそのことが、将来の治療方針を患者・家族と話し合う「アドバンス・ケア・プランニング（ACP）」と呼ばれる取り組みが医療現場で始まっている。意思決定が難しくなる場合に備えて自分の希望を考えてもらう取り組みで、結論だけでなく話し合いの過程を重視するのが特徴だ。緩和ケアの一環として取り入れる医療機関もある。

# 終末期の治療、事前に話す

## 患者・家族が意思共有　取り組み広がる

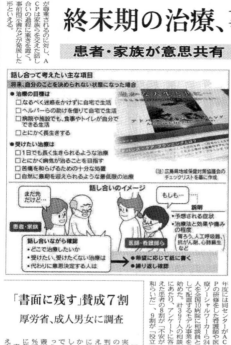

ACPが想定するのは高齢者や末期がんの患者ら。症状が安定している段階で、先々の治療を話し合う。手術や胃ろう、抗がん剤など考えられる処置や効果、痛みの程度などを分かりやすく説明し、受けたい治療や治療の場所、自分の代わりに判断にかかわる人を考えてもらう。

### 進行に応じ何度も

ACPの仕組みに詳しい会田薫子・東京大特任准教授によると、米国では1990年代に始まり、英国、オーストラリアなどで導入されている。患者の意思を尊重する制度としては、延命治療についての希望を書面で示す「事前指示書」や「リビングウィル」があった。これらは書面そのものが尊重されるのに対し、ACPは家族らを交えた話し合いの過程に重きを置く。事前指示書などが発展した形といえる。

病気の進行に応じて何度も話し合うため、過去の書面がその後の意向も分からないまま残ったり、家族が存在を知らずに別の治療を主張したりするといった問題も回避できる。延命治療をめぐる家族間の意見を話し合う場にもなる。

具体的には以下のようなイメージだ。

肺炎で入院した80代男性。過去に脳梗塞を発症し、主治医はこの先も肺炎や脳梗塞になるリスクが高いと判断。看護師が話し合いの場を設けた。「最後はどこで過ごしたいですか」「どんな治療を受けたいですか」。看護師の質問に男性が「自宅」や「痛みや苦しみはできるだけ軽く」と希望を伝える。その隣では妻が静かにうなずく。結果は書面にすることもあるが、すべてを残す必要はない。

### 話し合って考えたい主な項目

**将来、自分のことを決められない状態になった場合**

● 治療の目標は

- □なるべく迷惑をかけずに自宅で生活
- □ヘルパーらの助けを借りて自宅で生活
- □病院や施設でも、食事やトイレが自分でできる生活
- □とにかく長生きする

●受けたい治療は

- □1日でも長く生きられるような治療
- □とにかく病気が治ることを目指す
- □苦痛を和らげるための十分な処置
- □自然に最期を迎えられるような最低限の治療

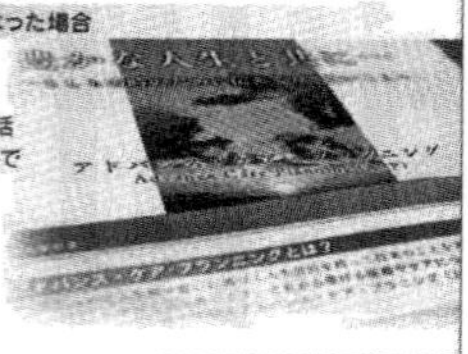

（注）広島県地域保健対策協議会のチェックリストを基に作成

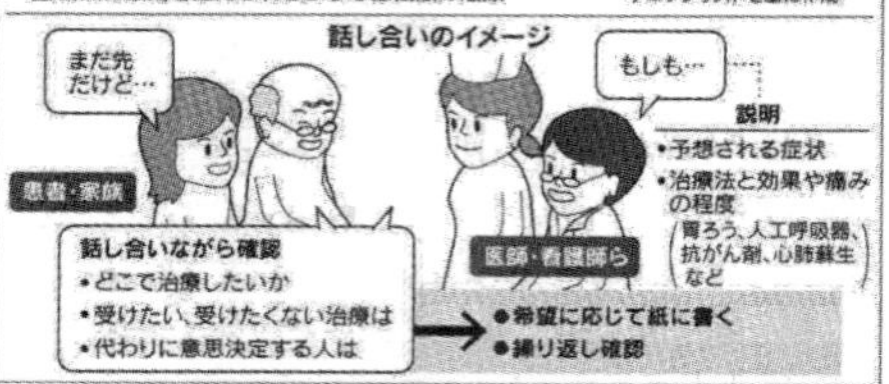
話し合いのイメージ
まだ先だけど…
患者・家族
もしも…
説明
•予想される症状
•治療法と効果や痛みの程度
（胃ろう、人工呼吸器、抗がん剤、心肺蘇生など）
医師・看護師ら
話し合いながら確認
•どこで治療したいか
•受けたい、受けたくない治療は
•代わりに意思決定する人は
●希望に応じて紙に書く
●繰り返し確認

## 痛みや不安、軽減に期待

国立長寿医療研究センター（愛知県大府市）は2011年に本格的に導入した。これまで対象になったのはがんや脳梗塞など150人超の患者。緩和ケアを担当する医師や看護師が、1時間ほどの話し合いを1人当たり平均2～3回実施する。事前に「延命治療は受けたくない」としていた患者が説明を聞いて希望を変えた事例もあった。

同センターの西川満則医師は「話し合いを重ねて患者の願いに沿った治療をすれば痛みの軽減にもつながり、家族の不安も減らせる」と話す。

### モデル事業に着手

国も効果に注目する。14年度には同センターがACPの研修をした看護師や医療ソーシャルワーカーら24人を全国10病院に相談員として配置するモデル事業を始めた。計397人の相談にあたり、アンケートに答えた患者の8割が「不安が和らいだ」、9割が「役立った」と肯定的だった。

地域レベルでは、広島県や地元医師会などでつくる広島県地域保健対策協議会が普及をはかる。

14年度には県内2地域で啓発に力を入れた。将来受けたい治療などを尋ねるチェックリストも作成した。高齢者の会合などでリストを配布して自分の希望を考えてもらい、かかりつけ医と話すよう呼びかけた。

なんぶ内科医院（同県東広島市）は70～90代の約10人とリストに沿って将来の治療方針を話し合った。結果はカルテと一緒に保管している。別の病院に入院する際にも引き継ぎ、本人の希望を伝える手段となった。楠部滋院長は「意向を改めて確認するきっかけになった」と評価する。

普及には課題もある。患者の希望確認は、延命治療の中止を促す制度などと誤解されることがある。国立長寿医療研究センターの三浦久幸・在宅連携医療部長は「医師、患者ともに趣旨を正しく理解しなければ浸透しない」と話す。

広島県の事例では、医療機関によって取り組みに温度差があった。「医師は治療で忙しく、話を聞く時間は限られている。切り出しにくい患者もいる」（楠部院長）。広島県緩和ケア支援センターの本家好文センター長は「介護保険の申請の機会に医師と話し合うなど道すじを作る必要がある」と指摘する。

（小川知世、山崎純）

## 「書面に残す」賛成7割

### 厚労省、成人男女に調査

厚生労働省が2013年に実施した意識調査（20歳以上の男女約2100人）では、判断ができなくなる場合に備え治療方針を書面に残すことに賛成した割合は約7割。しかし実際に「家族と詳しく話し合っている」のは2・8%で、55・9%は「全く話し合ったことがない」と答えた。書面を作っていたのも3・2%で、必要と考えつつも行動に移す人は少ないようだ。

書面の性格についてのとらえ方も異なる。「書面に従って治療してほしい」は25・6%で、「書面を尊重しつつ家族や医師の判断も取り入れてほしい」割合は65・3%。健康な段階では、はっきり意思を決めかねている様子もうかがえる。

東京大の清水哲郎特任教授は「大事なことは、ACPを通じて人生の最終段階をどう過ごすかを考えること。根付かせるには、真の目的を理解したうえで地域や医療現場で地道に広げる必要がある」としている。

記事3－1　2015年9月13日付日本経済新聞朝刊

実際に患者が亡くなった際に家族自身を支えることになるという点があります[75]。第二に、患者が、医療従事者とよく話し合い病気について理解することによって、どうやって病気とともに生きるかを認識できるという点もあります[76]。

また、いくつかの調査データからも、ACPを行うことによる効果を把握することができます。例えば、二〇〇七～二〇〇八年に行われたオーストラリアの調査では、ACPを通常のケアに取り入れた集団では、終末期の希望が尊重された割合が九割近くに達したのに対し、取り入れなかった集団では三割程度にとどまりました[77]。

さらに、医療に関する希望を示した書面の所有率が向上したというデータも報告されています。例えば、本節の「⑵米国の多様なACP」のところで述べた「選択の尊重」を実践してきた米国ウィスコンシン州ラクロスの調査では、二〇〇七～二〇〇八年に死亡した人のうち、医療に関する希望を示した書面を持っていた人の割合が九割を占めました[78]。このうち、ほぼすべての人の希望がカルテにも記録されていたのです。

## ACPの課題

このように、ACPには、患者とその家族、医療従事者らが話し合い患者の希望や思いを共有することで、患者の希望が尊重されやすいという良い点があります。一方で、いくつか気になる点も指摘されています。ここでは、主に次の三点について述べます[79]。

第一に、話し合いを始めることに、医療従事者がためらいを感じているという点があります[80]。その背景には、患者とACPや終末期の医療・ケアについて話し合いを始めるタイミングが早過ぎるのではないか[75]、話し合いを始めることが患者から希望を奪うことになるのではないか[81]、といった懸念があるようです。

一点目と関連して、第二に、ACPの話し合いを始めるのが遅れてしまうという問題があります[82]。これは、話し合いを始める際に、医療従事者の誰に責任があるのかが明確になっていないことも関係しています。特に、認知症ケアにおいては、判断する能力があるうちに計画を立てるということが重要になります。それなのに、患者に判断能力があるうちに話し合いが始められない事態が起きうるのです。

第三に、事前指示の問題と同じように、あらゆる状況を予測したうえで、終末期の医療やケアの計画を立てることが難しいということがあります(83)。病気の進行具合に伴う、将来のさまざまな症状や苦痛を患者が明確に理解することが難しいためです。また、余命など患者が計画を立てるのに必要な正確な情報が不十分である可能性があります。ある研究では、主治医の判断では余命一年以内と考えられているがん患者の七割近くが、自分にはまだ二年以上の余命があると考えていました(84)。

## 4　事前の意思表示も身寄りもない場合

最後に、シナリオ4について考えてみたいと思います(図3－6)。身寄りのない認知症患者の事例です。

### 認知症で身寄りがいなかったら、誰が治療方針を決める？

本人が意思表示できず、身寄りもいない場合、胃ろう造設、手術、輸血といった治療に関する本人の意向を確かめることが難しくなります。このような問題が医療現場では深刻になっています(86)(87)(88)。

日本では、二〇一〇年時点で一人暮らしをしている六五歳以上の人は男性で一〇人に一人、女性で五人に一人で、増加傾向にあります(89)。一人暮らしの高齢者が増える中で懸念される高齢者の「社会的孤立」のリスクは、日本国内にとどまらず、各国で課題となっています。ある研究では、「重要なことを相談できる人が誰もいない」という米国人は、一九八五年には一〇人に一人でしたが、二〇〇四年には四人に一人に増えたというデータが明らかにされています(90)。英国でも、二〇一一年のデータで、六五歳～七四歳人口の四人に一人、七五歳～八四歳人口の二・五人に一人が一人暮らしでした(91)(92)。

ライフスタイルや家族形態の多様化なども背景にあるため、単身者がすべて社会的に孤立しているわけではありません。しかし、高齢になって社会的に孤立するリスクがある人が増えている、ということは言えそうです。さらに、先進諸国では認知症患者の増加が大きな社会問題となっており、各国が対応を模索しているのが現状です。ここでは、考えられる対策の一つとして、英国の画期的な取り組みを紹介したいと思います。

### 英国の独立意思能力代弁人制度

「独立（第三者）意思能力代弁人」（IMCA）。英国で二〇〇五年意思能力法に規定された制度です。[93] 独立意思能力代弁人制度は、認知症などによって自分で判断することができず、本人の価値観や要望などを知っていたり、本人の考えを代弁したりする家族や親しい人が誰もいない場合で、かつ、次に述べるような問題に直面している人、つまり、シナリオ4のDさんのような人を支援し、代弁する制度です。[94][95][96]

1. 重大な医療行為を受けるか、受けないか、あるいは中止するか
2. 長期に入院する、または、介護施設に入所する
3. 別の病院や施設に移る
4. 介護計画の見直し

患者の「代弁人」を引き受けるのは、地方行政局などが承認した慈善団体やその職員です。[97] 二〇一四年一〇月現在、高齢者の虐待問題や権利擁護などに取り組むおよそ五〇の慈善団体が承認されています。[98] これらの団体

**4** Dさん：事前の意思表示、身寄りがない

Dさん（76歳）は、病院におよそ1年入院している。認知症の終末期で、あまり意思疎通できず、自分の医療について十分に理解することができない。

Dさんには、息子が一人いるが、入院後は連絡が途絶えている。

主治医は、Dさんの病状が進行して心肺停止した際、蘇生しないという指示を、カルテに明記するかどうか悩んでいる。

図３－６　シナリオ４：事前の意思表示がなく、家族が疎遠で判断能力のないＤさん[85]

のリストはウェブサイト上で見ることができます。

ここでは特に、終末期医療に関連がある、1の重大な医療行為の決定（傍線部分）に着目します。重大な医療行為とは、外科手術や化学療法、開胸手術をするといった危険を伴う外科手術、人工栄養・水分補給の差し控え・中止などを指します。これらの処置によって、結果的に重い副作用や合併症がもたらされたり、生命に危険が及んだりすることがありえます。NHS病院は、病院内で主治医らがこのような重大な医療行為を行うか、あるいは差し控え・中止することを検討する時、独立意思能力代弁人に支援を依頼する必要があります。

### 意思決定支援の流れ

病院などから依頼を受けた代弁人は、実際にどのように支援するのでしょうか。Dさんが英国に住んでいると仮定して説明します。(94)(99)

まず、Dさんが入院している病院は、地域の代弁人に連絡をして、医師が心肺蘇生を行わない旨をカルテに記載して良いかどうかについて、Dさんの意思決定を支援し代弁するよう、依頼します。

次に、病院から依頼を受けた代弁人は、その病院に依頼を行う権限があるのかどうかを必ず確認します。それから、可能な限り、Dさん本人と二人だけで面談します。そして、Dさんの医療記録、福祉サービスに関する記録などを調べます。また、Dさんの介護や治療を行う医療福祉従事者に意見を求めます。Dさんの希望、感情、信念、価値観を知る人たちからも話を聴きます。

そして、これらの過程で得られた情報を統合して、Dさんに判断能力があったら、どのような希望、感情、信念、価値観を持ったかという点を検討します。他に選択肢があるかどうか、セカンドオピニオンを得る必要があるかどうかについても考慮することになります。そして、依頼を受けた病院に検討結果を報告書として提出します。

最後に、この報告書を踏まえて、依頼した病院の医師、つまり、Dさんの主治医らが治療方針を決めることになります(100)。ここで重要なのは、代弁人は意思決定支援が必要な人を支援し代弁しますが、意思決定するのはあくまで主治医らであり、代弁人が本人に代わって意思決定することはない(101)、という点です。

### 増える「代弁」依頼

Dさんの例で見たような重大な医療行為の決定に関する依頼は年々増えています（図3-7）。重大な医療行為のうち、Dさんの例にあるように、心肺蘇生を拒否する指示に関する決定について代弁人の支援を受けた件数は、制度開始時から六年でおよそ四倍に増えました。人工栄養・水分補給の決定についても同様に増えています。

これまで見てきたように、独立意思能力代弁人による支援件数は年々増えているものの、制度の運用はまだ始まったばかりです。代弁人による支援の質をどう担保するか、どのように効率的に支援を行うか、今後も検討する必要があると思います(104)。

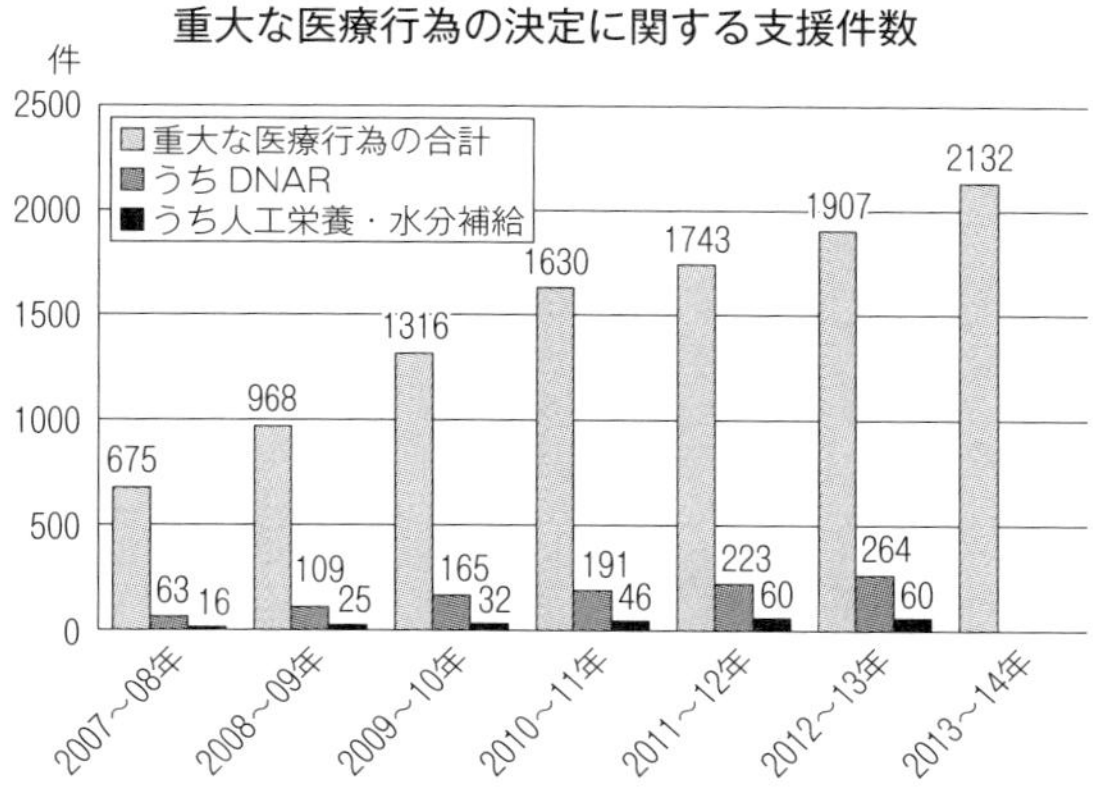


図3-7　独立意思能力代弁人による重大な医療行為の決定に関する支援件数の年次推移(102)

＊DNAR：患者本人または患者の利益にかかわる代理者の意思決定をうけて心肺蘇生法を行わないこと(103)

## 5　日本でどのような議論が必要か

ここまでの話をまとめると、大切なのは、(1)人生の終末期に自分が受けたい医療、受けたくない医療についてあらかじめ意思表示しておくこと、(2)この意思表示をめぐって家族や医療従事者とよく話し合うこと——です。つまり、最期の医療について、自分のこととして考え、他者に伝えることです。

このような意思決定を支援する方法として、本章では、リビング・ウィルや医療代理権、これら事前指示の課題を克服しようと開発されたＡＣＰ、そして、事前指示や身寄りのない人の意思決定を支援する英国の独立意思能力代弁人という制度があることをお話しました。

これらを踏まえて、最後に、日本ではどのような取り組みが必要かを考えてみましょう。

## 制度・政策のあり方

日本では、欧米を中心にアジアの一部地域で法制化されているリビング・ウィルや医療代理権、そして、英国の独立意思能力代弁人のいずれの制度も法律に規定されていません。

このうち、リビング・ウィルについては、超党派の国会議員連盟が提案している法案に含まれています[105]（詳細は第一〇章で述べます）。この法案はまだ国会で審議されたことがありませんが、今後何らかの具体的な議論が展開される可能性はあると考えます。また、ＡＣＰの取り組みも広がりを見せています。法律を作るかどうかの議論と並行して、医療機関の取り組みをさらに積み重ね、全国に広げていくことが必要です。このような取り組みを後押しするためには、すでに策定されている認知症施策推進総合戦略やがん対策推進基本計画のような、終末期医療に関する国家戦略などで、リビング・ウィルやＡＣＰの考え方を明確にすることが考えられます。

他方、医療代理権については、かつて成年後見制度の導入時に話題に上がりましたが、上記の議員連盟提案の法案には規定されていません。また、独立意思能力代弁人に至っては、ほとんど議論されていないというのが現状です。

つまり、現状の日本では、シナリオのＡさん、Ｂさん、Ｃさんの意向が尊重されるかどうかは地域や医療機関、医療従事者によって異なるということであり、また、Ｄさんの治療方針の決定を支援したり代弁したりしてくれる代弁人が制度として確立されていないということです。

第２節でお話したように、リビング・ウィルや医療代理権といった事前指示は、比較的元気で判断能力のある時に示される意思です。例えば認知症の場合のように病気が進行して判断能力がなくなった時、以前の意思は本当に今の本人の意思なのか、という大きな課題があることも事実です。ただ、こうした問題があるからただちに事前の意思決定はすべて無効であるということにはならないと思います。同時に、認知症だから判断能力がないと安易に決めつけるのも避けるべきだと思います。どのような支援や制度があれば、できるだけ本人の意思を反映した意思決定となるのか、丁寧に検討する必要があると思います。終末期医療における治療方針の決定等の臨床倫理問題への対応方法を助言する臨床倫理コンサルテーションを多くの医療機関に広げることも一つの案です。また、自分で判断することのできない患者がおかれたさまざまな状況に対応した意思決定支援を行うにはどうしたら良いのか、といった点について、治療拒否権や身上福祉に関する永続的代理権を定めた英国の意思能力法など諸外国の法制度も参考にしつつ、国は具体的な制度・政策を検討する必要があるのではないでしょうか。

また、終末期医療の議論の際に、医療費の問題が指摘されることがあります。第3節でお話したように、国が以前、診療報酬に終末期相談支援料を新たに設け、「医療費抑制が目的ではないか」などと批判を受けて撤回したことがありました。撤回された終末期相談支援料の内容に含まれていた、終末期の治療や療養場所に関する自分の希望を明示するということは、医療費を減らすことを目的に行うわけではありません。あくまでも、納得のできる医療を医療従事者や家族の助言を受けながら考え共有するということです。確かにその結果として、今まで医療機関で受けていた生命維持治療を受けないことで、該当する生命維持治療の費用は減るかもしれません。一方で、できるだけの医療を希望する場合もあるでしょうし、自宅で最期を過ごすために必要な費用や医療資源が新たに必要となることもあるでしょう。

もちろん、日本の国民皆保険の持続可能性を考えた場合、医療費の問題は重要です。しかし、医療費の問題は、終末期医療だけに焦点を当てるのではなく、医療全体を見渡すことが大切です。国は医療費の問題にも目をそむけず、十分に検討する必要があると思います。しかし、医療費の問題とは別個に、良い終末期医療のあり方を国の政策として議論する必要があるということを強調したいと思います。

## 私たちにできること

このような政策や制度について検討するのと同時に、私たち一般市民にできることもあります。ここでは、第三章でお話した内容のうち、特に医療に特化して詳しくお話したいと思います。

第3節でお話したように、日本でも、終末期医療に関する患者の希望について話し合う取り組みが、各医療機関や地域で進められています。これ以外にも、例えば、認知症高齢者の医療の選択を支援するプロジェクトでは、医療従事者、介護支援専門員（ケアマネジャー）などの在宅支援者、認知症高齢者本人とその家族、それぞれを対象にした意思決定を支援するガイドブックを作成し、普及に努めています。[106] また、日本におけるＡＣＰのあり方を検討する研究会が、日本版ＡＣＰの検討や普及啓発に取り組んでいます。[107]

これらの取り組みから見えるのは、まずは、私たちが正しく理解し自分で考え、これまでの人生で培われた価値観、人生観などにさまざまに思いを馳せることです。人生の目標は何か、大切にしているものや場所・気持ちは何か、私たち一人ひとりが自分の中で考えてみることが大切です。そのうえで、自分の考えたことを家族や親しい友人などに伝えることもポイントです。きっかけが何もないと話しにくいかもしれません。新聞や雑誌、テレビや映画、ソーシャル・ネットワーキング・サービス（ＳＮＳ）などで、関連するテーマを見かけた時に話をするということでも良いと思います。例えば、一〇月のホスピス緩和ケア週間などに話してみるのも一つの手かもしれません。[108]

もう一つは、医療従事者と話し合うことです。もしかしたら、自分の勘違いや思い込みで何かを決めているかもしれません。現在、病気を患っている方は、その病気の進行具合、今受けている治療の内容はもちろん、治療の目標や効果、心身の苦痛への対応など、心配なことを聞いてみると良いかもしれません。医療従事者から適切な助言を得ることも、自分の考えをまとめたり、家族や親しい友人に伝えたりするためには必要だと思います。ただ、「まだ早い」

とか「話しにくい」といったことがあるかもしれません。カイザー家族財団などの意識調査（調査分析対象の日本人は一〇〇〇人）でも、「今までに医師や他の医療従事者と終末期のあなたのケアに関する希望について話し合ったことがありますか」という質問に対し、「話し合ったことがある」と回答した日本人は七％（六五歳以上では一〇％）でした。[37]こうした障壁をどう克服するかというのはこれからの課題でもあります。

幸いなことに、これまでお話したように、自分で考え、家族や親しい友人らに伝えたり、医療従事者と話し合ったりする際に参考となるツールがいくつかあり、インターネット上などで比較的容易に入手することもできます。これらを活用して、自分だったら人生の最期にどのような医療を受けたいか、あるいは受けたくないか、どこで過ごしたいか、心配なことは何か――こういったことについて考えてみることが大切だと思います。

そして、より良い終末期医療を実現させるために、国や地方自治体、医療機関などに働きかける、ということも必要だと思います。例えば、手紙やメールで自分の経験や考えを伝えたり、直接話したりすることができるでしょう。考えることをスタートに、身近な人たちに、そして、実際に医療を提供する医療機関や政策を講じる行政機関に、伝えることが大切です。

# 第四章　看取りのケア

## 1　どこで死ねるのか──二〇二五年問題と「看取り難民」

新聞やテレビのニュースなどで取り上げられる「二〇二五年問題」。みなさんもどこかで見たり聞いたりしたことはありませんか?

二〇二五年というのは、団塊の世代と呼ばれる一九四七年~一九四九年生まれの世代が七五歳以上の高齢者となる年です。この世代は人口が多いため、医療、介護、福祉サービスの需要が高まり、社会保障費が大幅に増えることが見込まれています。これが二〇二五年問題と呼ばれて大きな問題となっています。(1)

図4-1のグラフを見てみましょう。国立社会保障・人口問題研究所の推計によると、団塊の世代が七五歳に到達する二〇二五年の死亡数は一五〇万人を超えると予想されています。(2) そして、二〇四〇年ごろにはその数は一七〇万人近くに達する見込みです。(3) 現在の死亡数はおよそ一二七万人ですので、今より二〇万人~四〇万人増えることになります。

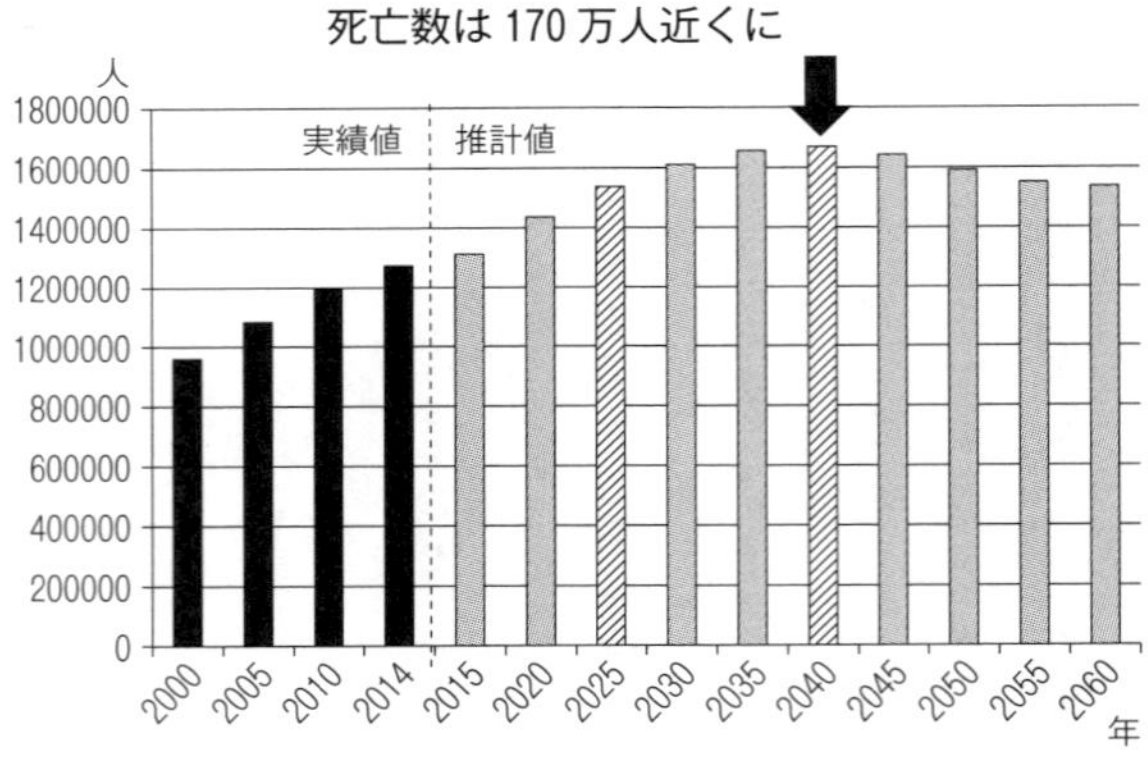


**図4－1　日本の死亡者数の推計**
（2014年までは実績値、2015年からは推計値）[2][3]

死亡数が増えることだけが問題というわけではありません。これからは、どこで最期を迎えるかも大きな問題となります。第一章でお話したように、現在亡くなる人の四人中三人、およそ九六万人は病院で亡くなっています[4][5]。また、介護施設で亡くなっている人は一〇万人弱で、一〇人に一人に満たない割合です。病院も介護施設とも、現状から大幅に施設数、病床、入所定員が増えるということは考えにくいでしょう。さらに、自宅で亡くなるのは一六万人で八人に一人にとどまっています。病院、介護施設、自宅いずれにおいても、一〇万単位で増える死亡数に十分に対応できるかどうかはわかりません。厚生労働省は、二〇一〇年時点で、二〇三〇年までに増加が見込まれる約四〇万人の看取り先の確保が困難としています[6]。

これが、いわゆる「看取り難民」の問題です。

## 2　日本における看取り

ここで、第四章のテーマである「看取り」という言葉について考えてみたいと思います。この言葉自体は法律などで明確に規定されているわけではありません。みなさんは「看取り」や「看取る」と聞いて何を思い浮かべますか？

辞書を引くと、おおむね、看病や看護を通して、死にゆく人が亡くなるまで付き添うことを指していることがわかります（図4－2）。病人の世話や死の床にある人の付き添いといった辞書の説明にもあるように、看取りや看取るという言葉には、看取りの期間に含まれる時間の幅、看取りにかかわる人、看取りが行われる場所について、多様に解釈できることがわかります。時間的に見ても、死にゆく人の死の瞬間に立ち会うことから、その瞬間に向かう数週間から数日まで、さまざまに捉えることができます。そして、実際には、医師や看護師など医療従事者、介護従事者、家族や親族、地域住民などさまざまな人が関わることになります。看取りが行われる場所も、病院、自宅、介護施設など多様な選択肢が考えられます。

## 看取りの歴史概観

実は看取りに関わる人々は、明治時代に大きく変化したと言われています[7]。明治時代に医師による死の判定と死亡診断書が必要となり、戸主は戸籍法に基づいて死亡届を提出することが義務付けられたためです[8]。

それまで看取りの場では、家族や親族、友人が、死にゆく人を囲み静かに見守っていました。家族らと共にいるのは医師ではなく、宗教者や呪術師でした。彼らは祈りを捧げ、死にゆく人や家族らの苦悩を和らげていました[7]。「意識も身体も、徐々に反応しなくなり、最後にあらゆる動きが止まる。さらに、葬送儀礼が進んでいくなかで、故人はもう生き返らない、と確信できるまで遺族は遺体と向き合う。こうした穏やかな時の経過のなかで死が完成し、最後は埋葬に至る[9]」。このように、後に残される家族らが大切な人の死を受け止めるまでの一連の過程が、丁寧に営まれていたのです。

医師が臨終の場に介入するようになったものの、明治以降も、当人の死が近くなると、家族や親族、そして地域社会の近隣組合や信仰仲間である「講[10]」の人たちも加わって、自宅で看取りが行われていました[11]。人々は、臨終に近い状態から死に至るまでの体の変化を確認し、誰をい

◆看取り

病人のそばにいて、世話をすること
看病すること
看護

（広辞苑）（大辞林）（日本国語大辞典）

◆看取る

病人のかたわらにいて、世話をする
看病する
看護する
死の床にある人に最後まで付き添う

（広辞苑）（日本国語大辞典）

図４－２　「看取り」「看取る」の言葉の意味

つ呼んだら良いかを判断して、その後に起きることを予想しながら準備をしていたのです。

戦後の高度経済成長期を迎えた一九六〇年ごろ、病院数が増加し、また病床数の増加に伴い病院規模が拡大することで、病院が医療提供の中心となります[12]。その背景には、医療技術の発達に伴い抗生物質によって感染症が治癒可能になり[13]、新たに生活習慣病への高度な医療が求められるようになったこと[12]、国民皆保険制度の成立によって誰もが医療を受けられるようになったこと、老人医療費無料化によって高齢者を病院に集める施策が取られたことなどがあります[12]。病院の高度な医療への人々の期待もまた、入院医療の増加に結びついたとも言えるでしょう。こうして、核家族化が進み、血縁・地縁関係による地域社会での助け合いが減る時代において、看取りの場は病院に移っていったのです。

## 「終末期」と「看取り」

ところで、本書のテーマでもある終末期あるいは終末期医療と、看取りという言葉は、どのような関係にあるのでしょうか。

終末期医療の「終末期」は、看取りと同様、法律などで明確に定義されているわけではありません。ただ、国や学術団体、専門職団体の提言やガイドラインの中には、終末期の考え方を示しているものもあります[14]。

例えば、日本医師会第X次生命倫理懇談会の「終末期医療に関するガイドライン」(二〇〇八年)では、(1)広義の終末期と、(2)狭義の終末期(臨死状態)を分けて考えています[15]。(1)の広義の終末期とは、最善の医療を尽くしても、病状が進行して悪化することを食い止められずに死期を迎えると判断される時期で、主治医を含む複数の医師や看護師ら複数の医療従事者が判断し、患者もしくは患者の意思を推定できる患者の家族らが理解し納得した時点としています。そして、(2)の狭義の終末期については、臨死の状態で、死期が切迫している時期と定義しています。

一方、諸外国の中には、法律で明確に定義している国もあります。例えば、韓国の法律では、(1)ホスピス・緩和ケアの提供が考慮される「末期[16]」と、⑵死がより切迫して治療の中止が考慮される「終末期（臨終過程[17]）」とを、「ホスピス・緩和医療および終末期患者の延命医療の決定に関する法律」（二〇一八年施行予定）で分けています。[18]これは日本医師会第X次生命倫理懇談会の区別に近いと言えます。

終末期と看取りという二つの言葉の意味を検討すると、看取りと比べて、終末期には「世話をする」という考え方が明確には示されていないことがわかります。これに対して、終末期「医療」には医療従事者による世話（ケア）という意味が含まれていますが、看取りとまったく同じ意味ではないと考えられます。そして、時間の流れで考えると、終末期の過程に、看取りの時期が含まれると言えそうです。日本医師会第X次生命倫理懇談会の⑵の狭義の終末期や韓国の法律の「臨終過程」の定義で示されたように、終末期の中でも、臨死状態で死期が切迫している時期を念頭に置いてケアを提供することが、看取りと考えられます。

そこで本章では、特に、臨死状態・臨終過程にある患者のケアを「看取りのケア」と呼びたいと思います。

## 「ケア」としての看取り

ここで、視点を医療に移して、「看取りのケア（治療等の医療行為も含む）」について考えたいと思います。日本における看取りのケアは、一九七〇年代後半から、ターミナルケアやホスピスケアとして、施設型ホスピスの導入と並行して発達しました。[19]

◆ターミナルケア

『生命倫理事典』によると、がんやエイズに罹患した予後不良の終末期患者に対する疼痛緩和治療や生活の質（QOL）を重視する医療や看護を指し、ホスピスケアとも言われる。ホスピスとは、終末期にある患者に対して、痛みのコントロールを治療の主な目的として、延命よりも心理的・精神的な充足に重点を置くケアを提供する組織体。日本では、一九六〇年代後半にホスピス医療看護開設運動が始まり、一九八一年には聖隷三方原病院（静岡県浜松市）にホスピス病棟が作られた。

現在は、都道府県から認可を受け、健康保険が適用できるホスピスが、緩和ケア病棟と呼ばれている。

**表4－1　日本の看取りのケアに関する動き**

| 年 | 出来事 |
|---|---|
| 1960年代後半 | ホスピス開設運動 |
| 1973年 | 淀川キリスト教病院で終末期患者へのチームアプローチ開始 |
| 1977年 | 日本死の臨床研究会発足 |
| 1981年 | 聖隷三方原病院に日本で最初の院内独立型ホスピス開設 |
| 1984年 | 淀川キリスト教病院に院内病棟型ホスピス開設 |
| 1990年 | 診療報酬に緩和ケア病棟入院料新設 |
| 2006年 | 在宅療養支援診療所制度化 |

表4－1の年表を眺めながら話を進めましょう。一九七三年、淀川キリスト教病院（大阪市）で、医師、看護師、ソーシャルワーカー、牧師らによるチームが作られ、終末期の患者へのチームアプローチを始めました。一九七七年には、全人的立場から患者とその家族に対する支援についての研究を進めようと、日本死の臨床研究会が発足します[21][22]。その四年後の一九八一年には、日本で最初の施設型ホスピスとして、聖隷三方原病院に院内独立型のホスピスが作られました。一九八四年には、前述の淀川キリスト教病院に院内病棟型のホスピスが開設されました[23]。

国の制度としては、一九九〇年、診療報酬に緩和ケア病棟入院料が新設され、ホスピスケアが公的医療制度に位置付けられました[24]。その後、在宅医療を推進する国の政策の一つとして、二〇〇六年度の診療報酬改定で「在宅療養支援診療所」が制度化されました[25]。このとき、在宅におけるターミナルケアに関する要件が見直され、在宅療養支援診療所がターミナルケアにかかわった場合の診療報酬が引き上げられました。二〇一六年一一月一五日現在、日本では、緩和ケア病棟入院料を届け出して受理された施設は三七八施設あります[26]。

このような歴史を経て、日本の看取りのケアは発展してきました。そこから得られた叡智は、医療機関などで構成された民間団体によるホスピス・緩和ケアプログラムの基準づくり[27]や、看取りに言及したホスピス・緩和ケアのマニュアル、看取りの時期のケア方法を示したガイドの出版に結実しています[19]。しかし、エビデンスに裏打ちされた、総合的で具体的な臨死期のケア指針はまだない、という指摘もなされています[19]。

## 3　英国の看取りのケア

第一章でお話したように、英国は、終末期医療に関する国家戦略をすでに策定しており、英国の著名な経済誌でも終末期医療や緩和ケアの質に関して世界的に高い評価を受けています。そして、看取りのケアに関しても、中世から続くホスピスの長い歴史に裏打ちされた取り組みが行われています。

### 英国のホスピス

まず、ホスピスの歴史を概観しましょう[28][29]。ホスピスという言葉は、ラテン語の hospes という言葉に由来すると言われています。この言葉には、「交流、ホスピタリティ（もてなし）、与えつつ受けること」といった意味が含まれており、二〇〇〇年前から使われていたと言います[30]。中世の英国やヨーロッパの田園地帯では、ホスピスは、病気の人々へのケアに専念するのではなく、貧しい人々や高齢者、体の弱い人々、巡礼者のためにもケアやもてなしを提供していました。一三世紀までに、英国にはこうしたホスピスが七五〇ほどあったとされています。

一九世紀後半から二〇世紀前半にかけて、フランス、アイルランド、オーストラリア、英国などで、死にゆく人のためのホスピスが作られました[31]。これらのホスピスにはある共通した特徴があります。ホスピスには、宗教的、博愛・慈善的、道徳的、医療的な関心が結びつけられているということです。特に、博愛主義は、ホスピス拡大に重要な役割を占めていました。博愛主義に基づく自発的なケアやもてなしは、キリスト教徒の自主的な義務として行われたのです。

第二次世界大戦後の一九五〇年代には、六五歳以上の高齢者の割合が一割を超え、がんなどの慢性疾患の問題に注目が集まりました。慢性疾患の患者は、感染症とは異なり、おおむねゆっくりとした経過をたどります。病院で高度医療が提供される一方で、そのような人々がどこでどのようなケアを受けたら良いのか。在宅ケアが望ましいものの、家族がどうやってそのような人々を支えたら良いのか。さまざまな議論がなされました。また、死にゆく人への医療的なケア、痛みや身体的・精神的苦痛の評価、がんの在宅患者の看護に対する関心も高まっていきました。

そのような中、一九六七年、医師で看護師、医療ソーシャルワーカーでもあるシシリー・ソンダースが、ロンドン南部のシドナムにセント・クリストファー・ホスピスを開設します。このホスピスは、最初の近代ホスピスとされています。というのは、疼痛・症状管理といった専門的な緩和ケアはもちろん、身体的・心理的・スピリチュアル（霊的）[32]・社会的ニーズを考慮した全人的なケアの提供、教育や臨床研究を関連付けた画期的な取り組みであったためです。[33]

このホスピスでは、疼痛管理薬としてのモルヒネの効果的な使用についてもパイオニア的な研究が行われました。[34]また、死にゆく人とその家族を一つのケアのユニットととらえ、患者が亡くなった後、家族を支えるために悲嘆ケアを提供しました。一九六九年には、ホスピスのスキルと哲学を地域に広く広めるために、在宅ケアサービスがスタートしました。これ以降、ホスピスの理念や実践が英国はもとより他国にも広がり、ホスピス以外のケア環境でも用いられるようになりました。

二〇一五年一二月現在、英国には二二〇以上のホスピスがあります。[35]英国ではこうしたホスピスの運営費の三割が、公的資金で賄われています。[36]残りは、寄付金、チャリティ・イベントや物品販売といったホスピス自体による資金調達によって賄われています。

## 英国の病院

次に、病院の歴史についても少し触れておきたいと思います。[28][29][37]中世英国では、病院（hospital）という言葉は、(1)

ハンセン病病院、(2)救貧院、(3)貧しい旅人のためのホスピス、(4)ハンセン病ではない貧しい病者を収容する施設――の四つの施設を指していました。一一〇三カ所の病院のうち、救貧院が六割、三割はハンセン病患者のための病院でした。こうした救貧院やハンセン病病院では、一部の修道士・女が患者を世話していました。そして、ハンセン病以外の貧しい病者を収容する病院では、修道士・女によるケアや、ごくまれに内科医や外科医による治療が提供されていました。当時は、ホスピスにも病院にも救貧的な要素が強く反映されていたと言えるでしょう。

一八世紀初頭には、病気の貧しい人々、高齢者のための病院のほか、精神障害者の病院がありました。そして、一八世紀半ばから一九世紀にかけて専門病院が次々に作られ、ロンドンでは一八六〇年代までに、少なくとも六六の専門機関が機能していました。

一九世紀後半には近代看護教育が始まり、下位中産階級の人々も病院のケアを求め始めました。そして、公立病院は、お金を支払う患者を取り込み始めたのです。また、この時期は近代科学が急激に発展した時代でもありました。医療もそれにたがわず、その目的は「ケア（世話をする、看護する）」から「キュア（病気を治す）」へと変化したのです。

第二次大戦後の一九四八年、「ゆりかごから墓場まで」というスローガンのもと、英NHSが創設されました。しかし、NHSは、急性・慢性の健康問題への対応に重きを置いていて、死にゆく人を看取るためのケアにはほとんど対応していませんでした。(38) 医療の高度化に伴い、病院はますます、病気を治し、死を遠ざける場所となっていきました。

## ホスピスケアを病院や施設でも――クリニカル・パスの開発

ここまでお話したように、英国では、近代的なキュアを目的とする病院の発展とは別に、専門的な緩和ケアと全人的なケアを提供する「ホスピスケア」が培われてきました。そのような英国で、国立保健医療研究所（National Institute for Health and Care Excellence, NICE）の指針によって「最善の手法（ベスト・プラクティス）」として位置付けられ、また、国家戦略でも推奨されたアプローチがあります。それが、看取りのケアのクリニカル・パス（診療計画を示すスケジュール表[39]）である「リバプール・ケア・パスウェイ（LCP）」です。これまでの説明から見て取れるように、LCPは、病院が看取りよりも死との闘いに力点を置くことによって、看取りの手法を構築してこなかったことを背景に、開発・導入されたのです。LCPは、看取りのケアを考えるうえで大変重要な意味を持ちますので、ここで詳細にお話したいと思います。

LCPは、ホスピスでの看取りのノウハウを凝縮した、医療従事者向けの看取りのチェックリストです。これは、一九九〇年代後半から二〇〇〇年代前半にかけて[19][40]、リバプールにある王立リバプール大学病院とマリー・キュリー・ホスピス・リバプールによって開発されました[41][42]。その目的は、数日から数時間で亡くなることが見込まれる患者へのケアの内容とそのプロセスを明らかにして、ケアが過不足なく提供されているかを継続的にチェックして、ケアの質を向上させることです。

ホスピスと異なり、病院や施設の中には、適切な看取りのケアのノウハウを持っていない場合もありました。例えば、一九八〇年代に行われた医療従事者調査では、半数以上が自分たちの終末期ケア教育が不適切であると考えていたことや、多くが死にゆく人のケアを提供する場として病棟は不適切であると考えていたことが報告されました[29][43]。また、高齢者施設でも、スタッフへの看取りのケア教育が十分適切に行われているとは言えない状況でした。そこで、LCPは、もともとホスピスで提供されていた最善の看取りの手法を、急性期病院や在宅、介護・看護施設でも提供しようと開発されたのです[44][45][46]。つまり、LCPは、最善の看取りの手法を標準的なケアとしてどのような環境でも提供できるようにしようという試みなのです。

LCPは、英国以外にも、欧州を中心に二〇カ国以上で使われていて、日本でも二〇一〇年にLCP日本版が公表されました[47]。

## LCPのポイント

LCPの仕組みについてより詳しく見てみたいと思います。図4－3を見てみましょう。

LCPは、(1)患者の症状の確認や、多職種チームによる必要な治療・ケアの整理に始まり、(2)亡くなるまで継続して行われる症状の緩和などケアのチェック、(3)死後のケア――という三つのセクションに分かれています[19][44]。また、LCPを患者に適用するまでの意思決定過程をアルゴリズム（問題解決のための手順）で示していることも特徴です。

実際の様式を見ると、三つのセクションごとに、きめ細かいケアの目標が示されています[48]。

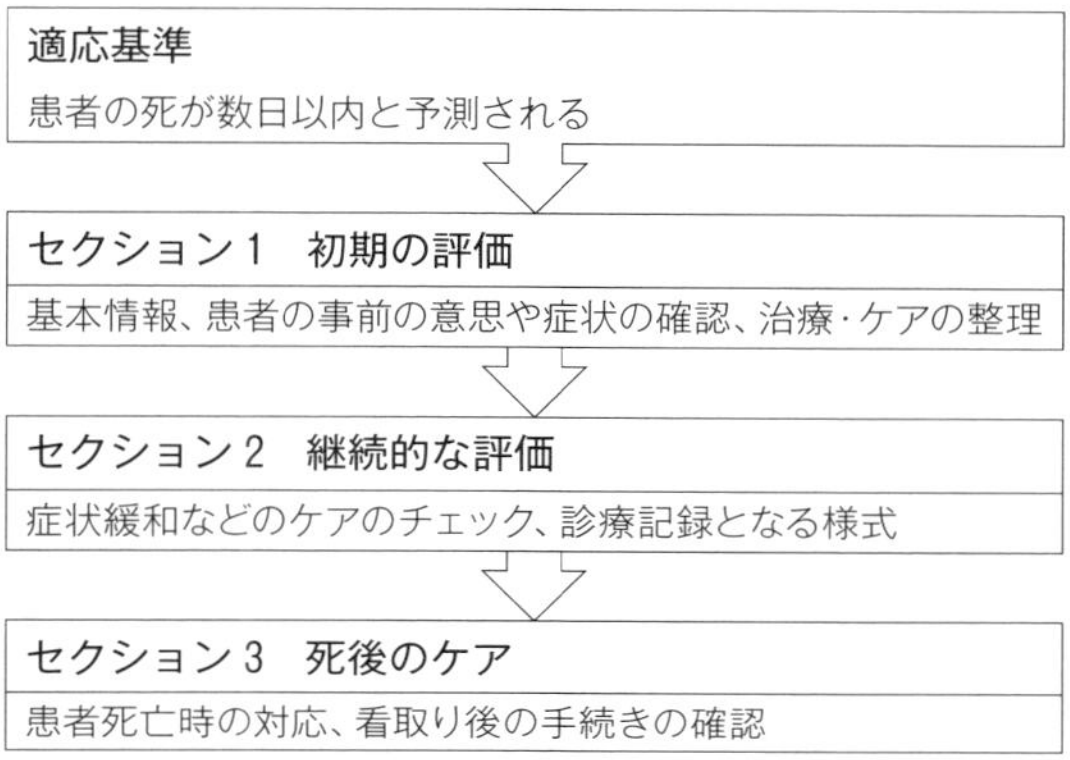

適応基準
患者の死が数日以内と予測される
セクション１　初期の評価
基本情報、患者の事前の意思や症状の確認、治療・ケアの整理
セクション２　継続的な評価
症状緩和などのケアのチェック、診療記録となる様式
セクション３　死後のケア
患者死亡時の対応、看取り後の手続きの確認

図４－３　LCPの仕組み

セクション１（初期の評価）では、評価時の患者の基本情報、例えば痛みや嘔吐といった症状があるか、食べ物を飲み込めるか、といった患者の状態を記入します。そのうえで、①治療を拒否する事前の意思表示や事前ケア計画の所有の有無を含む、患者・家族と医療従事者のコミュニケーション、②使用できる設備に関する説明、③患者やその家族と、彼らの希望や感情、信仰、信念、価値観について話し合っているかどうか、④投薬治療、⑤血液検査、抗生物質の静脈内投与といった措置の現状や心肺蘇生拒否指示の有無、⑥人工的な栄養補給の必要性、⑦人工的な水分補給の必要性、⑧床ずれを防ぐためのケア、⑨患者・家族に対するLCPのケア計画の説明状況――に関する現状と目標を記入するようになっています。

セクション２（継続的な評価）では、一七項目のケアの目標が設定され、目標が達成されたか、達成されていないかを、少なくとも四時間ごとに記入します。例えば、患者に痛みがない、吐き気がない、呼吸困難がない、心理的健康を維持しているといった目標を定期的にチェックできるようになっています。

また、セクション３（死後のケア）では、患者の死亡日、死因、死亡確認した医療従事者の名前や署名、死亡時に家族がいたかどうか、といった基本情報を記入します。そのうえで、患者の尊厳が保たれている、家族が次にしなければならないことを理解している、患者のケアに関係していた医療従事者らに患者の死を知らせる、といったケアの目標が達成されたかどうかを記入します。

## ＬＣＰの特徴と効果

ＬＣＰがもつとりわけ特徴的な点として、次の三点が挙げられます。一つには、多職種チームによる評価があります。多職種チームは、患者が数日以内に亡くなることが予測されるという段階にあるかどうか、専門的緩和ケアを提供する必要があるかどうか、といった点を評価します。二つ目は、ケアの目標を「達成した」のか「達成していない」のかを明記することです。達成していない場合は、どのような問題があるのか、問題に対してどのように対応したのか、その結果どうなったのかを評価シートに記入する仕組みとなっていることです。これにより、達成の有無やその理由などが、チームの誰が見てもひと目でわかるようになっています。三つ目は、クリニカル・パスの開発だけではなく、一〇段階のＬＣＰ普及・教育プログラムも作られている点があります。

実際に、英国の一部の病院で医療従事者にＬＣＰの教育を行い、ＬＣＰを実施した結果をまとめた研究があります(49)。このプロジェクトを始める前と後で、死にゆく人のケアがどの程度改善されたかを調べたところ、「家庭医が、患者が臨死過程にあるという連絡を受けている」割合は、実施前には一割未満であったのが、実施後には四割以上に増えました。また、「心肺蘇生法を行わないという意思決定を書面にしている」割合は、実施前の六割から実施後には九割近くとなりました。そして、投薬に関しては、必要な薬剤が適切に投与され、不必要な薬剤は投与を中止する傾向が見られたのです。

また、ＬＣＰの項目が達成されているかどうかを調べた別の調査では、患者約六〇〇〇人のうち九割が、疼痛、興奮、気道分泌物、吐き気、嘔吐、呼吸困難すべてに対応する薬剤を必要に応じて処方されていました[50][51]。また、「患者は痛みがない」という項目については、ほぼ一〇〇％達成されたと評価されました。コミュニケーションに関する項目でも、ほぼ一〇〇％近い患者の家族が、患者が臨死過程にあることを知っていました。加えて、九割の患者の家族に、希望や価値観といった重要な事柄について（医療従事者らと）話し合う機会が与えられていました。

さらに、ＬＣＰは、患者に標準的で適切なケアを提供するというだけでなく、医療従事者に対して良い影響を及ぼしているとの報告もなされています[52][53][54][55][56]。例えば、起こりうる事態を想定して不測の事態を早期に把握できるため、患者の症状を適切に管理できるという点があります。また、積極的に患者の家族とかかわることで、医療従事者が提供するケアの意味や、予想される患者の変化などを家族に知ってもらうことができるという点も指摘されています。

二〇一二年に公表された英国の報告書では、病院やホスピス、ケアホーム、在宅チームなど二〇〇〇超の施設・組織がＬＣＰを使用していました[57]。

## 4　ＬＣＰへの批判と終末期医療改善の動き

### 話し合いの欠如や根拠のないＬＣＰの実施

このような効果や長所が報告され、広く普及していたＬＣＰですが、大手メディアや論文などで次々と問題が指摘され出すと、大きな社会問題となりました。次のニュース記事を見てみましょう。

●母が病院に「見殺し」にされる

英国の病院で一月、肺炎で入院した八〇歳の女性患者に対する抗生物質、栄養・水分の投与が中止された。医師らは、患者は終末期にあったので、LCPを適用したという。患者の娘は、自分の母親に適用されていた末期患者のためのLCPを中止するよう求めた。

「医師らは『死が間近な人に栄養や水分の補給は必要ない』と言い続けていた。でも、なぜ母の死が近いのかは誰も話してくれなかった」

娘からの要請で医師らがLCPの適用を中止したのはそれから数日たってからのことだ。それから一〇カ月後、女性は今、ナーシングホームでケアを受けている。病院側は「可能ならいつでも、臨床医が日々の再検討を行っている。LCPを適用された患者の中には、状態が変われば適用が中止される患者もいる」などとしている。(二〇〇九年一〇月一三日付BBCニュース。Mother 'left to die' by hospital. から要約)

この記事からは、「患者の死が間近な状態」をめぐって、家族と医療従事者の間で理解に差があったという問題を指摘することができます。この問題の背景には、次の二つの点があると考えられます。一つは、コミュニケーション不足です。医療従事者と患者の家族の間で意思疎通が十分ではなく、患者の家族が十分に納得できる説明を医療者から受けていなかったと考えられます。二つ目は、死が間近な状態と判断した後の対応の問題です。確かに、余命判断には不確かな部分もありますが、このケースでは、LCPを適用する時期、すなわち、患者が数日以内に亡くなるとの判断をした後の対応が適切ではなかった可能性があります。その背景には、医療従事者への教育が不十分であったということが考えられます(58)。つまり、患者の回復可能性を軽視して、患者の徴候や症状の変化を注意深く観察していなかった可能性があるということです。

これらの問題によって、患者や家族と話し合いの機会を持たずに患者のケアにLCPを使っていたり、患者の死を早めるために用いられたりしている、などの厳しい批判がなされたのです(59)(60)。

## 標準的なパスから個別の計画へ――第三者調査委員会の勧告

加熱する報道、患者の家族らからの相次ぐ批判は、やがて英国政府を動かすことになります。国は二〇一三年一月、第三者調査委員会の設置に踏み切ります。この委員会は、学術文献調査や病院で亡くなった患者の家族から寄せられた苦情の分析などを通じて、対応を検討しました。[61] そして、半年後の二〇一三年七月に報告書を公表し、LCPをこのまま用いるべきではないと勧告したのです（表4-2）。

表4-2　第三者調査委員会が推奨した勧告の主な内容

| | |
|---|---|
| 用語 | パスウェイではなく「終末期のケア計画」で十分 |
| 栄養・水分補給 | 栄養・水分補給の適切な提供、患者家族との話し合い方を医療従事者に訓練するべき |
| 緩和ケア利用の支援 | いつでも、病院や地域で緩和ケアチームのケアを受けられるような財源が必要 |
| 看取りのケアの教育 | 正しい知識を得た医療従事者を、十分に確保できるような教育が必要 |
| 終末期のケア計画 | 半年～1年以内にパスウェイの使用を個々の患者に適したケア計画に置き換えるべき |

この調査委員会勧告のポイントは次の三点です。一つは、すべての医療従事者が適切な栄養・水分補給法や患者とその家族らとの話し合い方を学ぶこと。二つ目は、上級医が終末期のケア計画について患者の家族らと直接話し合い、その結果を患者のカルテに記録しておくこと。三つ目は、LCPを個々の患者に適した終末期のケア計画に置き換えること。つまり、パスに基づく標準化されたケアから、個々人のニーズや価値観等の違いを重視したケアに軸足を転換するよう求めたのです。さらに、国全体で看取りのケア向上に取り組む必要性にも言及しました。具体的には、NHS、NICE、医事委員会（General Medical Council, GMC）、専門職団体などが協働で看取りのケアの指針づくりや教育訓練を行うよう勧告したのです。

## 国を挙げての改善へ――個別ケア、話し合い、地域の重視

調査委員会の勧告を受け、英国では、看取りのケアを含む終末期医療の見直しが始まりました。見直しのポイントは、(1)標準化されたケアではなく、患者それぞれに合った個別的なケアへの転換、(2)医療従事者・患者とその家族による話し

合いの重視、(3)各地域における終末期医療の底上げ――です。ここでは、これらの三つのポイントを具体化するための二つの取り組みについてお話したいと思います[62]。

①個別ケアと話し合いを重視する「五つの優先事項」

第三者調査委員会の勧告は、一年足らずで具体的な成果をもたらします。二〇一四年六月、「看取りのケアのためのリーダーシップ連合[63]」は、看取りのケアにおける患者個々人のニーズや希望に応じたケアと話し合いの大切さを明示した、次の五つの優先事項を明記した報告書を公表しました[64]。

1. **患者・家族への明確な説明**　医療従事者は、患者が臨死期にあることを患者や家族に明確に説明すること決定や行為が、患者のニーズや希望に従って行われることこれらが定期的に見直され、決定も修正されること[65]

2. **十分な話し合い**　医療従事者と患者、患者にとって重要な人々との間で、綿密なコミュニケーションが図られること

3. **患者・家族の意思決定への参画**　患者や患者にとって重要な人々が、患者が望む範囲で、治療やケアの意思決定に含まれること

4. **ニーズに応じたケア**　家族や、患者にとって重要な人々のニーズが積極的に検討され、できる限り尊重・対応されること

5. **個別化されたケア計画**　栄養・水分補給、症状管理、心理的・社会的・スピリチュアルな支援を含む、個別的なケア計画が、患者のニーズや希望を踏まえて調整され、提供されること

これらは、英国議会の委員会も推奨しており、二〇一五年の下院の医療委員会レポートにおいて、LCPに代えて「五つの優先事項」を基本とするモデルを整える必要性が指摘されました(66)。国もまた、五つの優先事項の精神である、十分な話し合いや情報共有に基づく個々の患者に応じたケアを提供できるよう、さまざまな支援策を講じる姿勢を明らかにしています(67)。

### ②地域を重視する「ケアハウスのモデル」

もちろん、こうした「個別的」で「話し合い」を重視したケアは、一部の医療体制の整った地域で提供されれば良いというわけではありません。各地域で実践されることが大切です。そこで、英NHSは、地域における終末期医療の枠組みとして「ケアハウスのモデル」を提唱しました(68)。

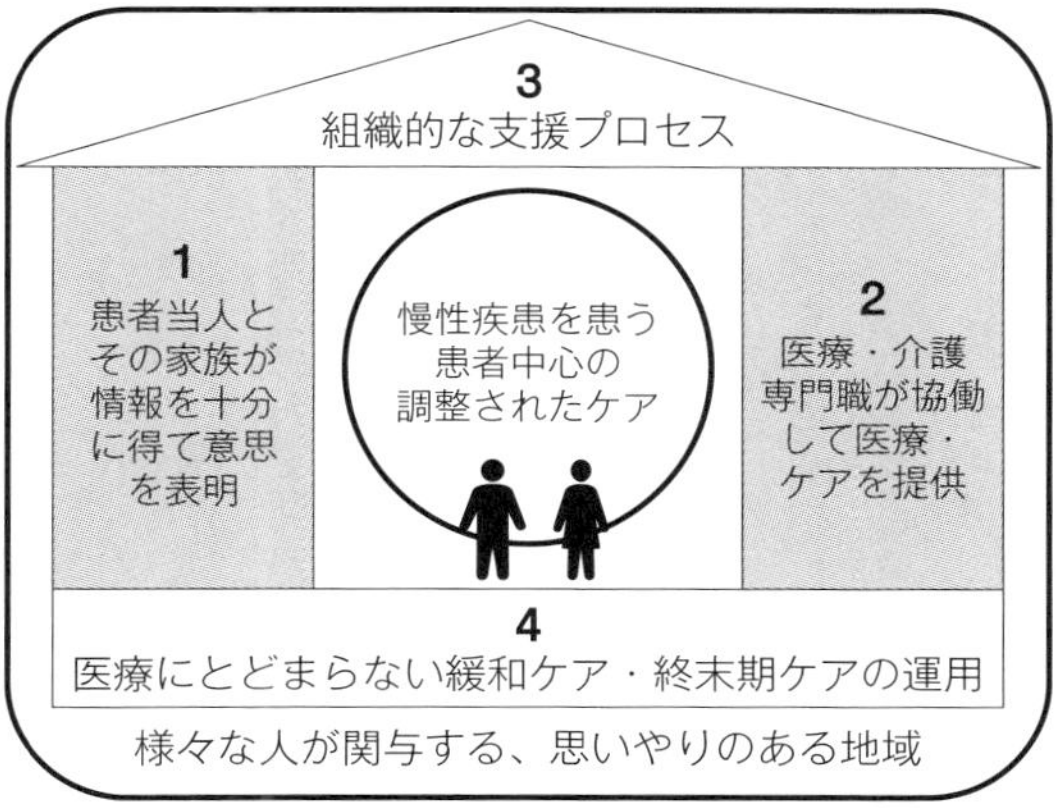


図4-4　ケアハウスのモデル

図4-4を見てみましょう。家の中心にあるのは、患者個々人それぞれに応じたケアです。家を支えるのはしっかりとした二本の「柱」です。一つは、患者やその家族が、十分な情報を得たうえで、個々人の価値観や信念を反映した希望やニーズを明らかにできるようにすること。もう一つは、医療従事者、介護従事者らが協働して、患者やその家族に医療や介護を提供すること。こうした柱を支える丈夫で柔軟な「屋根」が必要です。屋根は、関連組織・団体の情報共有や協働支援です。そして、柱や屋根を支える「土台」には、緩和ケアや終末期医療が各地域で責任を持って運用され、提供されるということがあります。そのためには、適切な運用ガイドラインや財源を確保するための制度の構築などが重要

です。

ポイントは、各地域で医療・介護従事者、その他の支援組織などが連携を取れるようにすること、終末期の患者とその家族らが十分に尊重され、医療や介護が受けられるようにするということです。

実際に、地域の力を底上げする取り組みも始まっています。二〇一五年九月には、地域レベルの終末期医療改善のための指針も作られました。[69] NHS、公衆衛生局、専門職団体、患者団体、慈善団体などが、全国的な緩和ケア・終末期医療のパートナーシップ（提携）を作り、地域が率先して終末期医療の改善を担えるようにすることが目的です。第一章でお話したDying Matters連合の取り組みにあるような、地域の人々の意識や理解を向上させること、さまざまな分野で活躍するボランティアを各地域で育成することなどが指針に明記されています。

## 5　英国からの学び――日本における「看取り難民」対応策

これまでお話したように、英国ではホスピスが、貧しい人たちや巡礼者へのもてなしから死にゆく人の看取りを行うことまで、長い歴史に裏打ちされたケアを提供してきました。こうした歴史を経て誕生した近代ホスピスが、専門的緩和ケア、全人的ケア、医療従事者教育、臨床研究を包括的に提供するという先進的な取り組みを定着させました。このようなホスピスケアを背景に、最善の看取りの手法を標準的なケアにするためのLCPが開発されたのです。しかし、臨死期だから栄養・水分補給をしないなどとパスを機械的に用いたり、患者や家族と十分に話し合うことなくパスを適用したりするといった不適切な事例が、大きな社会問題となりました。こうした問題の解決策として、患者とその家族らを中心とする個別的なケア、患者・家族らとのコミュニケーション、各地域における終末期医療の改善の取り組みなどが求められたのです。

このような英国の現状から、私たちは何を学ぶことができるでしょうか。冒頭でお話した、「看取り難民」の話を思い出してください。日本では、年間死者数が現状より二〇万～四〇万人増えること、病院や介護施設の収容能力には限界があることが課題となっているとお話しました。対応策として、⑴看取りのケアの質、特に個別のケアとコミュニケーションを重視すること、⑵看取りのケアを提供する場や人材の確保、⑶地域の「看取り力」の向上――といった点について検討する必要があると考えます。最後にこの点についてご説明します。

### ⑴個別ケアとコミュニケーション

英国の経験からは、看取りのケアの手順を標準化すること自体は必ずしも悪いことではない、ということが言えます。看取りのケアに関する最善の手法を、どこでも誰にでも提供できるということは、患者の側から見てもむしろ好ましいことです。ＬＣＰでは、療養環境が異なっても最善の手法が提供できるよう一定の基準が示されています。また、患者やその家族の意思や、医療従事者との話し合いの結果を反映させる項目も含まれています。

大切なのは、最善の手法をどのようなケア環境でも提供できるようにするのと同時に、①十分にコミュニケーションを図ったうえで、②患者個々人のニーズや価値観を反映したケアを提供することです。以下に重要と考える二点について述べます。

第一の点は、医療従事者と患者・家族のコミュニケーションを円滑にすることです。コミュニケーションが十分でなければ、患者や家族は、なぜこの場所にいて、この治療を受けているのかを理解することができません。そうすると、自分の希望や思いを医療従事者に話すことをためらってしまうかもしれません。ですので、個々の患者・家族の思いや意思を知るには、十分に話し合うことが必要になるでしょう。

第二の点は、医療従事者が、個々の患者ごとのケア計画に基づくケアを提供することです。患者のニーズや人生観、価値観、思いは人それぞれです。患者の家族や親しい友人らもまた、さまざまな生活背景があり、人生観、価値観を持っています。ここで大切なのは、病状が悪化したので自動的に治療を中止する、あるいは、患者・家族が納得でき

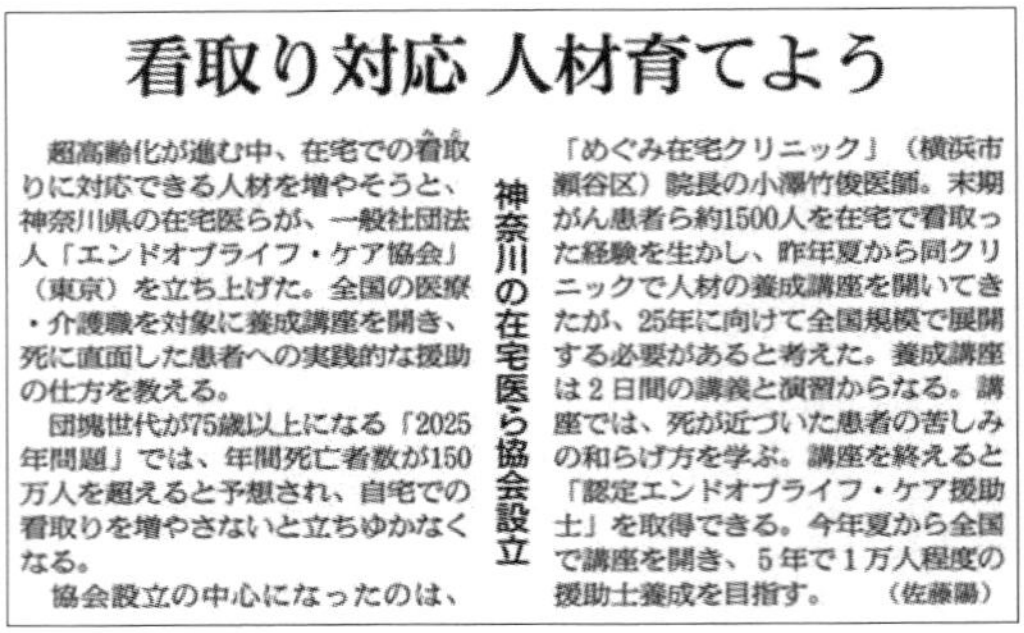
# 看取り対応 人材育てよう

## 神奈川の在宅医ら協会設立

超高齢化が進む中、在宅での看取りに対応できる人材を増やそうと、神奈川県の在宅医らが、一般社団法人「エンドオブライフ・ケア協会」（東京）を立ち上げた。全国の医療・介護職を対象に養成講座を開き、死に直面した患者への実践的な援助の仕方を教える。

団塊世代が75歳以上になる「2025年問題」では、年間死亡者数が150万人を超えると予想され、自宅での看取りを増やさないと立ちゆかなくなる。

協会設立の中心になったのは、「めぐみ在宅クリニック」（横浜市瀬谷区）院長の小澤竹俊医師。末期がん患者ら約1500人を在宅で看取った経験を生かし、昨年夏から同クリニックで人材の養成講座を開いてきたが、25年に向けて全国規模で展開する必要があると考えた。養成講座は2日間の講義と演習からなる。講座では、死が近づいた患者の苦しみの和らげ方を学ぶ。講座を終えると「認定エンドオブライフ・ケア援助士」を取得できる。今年夏から全国で講座を開き、5年で1万人程度の援助士養成を目指す。（佐藤陽）

記事4－1　2015年5月22日付朝日新聞朝刊

る説明をせずにケアを提供するという方法が問題だということです。状況を理解するために必要な知識や時間は人によって異なります。そういった意味でも、個々の患者、個々の家族の思いをくんだケアを提供するという視点を再確認する必要があると思います。

ホスピスの歴史と経験に裏打ちされた質の高いケアのノウハウを標準化して、すべての患者に提供することは大切です。しかし、患者やその家族は一人ひとり異なり、病状はもちろんこれまでの人生や価値観も異なります。質の高いケアを患者とその家族に寄りそう形で提供するためには、さらに努力が求められていると考えます。

### (2)看取りのケアの場と人材の確保

また、看取りのケアを受ける場所の確保やケアに関わる人材の育成も大きな課題です。近年、日本では、介護報酬に「看取り介護加算」が新設されたこともあり(70)、特別養護老人ホームで亡くなる人の数や、死亡者数に占める割合も少しずつ増えています(4)(5)(71)。介護施設での看取りの実践やLCP日本語版の活用を報告する論文もずいぶんあります(72)。しかし、第一章でもお話したように、病院や介護施設などの収容能力を大幅に高めることは現実的ではないでしょう。そのため、自宅での看取りが注目されています。

自宅での看取りの要となるのは、訪問診療や訪問看護などの在宅医療や、在宅介護です。実際に、在宅ホスピスケアという取り組みも各地で行われています(73)。しかし、このような取り組みが全国で十分に行われているとは言えない状況です。二〇一四年時点で、在宅医療の担い手である「在宅療養支援診療所」(74)は全国に約一万四〇〇〇カ所、訪問診療を行っている一般診療所は全国で約二万カ所あります。しかし、看取りを行っている診療所は四〇〇〇カ所余りで、診療所による看取りは同年九月一カ月間で八〇〇〇件程度、平均で診療所一カ所あたり二件程度となっています。[75]

このような中、看取りに携わる人材を育てようという試みが一部で始まっています。記事4－1を見てみましょう。この新聞記事は、医療・介護従事者らを対象にした養成講座を開いて、自宅での看取りに携わる人を増やそうという取り組みを紹介しています。終末期の患者の自然経過、自宅や介護施設で求められる症状緩和、意思決定支援等に関する基本的な知識に加え、さまざまな痛みを抱える死にゆく患者にどのような援助をしたら良いのかについて学ぶことができるということです。[76]

### (3) 地域の「看取り」力を高める

このような看取りの質と量の向上に加え、地域における取り組みを進めることも大切です。地域における看取り力の強化に必要なのは、主に次の四点です。

第一に、医療・介護の連携をより一層進めることが必要です。看取りには、医療従事者をはじめ、介護従事者やボランティア、行政関係者などさまざまな人たちが関わっているためです。[77] 具体的には、日本では次のような医療・介護の連携事例が報告されています。

・医師や看護師、薬剤師、理学療法士、作業療法士、栄養士、医療ソーシャルワーカーらで作る医療支援チームと、ケアマネージャーやホームヘルパー、ケースワーカー、ボランティアなどの生活支援チームが連携して、患者とその家族を支援[78]

・医療職による二四時間体制のサポート、生活支援に加え、臨床心理士やチャプレン（学校や病院などに属して宗教活動を行う聖職者）による看取りの不安感への対応[79]

・医療・介護従事者やボランティアによる医療・介護・生活支援を受けながら、少人数が民家で生活する「ホームホスピス」(80)(81)(82)

・医師会、病院、高齢者施設、介護事業者、行政などが一体となった在宅療養支援(83)

もちろん、このような連携は、一医療機関内の多職種連携にとどまりません。地域にある医療機関同士や行政と医療機関など、多方面にわたる調整が必要です。

このような取り組みが行われる中、日本では国が「地域包括ケアシステム」という考え方を各地域で進めようとしています。これは、高齢者が尊厳を持って、できる限り住み慣れた地域で生活できるよう、①住まい、②医療、③介護、④介護予防、⑤生活支援が一体的に提供されるシステムです。(84)(85)このシステムは、中学校区程度、おおむね三〇分以内に必要なサービスが提供される日常の生活圏を念頭に置いています。そこで上記の五つの取り組みが、利用者のニーズに応じて適切に組み合わせられて、入院、退院、在宅復帰を通じて切れ目なく一体的に提供されます。(86)

地域包括ケアシステムのもととなる取り組みは、一九六〇年代から一九七〇年代ごろには、いくつかの形で行われていました。(87)(88)しかし、政府関連文書で初めて取り上げられたのは、二〇〇三年になってからのことでした。(89)その後、二〇〇九年には、老人保健健康増進等事業である地域包括ケア研究会の報告書で定義が示されました。法的定義が規定されたのは、二〇一三年成立の「社会保障改革プログラム法」で、二〇一四年成立の「医療介護総合確保推進法」でも踏襲されました。(89)

各市町村は二〇二五年に向けて、地域の実情に応じたシステムづくりを進めているところです。これまでの具体的な取り組み事例は、厚労省のホームページでも公表されています。ただ、多くの自治体はシステムづくりに試行錯誤しているのが現状のようです。(90)厚生労働省によると、二〇一六年四月時点で介護予防・日常生活支援総合事業を実施している自治体は三割、在宅医療・介護連携推進事業については六割となっています。(91)今後、地域の実情に応じてこうした枠組みづくりを柔軟に進めることによって、地域での看取り力を強化させていくことが期待されます。

第二に、患者の家族に対する支援を充実させるということがあります。

二〇一七年六月、乳がんで闘病中だった、フリーアナウンサーの小林麻央さんが、ご家族に見守られながら自宅で亡くなりました[92]。小林さんのブログからは、亡くなる直前、自宅で療養していた様子が窺えます。ご本人はもちろん、ご家族も一緒に病気と闘い過ごした、かけがえのない日々であっただろうと推察します。

ただ、小林さんのように、自宅で最期を迎えるのは、必ずしも容易ではないという声も聞かれます。自宅での介護や看護を望んでいても、「自分の介護や看護で家族に迷惑をかけたくない」と考える人が少なくないからです。そこで、自宅での看取りを進めるには、患者の家族の生活を守り支えることも重要となります。現状では、市町村が設置している地域包括支援センターがさまざまな相談に応じるなどの取り組みが行われています。こうした相談機能に加え、家族が介護のために職を失うことのないような支援制度も求められるでしょう。

さらに、医療従事者や介護従事者らが、患者の家族に知識や情報を適切に伝えることも求められます。特に高齢者の家族に対しては、認知症の経過や回復可能性、治療法、世話の仕方、家族や周囲への影響といった知識を伝えることが大切です[93][94]。また、食事や排泄、入浴、体位交換などの身体介助、高齢者によくみられ家族が不安に感じる症状とその予防法・ケア、病院への連絡や受診のタイミング、生命維持・救命処置とリビング・ウィル、ストレス発散方法などについても、指導の必要性が指摘されています[93][94]。

患者の家族の生活や権利を守り、患者もその家族も安心して地域で暮らすためにはどのような支援が必要か――。国や自治体の具体的な対応が求められます。

第三に、一般市民の意識改革があります。看取りのケアの中心にいるのは、患者とその家族、つまり、地域で暮らす一般市民です。しかし、病院ではなく自宅で看取ることに対しては、「医師から見放された」といった反発や、「病院以外で生きていけるのか」といった不安を感じるなど抵抗感を持っている人が少なくないと言われます[78]。

近年は、各自治体が在宅療養に関する情報をホームページやパンフレットで公開しているほか、シンポジウムで事例を紹介するなど、さまざまな啓発の取り組みが進められています[95]。こうした情報を積極的に集めて、自分が暮らす地域でどのようなケアを受けられるかを知ることも大切です。

最後に、自宅であれ病院であれ、患者やその家族が本当に希望する看取りの場所で過ごせることが大切です。病院や施設の収容能力には限界もあるため、たとえ希望してもすべての人がそうした施設で過ごすことはできません。しかし、そのような消極的な選択方法として自宅を選択することは、患者や家族にとってもあまり良いことではないでしょう。正しい知識や十分な支援を得たうえで、自宅や居宅を希望して選択できるような取り組みが必要だと思います。

# 第五章　緩和ケア

## 1　緩和ケアへの誤解

### ①医療用麻薬で中毒？　寿命を縮める？

二〇一六年七月、テレビ司会者の大橋巨泉さんが八二歳で亡くなったというニュースが報道されました。テレビや新聞で大きく取り上げられたので、みなさんもよくご存知ではないでしょうか。報道によれば(1)、ご遺族のコメントの中に、亡くなった原因に「モルヒネ系の鎮痛剤の過剰投与」による影響があると考えているとか、自宅での鎮痛剤に誤投与があったと考えているといった内容がありました。

正確な事情はわからないものの、こうした一連の報道からは、ご遺族にモルヒネ系の鎮痛剤（医療用麻薬）の投与への不信感があったことが推察されます。しかし、今回の報道に対して、医療従事者からは、「モルヒネは怖いもの、体力を奪うもの」といった医療用麻薬への誤解を招きかねないという声も聞かれました(2)(3)。

このような誤解はデータにも現れています。次の内閣府の世論調査（二〇一四年）の結果を見てみましょう（図

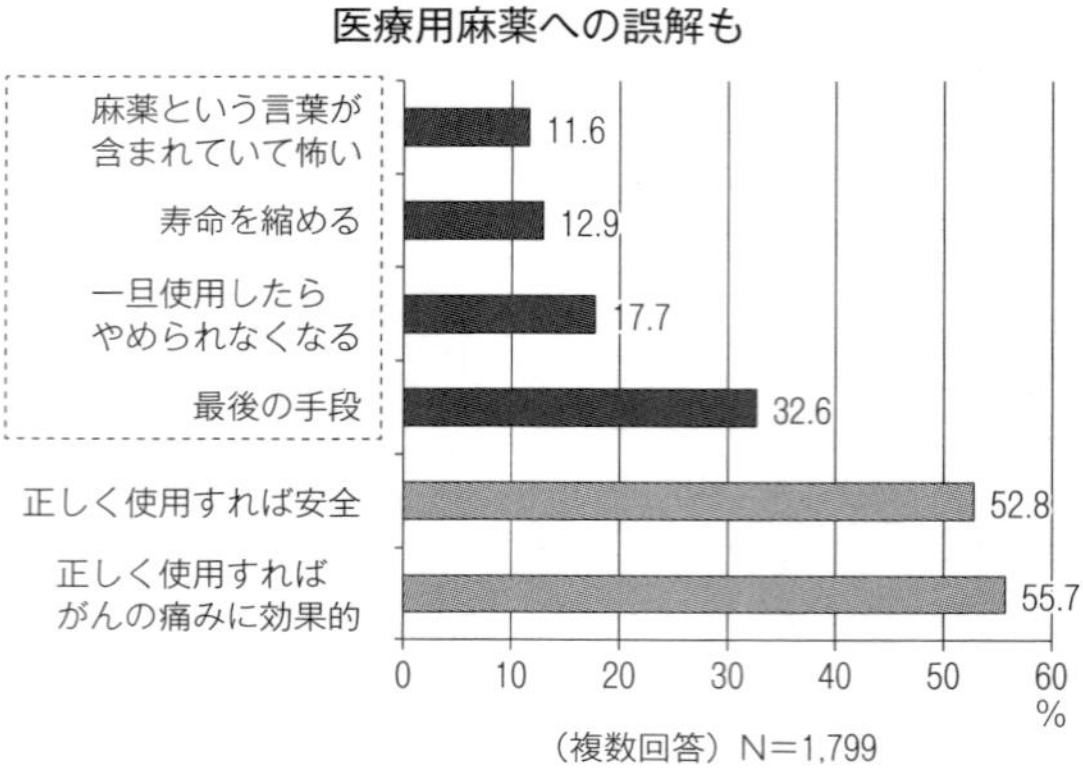


**図５－１　医療用麻薬に対する一般市民の意識**
（内閣府の「がん対策に関する世論調査」）(4)

5－1）。

医療用麻薬などの鎮痛剤を投与して痛みを和らげるケアは、「緩和ケア」に含まれます。調査結果を見ると、医療用麻薬に対して「一度使用したらやめられなくなる」との回答が二割弱、「寿命を縮める」も一割強あります。一方で、「正しく使用すれば効果的」「安全」と考えている人は半数にとどまっていました。

また、一般の人六一名を対象にした別の調査（二〇〇六年）でも、「痛みを和らげるために薬を使うと、死が早まる」との回答が四人に一人、「中毒になる」との回答も一五％ありました(5)。この調査の対象は、在宅緩和ケアの講演会の参加者でしたので、緩和ケアにある程度の関心がある人々だと考えられますが、それでもなお誤解があったということです。

一般的に、医療用麻薬には、適切に投与すれば患者の痛みを和らげられるという効果があります。日本の論文でも、海外の研究結果を用いて、「適切な方法でモルヒネを用いれば、モルヒネによって寿命が縮まることはない」というエビデンスが紹介されています(6)。また、早期からの緩和ケアを用いた方がむしろ長く生きられるという有名な研究も報告されています(7)。しかし、調査結果からは、中毒になる、寿命を縮めるといった誤解が一般の人の間に少なからずあるということがわかります。

日本国内の医療用麻薬の消費量は、諸外国の中でも比較的少ないと言われています。二〇一一年～二〇一三年、モルヒネ、フェンタニル、オキシコドンの合計（一〇〇万人一日あたりのモルヒネ消費量で換算）で見ると、日本は一一六・六グラムで、カナダやオーストラリア、米国のおよそ一五〜一六分の一にとどまっています[8]。こうした消費量の差は、主に非がん患者への医療用麻薬の処方の違いにあると指摘されています。日本では非がん患者への処方が少ない一方で、他の先進諸国では処方が増えていることが影響していると言われます[9]。

## ②末期患者へのケア？

また、図5-1の上から四つ目の項目を見ると、医療用麻薬を「最後の手段」と考えている人が三人に一人いました。同様に、内閣府の同じ世論調査では、緩和ケアが提供される時期について、「がんが治る見込みがなくなったときから」との回答が一三・九％と一〇人に一人を超えています。一般的に、緩和ケアは、病気と診断されたときから提供されるケアです。この調査では、「がんと診断されたときから」と考えている人が六割近くいる一方で、病気の末期に提供されるケアという印象も根強くあることが示されました。

さらに、内閣府の同じ調査では、緩和ケアの認知度も調べています。なんと、緩和ケアを「知っている」人は七割近くいる一方で、「知らない」という人も三割超いました。この「知らない」ということが、何らかの誤解を招いている可能性があります。

本章では、緩和ケアの定義、具体的なケアの内容、歴史、日本における制度の変遷、日本の現状と課題といった「緩和ケアとは何か」に焦点をしぼり、前述のような誤解が解けるよう、話を進めたいと思います[10]。さらに、成人の場合とは異なる視点が必要とされる、「子どもへの緩和ケア」についても紹介したいと思います。

## 2　緩和ケアとは何か

さて、本章のテーマである「緩和ケア」[11]。みなさんは、どのような医療やケアを指していると思いますか。次の三つの選択肢から選んでください。

1. 看取りのケア
2. がんやエイズを患う患者の苦痛を取り除くケア
3. 命にかかわる病気を患う患者とその家族が抱えるさまざまな苦痛や問題に対処して、ＱＯＬの改善を目指すケア

答えは3です。今日、世界的にも広く認識されているＷＨＯの定義を紹介しましょう（図５‐２）。ポイントは、⑴対象疾患をがんやエイズなどに限定していないこと、⑵終末期に限定せず、疾患のより早い段階での提供が望ましいこと、⑶根治目的の治療と共存できること――です。

第三章でも少し触れましたが、日本国内では、診療報酬に「緩和ケア病棟入院料」が新設され、緩和ケアが公的医療制度に組み込まれたのは一九九〇年になってからです。制度が作られた当時は、「主として末期の悪性腫瘍の患者」を対象にしていたので、終末期の患者に対するケアという印象があるのかもしれません[14]。実際、「末期」という言葉が削除されたのは、二〇〇八年度の診療報酬改定時です[15]。また、日本では、もともとがんの痛みを緩和する治療から始まり、悪性疾患を中心にケアが行われてきたことから、緩和ケアの対象が悪性疾患に偏っているということが指摘されています[16]。実は諸外国でも、緩和ケアは終末期のがん患者の痛みを緩和することから始まりました。しかし現在

では、特定の疾患に限定しない、診断時からのケアという考えが定着しています。

## ケアの具体的な内容

ところで、緩和ケアは、具体的にどのような治療やケアを指すのでしょうか。

WHOの定義を見ると、一つには、さまざまな痛みや苦痛となる症状の緩和があります。病気そのものや病気の治療による痛みを緩和し、呼吸困難やむかつき、嘔吐といったさまざまな症状、不安や抑うつ、せん妄などの精神症状にも対処します。ですので、冒頭に紹介したモルヒネだけではなく、強弱複数の医療用麻薬や医療用麻薬ではない鎮痛薬、抗うつ薬などの鎮痛補助薬などを組み合わせて症状をコントロールします。また、医療用麻薬などの鎮痛薬を使った薬物療法以外にも、さまざまな治療法・ケアが用いられます。さらに、多職種で構成されるチームアプローチによって、患者が積極的に生きられるような支援や、必要に応じてカウンセリングを行うなど、患者だけでなくその家族をも支援するということが含まれます。

> 緩和ケアの定義
>
> 生命を脅かす疾患による問題に直面している患者とその家族に対して、痛みやその他の身体的問題、心理社会的問題、スピリチュアル（霊的）な問題を早期に発見し、的確なアセスメントと対処を行うことによって、苦しみを予防し、和らげることで、QOLを改善するアプローチである

図5－2　WHOの定義(12)(13)

大切なのは、これらの治療やケア、サポートは、病気に応じて一律に提供されるのではなく、あくまでも個々人の病状に応じて提供されるということです(17)。このような治療やケア、サポートによって、患者やその家族のQOLを向上させることができるのです。

## 緩和ケアが必要な疾患例とニーズの規模

前述の通り、日本では、緩和ケアの対象ががんやエイズに偏っていることが指摘されています。しかし、緩和ケアを必要とする「生命を脅かす疾患」は必ずしも特定の疾患を指すものではないという考え方が現在では主流となっています。二〇一三年に

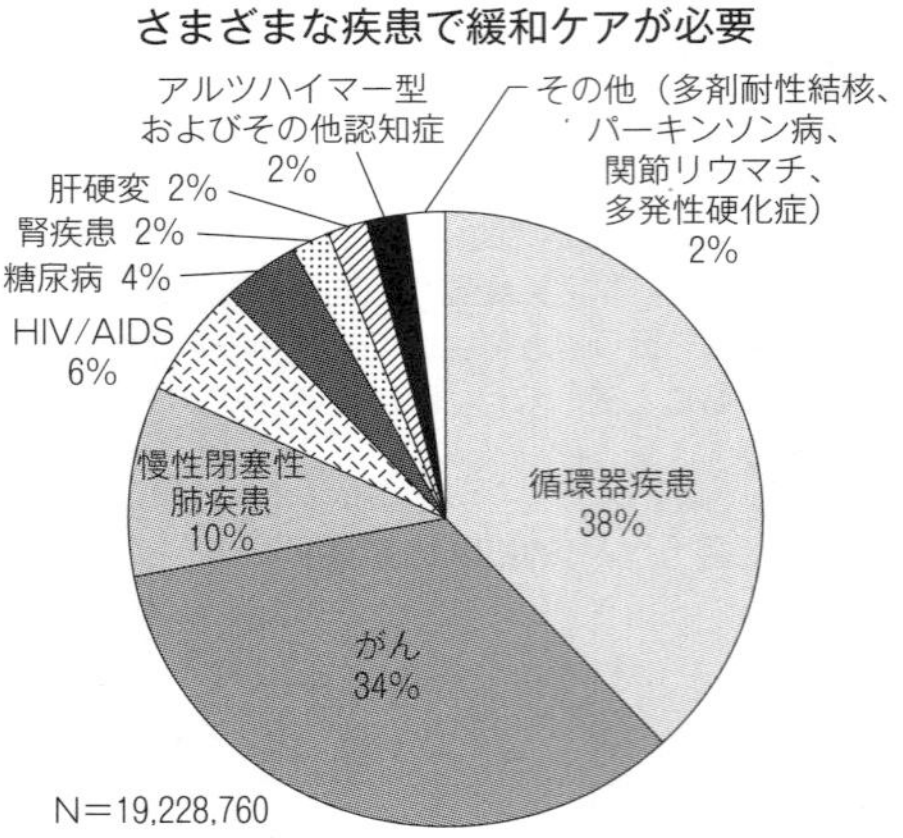


図５－３　疾患別に見た終末期緩和ケアが必要な成人の割合（2011年）

欧州緩和ケア学会で発表された「プラハ憲章」とその解説によると、循環器疾患、がん、終末期の慢性閉塞性肺疾患（ＣＯＰＤ）、腎不全、多発性硬化症や筋萎縮性側索硬化症（ＡＬＳ）などの神経疾患、終末期の認知症、エイズ、進行して治療ができないマラリアや結核などの感染症にも緩和ケアが有効です[18]。

ここで、世界ホスピス緩和ケア連合（当時は世界緩和ケア連合）とＷＨＯの報告書のデータを見てみましょう（図５－３）。

ＷＨＯの二〇一一年のデータを用いて、終末期に緩和ケアを必要とする成人を疾患別に分類したところ、四割弱が循環器疾患、三割強ががんで死亡したと見られることがわかりました[19]。そして、慢性閉塞性肺疾患が一割、エイズが一割弱を占め、糖尿病や腎疾患、肝硬変、認知症、神経疾患などが続いています。このデータからは、さまざまな病気の患者が緩和ケアを必要としていることがわかります。

こうした病気の終末期に緩和ケアを必要としている人は、子どもを含めると、世界中で年間二〇四〇万人ほどと推定されています[19]。これに患者の家族、また、終末期となる前に緩和ケアを必要とする患者やその家族も含めれば、四〇〇〇万人、あるいは六〇〇〇万人が緩和ケアを必要としていると言われます。また、年齢層で分けると、六〇歳以上が七割を占め、一五歳～五九歳が四分の一、〇歳～一四歳の子どもは六％となっており、必ずしも「緩和ケア＝高齢者のケア」ではない点にも注意が必要です。

また、緩和ケアは多様な療養場所で提供されます。世界ホスピス緩和ケア連合は、緩和ケアの定義の中で、患者へのケアが、自宅、介護施設、入院型ホスピス、病院、外来、あるいはデイケアサービスなど、どこでも提供されると明言しています。[20] 多くは自宅で受けられ、より集中的なケアを必要とする患者には入院施設で提供されることもあります。

### 疾患の早期から積極的治療とともに

これまでにも述べてきたように、緩和ケアは、病気と診断されたときから、病気を治すことを目的とした他の積極的な治療と共に用いられます。つまり、病気の早期の段階から用いられるケアであって、決して病気が進行した後にのみ受けるケアというわけではありません。これは大変重要な点ですので、繰り返し強調したいと思います。

> 緩和ケアの定義（つづき）
> 科学療法、放射線療法といった延命を意図する治療と併せて、病気の早期に適用される

**図５－４　WHOによる緩和ケアの定義の続き**

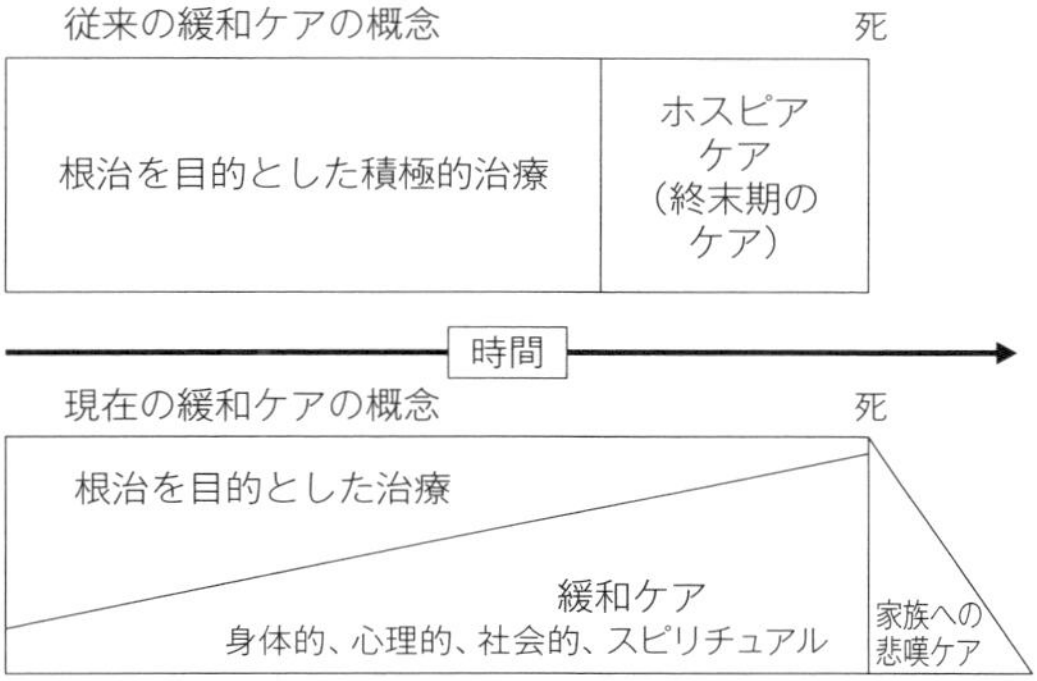


**図５－５　緩和ケアと積極的治療との関係の変化**[21][22]
（注21および22の文献をもとに作成。引用にあたってはRAND Corporationの許諾を得た）

ＷＨＯの定義の続きを見てみましょう（図５－４）。
緩和ケアは、病気の過程において早期に提供されること、化学療法や放射線治療といった積極的治療と併せて提供できること——といった大きな特徴があります。緩和ケアと積極的治療との関係の変化をわかりやすくしたものが、図５－５です。

確かに、緩和ケアの推進にあたっては、国や地域によって、積極的治療の提供レベルが異なること、死や死にゆくことが「タブー」として隠される文化があること——といった課題はあります。しかし、世界ホスピス・緩和ケア連合は、緩和ケアは適切な積極的治療の代わりとなるものではなく、あくまでも、積極的治療と併せて国の医療制度に組み入れる必要があると指

摘しています。[19]

## 3　緩和ケアの歴史

ここで、緩和ケアの歴史について少し触れておきたいと思います。[23][24]

一八世紀以降、ワクチンの開発・普及や上下水道の整備などによって公衆衛生が改善されると、それまでは致死的であった天然痘などの感染症も徐々に制圧されていきました。[25] また、抗生物質の発見により、肺炎や結核といった感染症の治療に大きな効果がもたらされました。それに伴い、二〇世紀半ばには、慢性疾患の治療やリハビリテーションが重要視されるようになりました。これまでも何度かお話したように、この時代には、自宅で亡くなる人が減り病院で亡くなる人が増えていきました。このような社会では、死にゆく人や希望のないケースは医療の敗北を意味するものと捉えられるようになりました。

そのような中、一九四〇～一九五〇年代、欧州や北米の一部の臨床家や研究者らが、死にゆく人のケアの社会的、医療的な側面や、がんの痛みを理解し緩和するさまざまな方法について関心を持ち始めたのです。そして、一九六〇年代初めには、悲嘆ケアや末期がんの在宅医療などに関する研究が行われ、著名な医学誌であるランセット（Lancet）やＢＭＪに重要な論説が掲載されるようになりました。[26][27]

第四章でもお話した、医師で看護師のシシリー・ソンダースが世界で初めて近代ホスピスを開設したのは一九六七年です。ソンダースは、身体的・精神的な苦痛、家庭や仕事などの社会的問題による苦痛、スピリチュアルな苦痛を含む「全人的な痛み」という概念に着目します。また、モルヒネなどの強い医療用麻薬によって中毒になるというのは誤りであり、むしろ、こうした薬を使用して痛みを緩和できた患者は快適で質の高い生を実現できると主張しました。

こうしたソンダースの取り組みや考え方は「ホスピス運動」と呼ばれ、世界各国に広がりました。一九七〇年代以降、痛みについての議論やがんの疼痛緩和の改善を目指す国際的な組織をはじめ、欧州、アジア、南米、アフリカなどでも次々と緩和ケア関連の組織が作られました。

このように、ホスピスという言葉は、英語圏の国々を中心に広く理解され受け入れられました。しかし、フランス語やスペイン語では軽蔑的な響きを持ち(28)、特にフランス語では、「ホスピス」は「日常生活を介助するケア（custodial care）」を意味するといいます。そこで混乱を避けるために、一九七〇年代半ば、フランス語圏であるモントリオール（カナダ）にあるロイヤル・ビクトリア病院の医師が初めて、「緩和ケア」という用語を使いました(29)(30)。そしてこの病院に作られたのが、緩和ケア専門の病棟でした。

一九八〇年代初め頃まで、多くのホスピス・緩和ケアサービスは、終末期のケアとして提供されていました。しかし、がんの早期の段階でホスピスタイプのケアを提供することの重要性が、次第に理解されていきます。緩和医療は、医学の専門分野としても認められるようになります。英国では一九八七年、緩和医療が一般内科のサブスペシャルティ（下位専門分野）として承認されました。以降、アイルランドで一九九五年、香港で一九九八年、ニュージーランドで二〇〇一年、オーストラリアで二〇〇五年、ドイツと米国で二〇〇六年、フランスで二〇〇七年に、基本領域あるいはサブスペシャルティとなりました(31)。

## 日本の診療報酬・法制度の変遷

次に日本の緩和ケアの歴史を見てみましょう(32)(33)。日本における緩和ケアは、第四章「看取りのケア」でお話ししたように、終末期の患者へのチームアプローチに端を発したホスピス運動から発展しました。

このようなホスピスケアが公的医療制度に組み込まれたのは、一九九〇年になってからです。その主なポイントは、(1)主にがんやエイズを対象としていること、(2)疾患末期から疾患診断時に対象が拡大したこと、です。

表5－1　緩和ケアに関する主な診療報酬改定項目や法制度の変遷(34)(35)(36)(37)

| 年月 | 主な関連診療報酬設定、法制度 |
|---|---|
| 1990年 | 緩和ケア病棟入院料…① |
| 2002年 | 緩和ケア診療加算…② |
| 2006年 | がん対策推進法成立 |
| 2007年 | がん対策基本推進基本計画（第1期）策定…③ |
| 2008年 | 緩和ケア病棟入院料算定の対象患者から「末期」条件を削除<br>緩和ケア診療加算算定の条件に、薬剤師の配置を追加<br>がん性疼痛緩和指導管理料<br>（以上3項目）…④ |
| 2010年 | がん患者カウンセリング料 |
| 2012年 | 有床診療所緩和ケア診療加算<br>外来緩和ケア管理料<br>がん性疼痛緩和指導料、緩和ケア診療加算、外来緩和ケア管理料に小児加算…⑤<br>がん対策推進基本計画（第2期）策定…⑥ |
| 2014年 | がん患者カウンセリング料ががん患者指導管理料に名称変更、算定要件を三つに分類 |
| 2016年 | 在宅緩和ケア充実診療所・病院加算…⑦<br>緩和ケア病棟入院料に緊急入院初期加算 |

（注34、35、36、37、38、42、43、45の文献などから作成）

表5－1を見てください。一九九〇年、診療報酬に緩和ケア病棟入院料が新設されました（表5－1の①）。二〇〇二年には、一般病床の入院患者に緩和ケアチームが診療を行った場合に算定される「緩和ケア診療加算」が新設されました(38)(39)（表5－1の②）。

ところが、これらの診療報酬算定に使われる施設基準ではケアの質的な基準が保証されておらず、ケアの質の低下が危惧されるようになったことや(40)、必ずしも治療の早期から積極的治療と併せて緩和ケアが提供されていない(41)、といった課題が指摘されました。そこで、国の「がん対策推進基本計画」に、重点的に取り組むべき課題として、治療の初期段階から緩和ケアを実施することが明記されました（表5－1の③）。具体的には、患者とその家族が、可能な限り質の高い療養生活を送ることができるよう、治療の初期段階からの緩和ケアの切れ目ない提供、専門性の高い医療従事者の育成などの必要性が盛り込まれました(41)。そして、一〇年以内にがん診療に携わるすべての医師が研修などによって緩和ケアの基本的な知識を習得することが目標に掲げられました。

この基本計画を受け、二〇〇八年度の診療報酬改定では、それまで、「末期」の患者を対象としていた緩和ケア病棟入院料の施設基準から「末期」という言葉を削除し、「主として苦痛の緩和を必要とする悪性腫瘍及び後天性免疫不全症候群の患者」に変更されました(15)（表5－1の④）。また、新たに「がん性疼痛緩和指導管理料」を設定し、入院、外来、在宅などさまざまな診療場面で緩和ケアを必要とする患者を対象に算定できるようにしました(42)。

二〇一二年には、子どもに特化した緩和ケアへの配慮が診療報酬にも反映されました（表5－1の⑤）。がん性疼痛緩和指導料、緩和ケア診療加算、外来緩和ケア管理料に小児加算が設けられたのです(43)。同じ年、新たながん対策推進基本計画が策定され、治療の初期段階よりもさらに前の段階、すなわち「がんと診断された時から」の緩和ケアの推進が掲げられました(13)（表5－1の⑥）。この計画の中でも、五年以内にがん診療にかかわるすべての医療従事者が基本的な緩和ケアを理解し、知識と技術を習得すること、特に拠点病院では、すべてのがん診療に関わる医師が緩和ケア研修を修了することが目標に掲げられました(44)。最新の二〇一六年度の診療報酬改定では、緩和ケアの経験や緊急往診、看取りの実績がある診療所や病院に対して、各種の「在宅緩和ケア充実診療所・病院加算」が新たに設けられました(45)（表5－1の⑦）。

## 4　日本における緩和ケアの現状

### ランキングで見る緩和ケアの提供レベル

次に、日本の緩和ケアの現状を概観したいと思います。まずは、記事5－1を見てみましょう。

この記事は、日本の緩和ケアの質や普及状況が一定の評価を受けているというものです。調査によると、八〇カ国中一四位で、前回二〇一〇年の二三位（四〇カ国中）から随分とランクアップしました(46)。順位が上がった理由として、二〇一二年に策定された新たながん対策推進基本計画の中で、がんと診断されたときから患者とその家族の精神心理的苦痛を含む全人的ケアの提供が盛り込まれたこと、小児科医向けの緩和ケア教育プログラムが始動したことなどが

緩和ケア・終末期医療の質

# 日本14位に上昇

## がん対策 見直し評価

英誌「エコノミスト」の調査機関は19日までに、緩和ケアや終末期医療の質や普及状況に基づく80カ国・地域の「死の質」ランキングを発表した。日本は14位で、政府のがん対策見直しなどが評価され、前回2010年の23位から上昇した。1位は前回に続いて英国。最下位はイラクだった。

ロンドンを拠点とする「エコノミスト・インテリジェンス・ユニット」が、各国のデータや専門家への聞き取りに基づき、ケアの質、医療・介護職の豊富さ、患者の費用負担など5つの領域について数値化した。

日本は12年度から5年間のがん対策推進基本計画で、精神的な苦痛を含めた早期からの緩和ケアが盛り込まれた点がプラス要因となった。5領域では、緩和ケアに対する国民の意識やボランティアの参加を測った「コミュニティーの関与度」で5位と順位が高かった。

一方で、緩和ケアの主な対象ががん患者で、他の病気では不十分なことや、痛み止めのモルヒネの使用が世界の中でも少ないことがマイナス要因として挙げられた。

総合順位で2位はオーストラリア、3位はニュージーランド。アジアでは台湾が6位、韓国18位、中国71位などだった。

国・地域別「死の質」ランキング

| | |
|---|---|
| 1 | 英国 |
| 2 | オーストラリア |
| 3 | ニュージーランド |
| 4 | アイルランド |
| 5 | ベルギー |
| ⋮ | ⋮ |
| 9 | 米国 |
| 14 | 日本 |
| 16 | スウェーデン |
| 18 | 韓国 |
| 71 | 中国 |
| 80 | イラク |

※エコノミスト・インテリジェンス・ユニット調べ

記事5-1　2015年10月19日付
日本経済新聞夕刊

＊記事中のランキングはThe Economist Intelligence Unit, The 2015 Quality of Death Index: Ranking palliative care across the worldによる。

挙げられました。ちなみに、この調査で二〇一〇年、二〇一五年ともに一位となったのは、英国です。その理由は、慈善資金によって支えられている活発なホスピス活動、緩和ケアと終末期医療の両方が国家戦略の一部となっていること、各地域でホスピスケアが医療制度の中に取り入れられていること——などでした(47)。

また、世界緩和ケア連合の調査でも、日本の提供レベルは、二三四カ国・地域を六つのレベルに分けた中で、最も高いレベルに位置付けられています(19)。

### 緩和ケアの提供体制

緩和ケアは、入院や通院している医療機関のほか、自宅でも受けられるようになっています。日本では、主にがん患者を対象に緩和ケアが提供されているので、ここでは、がん患者の場合を想定してお話したいと思います(48)。

一般病棟でがんの治療と並行して緩和ケアを受ける場合、主に緩和ケアチームがケアを担当します。診療報酬算定に必要な施設基準によると、緩和ケアチームとは、①身体症状の緩和を担当する医師、②精神症状の緩和を担当する医師、③看護師、④薬剤師、の四人で構成される専従のチームです。また、日本緩和医療学会は、チームに常勤医師が一人以上配置されている、患者の身体的・心理的・社会的・スピリチュアルな苦痛を包括的に評価し、必要に応じて疼痛・身体症状の緩和、および、精神症状の緩和に関する専門家と協力する体制がある、という二要件を満たす場合に緩和ケアチームとする、としています。[49] 実際には、これらの専門家のほかにも、ソーシャルワーカーや心理士、栄養士、リハビリテーション担当などさまざまな職種の人たちが関わっています。こうしたチームは、国が指定する都道府県がん診療連携拠点病院や地域がん診療連携拠点病院、都道府県が独自に指定する拠点病院などさまざまな医療機関で作られています。[32][50] 拠点病院とは、専門的ながん医療の提供、地域のがん診療の連携協力体制の構築、がん患者に対する相談支援などを行う、国や都道府県がんセンターや大学病院などを指します。

また、このような緩和ケアチームによるケアを、入院せずに、通院して外来で受けることもできます。二〇一二年、外来緩和ケア管理料が新設され、緩和ケアチームが外来で緩和ケアを提供した場合に診療報酬が支払われるようになりました。

そして、これまでにもお話した緩和ケア病棟では、がんの進行に伴うさまざまな症状があり、病気を治す目的の治療が難しい患者や、そうした治療を希望しない患者が主に入院してケアを受けています。診療報酬算定に必要な施設基準によると、患者の家族の控室、患者専用の台所、面談室、談話室を備えていることが要件となっています。[51] また、自宅で緩和ケアを受けている患者が緊急時に緩和ケア病棟に入院できることも、診療報酬上の評価が行われています。自宅で療養している患者の介護者の休息を目的にした、短期間のレスパイト入院も行われています。

これらの緩和ケアチーム、緩和ケア外来、緩和ケア病棟などを統合する医療機関内の組織が、「緩和ケアセンター」です。[52] 国の検討会の提言を踏まえて出された「がん診療連携拠点病院等の整備に関する指針」において、全国四九カ所の都道府県がん診療連携拠点病院に整備が求められました。[53] このセンターには、定期的ながん看護カウンセリングの実施、緊急入院体制の整備、地域の病院や在宅医療支援診療所・緩和ケア病棟等の連携強化、専従の組織管理者（看護師）の配置、といった特徴があります。

さらに、主に病院で受けられるケアに加えて、自宅や介護施設などで受けられる在宅緩和ケアもあります。在宅緩和ケアは、訪問診療を行う医師、訪問看護師、ケアマネジャー、ホームヘルパーらが連携して患者とその家族を支えるケアです。症状の緩和に必要なほとんどの治療や処置は、在宅でも行うことが可能です。[54] このような場合でも、病院との関係がなくなるわけではありません。病院の担当医や緩和ケアチームが、地域の訪問診療を行う医師と連携して、助言や治療を行うこともできます。

これまでお話したように、緩和ケアは診断時から提供されるケアであり、一般病棟や緩和ケア外来で、がん治療と並行して提供されます。その際は、緩和ケアチームが、担当医らと協力してケアを提供します。一方、緩和ケア病棟は、日本ではホスピスと解釈されることが多くなっています。実際、緩和ケア病棟退院患者のうち、死亡退院が占める割合の平均は八割となっています。[32] こうしたデータからは、施設基準から「末期」という言葉が削除されたにもかかわらず、実際には末期に近い患者が入院しているということが窺えます。

本章では、緩和ケアは、以前は「末期」のがん患者を対象にしていたものの、今日は上記のようにがんに限らず診断時から提供されるケアである、と述べました。しかし、現在でもかつての意味で使われることがあり、「緩和ケア病棟」も、そうした意味で使われていると言えるでしょう。『生命倫理事典』の「ホスピス」の項目で、健康保険が適用される緩和ケア病棟がホスピスとみなされていることも、この点を物語っています。[55][56] 緩和ケア病棟が、短期間のレスパイト入院や最期を過ごす場として重要な位置づけにあることは言うまでもありません。しかし、緩和ケア自体は終末期のケアに限らないということを、今一度強調したいと思います。

## 緩和ケアの課題[57]

日本ホスピス・緩和ケア研究振興財団の遺族調査（二〇一〇〜二〇一一年）によると、緩和ケア病棟と在宅で亡く

7割に何らかの
未充足要件がある

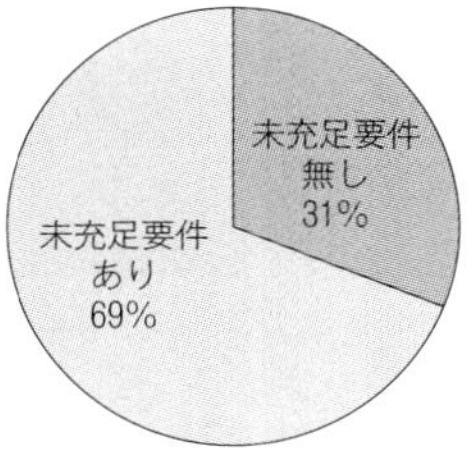


図5-6　緩和ケアチームの医師配置要件の充足状況

表5-2　緩和ケアチームの医師配置要件の充足状況

| 要件 | | 充足 | 未充足 |
|---|---|---|---|
| 緩和ケアチームに配置する身体症状緩和医が、「常勤」であること | 原則必須 | 94.1% | 5.9% |
| 緩和ケアチームに配置する身体症状緩和医が、「専従」であること | 対応することが望ましい | 47.1% | 52.9% |
| 緩和ケアチームに配置する精神症状緩和医が、「専任」であること | 対応することが望ましい | 58.8% | 41.2% |
| 緩和ケアチームに配置する精神症状緩和医が、「常勤」であること | 対応することが望ましい | 78.4% | 21.6% |

なったがん患者の遺族の九割超が、受けた医療全般に満足していました[58]。このような遺族調査はもとより、世界的に見ても一定程度の提供レベルであると評価されている日本の緩和ケアですが、いくつかの課題も指摘されています。

一つ目は、がん診療連携拠点病院における専門的緩和ケアの提供体制が十分ではないという指摘です。現状では、すべての拠点病院の緩和ケアチームにおいて高い専門性を持った医師を確保することが難しいこと、看護師や相談員などの人材が適正に配置されていないことがこのような指摘の背景にあります[59]。総務省による厚労省への勧告（二〇一六年九月）の中で明らかになった調査結果を見てみましょう（図5-6および表5-2）。

調査結果によると、調査対象の五一拠点病院のうち、緩和ケアチームの医師の配置四要件をすべて満たしている拠点病院はおよそ三割（一六カ所）でした。残りの七割近くは、いずれかの要件を満たしていないという状況でした[60][61]。医師の専従、あるいは専任という要件の充足割合が比較的低いことも示されています。また、緩和ケアセンターの役割が病院内で共有されておらず、十分に機能していないという指摘もあります[62]。

こうした状況は、病院間の実績格差にもつながります。前述の総務省の調査で拠点病院の緩和ケアチームが新たに扱った年間の診療症例件数を調べたところ、一二症例から四七八症例までと幅広いことがわかりました。年間のがん患者総数が同程度の施設で比較しても、診療件数にばらつきがみられました。緩和ケア外来の年間受診者（延べ数）でも同様にばらつきがみられました。年間外来がん患

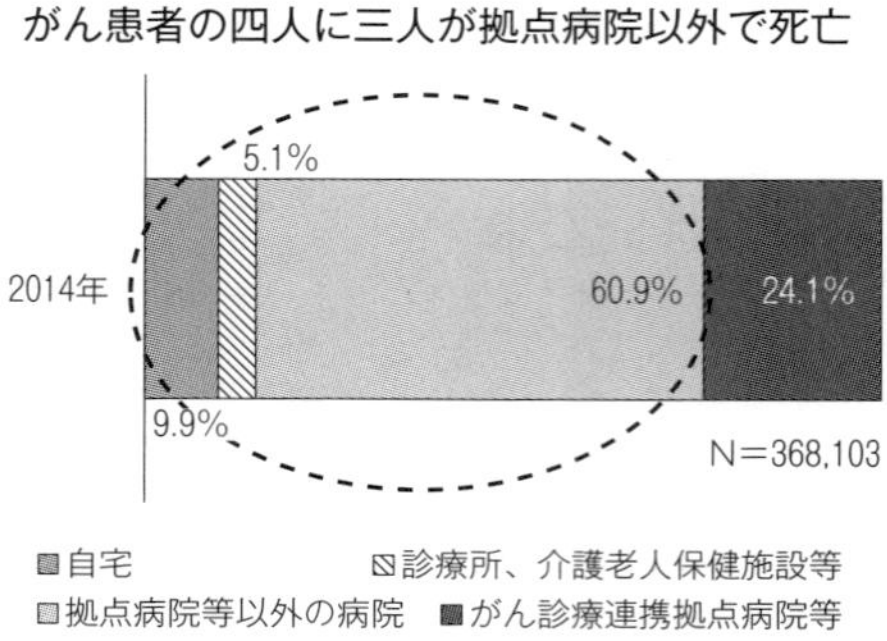


図5－7　がん患者の看取りの場所

者（延べ数）が二〇万人を超える規模の病院でも、緩和ケア外来の受診者が非常に少ないケースもみられました。

二つ目は、がん診療にかかわる医療従事者への教育が不十分という指摘です。総務省の調査では、緩和ケア研修を修了したのは、拠点病院の主治医や担当医、また拠点病院と連携している地域の病院や診療所の主治医・担当医ともに、半数強にとどまっていました。図5－7にあるように、がん患者のうち、四人に三人が拠点病院以外で亡くなっていることを考えると、拠点病院の医師もそれ以外の医師も、今後一層の教育研修が重要です[63]。一方、一般病院でも、二〇一四年一〇月一日時点で緩和ケア病棟があるのは五％程度、緩和ケアチームがあるのは一割強でした。一般病院で提供される緩和ケアの内容については十分に把握されていないのが現状です。拠点病院と緩和ケア病棟や在宅施設の間にある慢性期の病院では、緩和ケアがどの程度提供されているのかわからないという指摘もあります[64]。

三つ目は、拠点病院と地域の医療機関の連携不足があります。地域での緩和ケアを担う医師、歯科医師、薬剤師、訪問看護師ら医療従事者、社会福祉・介護従事者などが十分に足りていないということもあります。情報や人員が不足していることから、診療やケアの質を十分に担保できていないことが指摘されています[65]。地域の担い手が少なければ、自宅で緩和ケアを受けたいという患者の希望を生かすことができない場合も出てきます。

四つ目は、患者の精神的な症状、情緒的・心理的・スピリチュアルな問題にどの程度対処できているのか、ということです。これらの実態調査は日本や諸外国でもいくつか行われています[66]。日本国内でも、がん医療における心理的・精神医学的支援を担う専門医である精神腫瘍医やがん看護専門看護師、緩和ケアやがん看護領域の認定看護師、学校や病院などに属して宗教活動を行う聖職者「チャプレン」や医療機関や福祉施設などで心のケアにあたる宗教者

「臨床宗教師」、仏教僧侶である「ビハーラ僧」などが活躍しています。[67][68][69][70] また、病院の外でのサポートも始まっています。二〇一六年一〇月、東京都内で、がん患者と家族や友人らが自由に訪れ語り合い、無料で相談できる施設「マギーズ東京」がオープンしました。[71] また、東京都新宿区にある「暮らしの保健室」では、がん患者やその家族からの相談をはじめ、暮らしや医療、介護、健康に関するさまざまな相談に応じています。[72] このような取り組みが進む中、国も二〇一七年度から、がんで死亡した人の遺族を対象に、緩和ケアを含む終末期の治療やケアの実態を把握するための大規模調査を行うことにしています。[73] 調査内容はこれから検討されるようですが、患者やその家族の「つらさ」などへの心のケアがどこでどの程度行われているのか、それが適切に行われているのかといった点も含めて詳細な実態把握を行うとともに、どこでどのような情緒的・心理的・スピリチュアルな支援を受けられるのかについて、一般市民により一層周知する必要があると思います。

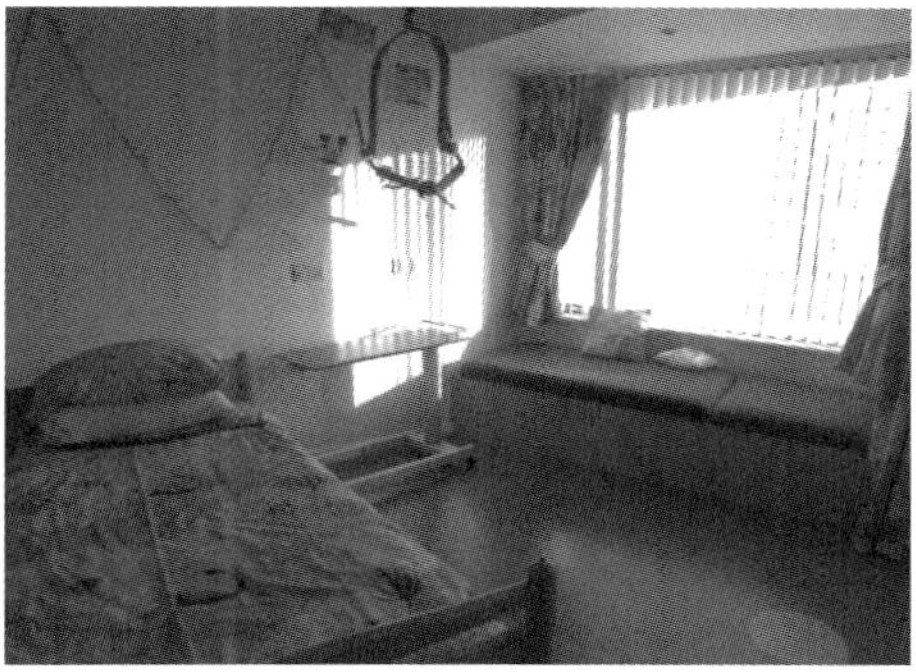

写真５-１　子どものホスピス「Tŷ Hafan（ティ・ハヴァン、海辺の家）」の子どもの部屋
（ウェールズ・カーディフにて、2012年1月13日。撮影＝田中美穂、協力＝馬場恵氏）

## 5　子どもへの緩和ケア[74]

先にもお話ししましたように、緩和ケアは、高齢者や成人患者へのケアだけにとどまりません。ここでは子どもを対象にしたケアについてもお話ししたいと思います。

ところで、みなさんは、二〇一一年に英国王室のウィリアム王子と結婚したキャサリン妃をご存知かと思います。実はこのキャサリン妃は、子どものホスピスの支援者であり、毎年五月に英国で開催されている「子どものホスピス週間」への参加を広く一般に呼びかけるなど、子どものホスピスを支援しています。[75][76] 英国では、一九八二年、オックスフォードに世界初の子どものホスピスが作られたのを皮切りに、五三カ所（UK全体）のホスピスが主に慈善団体によって運営されています[77]。

子どものホスピスは、子どもとその家族が心穏やかに、そして、楽しく、ゆったりと過ごせるよう、明るい色調やかわいい飾りでまとめられています。例えば写真5－1は、病気の子どもが過ごす部屋です。そのほか、リハビリや遊びに使われる部屋、相談や話し合いをするための部屋、音楽療法が行われる部屋などがあります。


**命を制限する、また、命を脅かす疾患を有する子どもへの緩和ケア**

診断あるいは認識された時点に始まり、子どもの死後も提供される積極的でトータルなアプローチ

身体的・情緒的・社会的・スピリチュアルな要素を含み、子どものQOL向上と家族支援に焦点をあてるケア

苦痛をもたらす症状の管理、レスパイトケア（一時休息）の提供、看取りや死後のケアも含まれる

**図5－8　英国小児緩和ケア協会と英国小児科学会の定義**[78][79]

## 子どもの緩和ケアの特徴

こうした子どものホスピスをはじめ、病院や自宅で提供される子どもへの緩和ケアは、成人の場合と同様、必ずしも末期のケアに限られるわけではありません。子どもへの緩和ケアは、図5－8のように定義されています。

これは、英国小児緩和ケア協会と英国小児科学会が一九九七年、学会として世界で初めて示した定義です[80]。翌年にはWHO、二〇〇〇年に米国小児科学会も同じような趣旨の定義や声明を公表しています[81]。図5－2の成人の定義と比べても、その精神はほぼ同じだと言えます。子どもの緩和ケアの主な特徴としては、主に⑴疾患の幅広さ、⑵多様なケア——があります。この二点を次にお話しします。

### ⑴対象疾患の幅広さ

第一に、子どもの場合は、緩和ケアの提供が適切と考えられる病気が幅広いという点があります。表5－3を見てみましょう。この疾患分類は英国で作られたものですが、日本の論文等を始め国際的にも広く用いられています[80][82]。

表5－3　子どもの緩和ケアの提供が適切と考えられる疾患の分類(78)(79)

| カテゴリー | 状態 | 病気の例 |
|---|---|---|
| 1 | 治癒的治療が実行できるが、失敗する可能性のある、生命を脅かす疾患 | ・がん<br>・回復不可能な心臓、肝臓、腎臓の臓器損傷 |
| 2 | 早期の死が避けられない疾患 | ・嚢胞性繊維症<br>・デュシェンヌ型筋ジストロフィー |
| 3 | 治癒的治療の選択肢のない進行性疾患 | ・バッテン病<br>・ムコ多糖症 |
| 4 | 重度の障害による、進行性ではないが不可逆的な疾患で、合併症に感染しやすく早期の死の可能性がある | ・重度の脳性まひ<br>・脳や脊椎損傷による障害<br>・複雑な医療ニーズがある<br>・予測不可能な生命を脅かす事象や症状が発現するリスクが高い |

実際に世界でどれくらいの子どもたちが緩和ケアを必要としているかというと、およそ一二〇万人と推定されています(19)。疾患別に内訳をみましょう(図5‐9)。図5‐3の成人の場合と異なり、がんは一〇人に一人以下で、どちらかというと少ないことがわかります。そして、先天性疾患や新生児疾患、栄養障害、エイズ、循環器疾患、内分泌・血液・免疫疾患など多岐にわたっています。このような疾患の多くは、極めて稀で子ども特有の疾患です。これらの疾患に関しては、経過が疾患ごとに異なること、国や地域によって医療技術の進歩の度合い、文化や社会状況が異なること、病気によっては状態が急激に変化することから、予後の予測が難しいと言われています(83)。

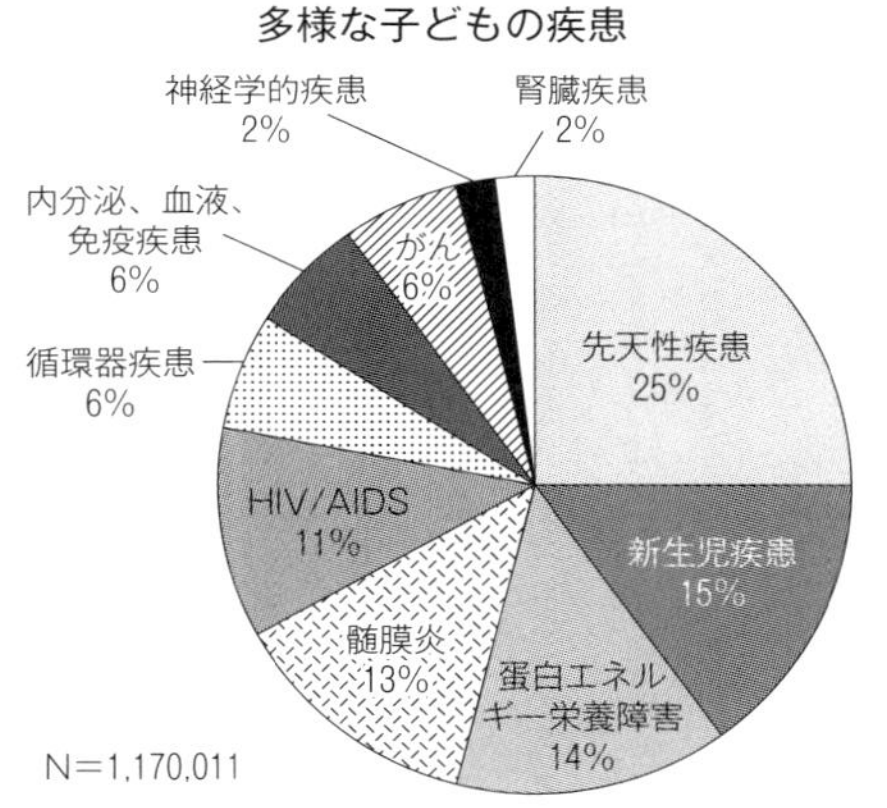


図5－9　疾患別に見た終末期緩和ケアが必要な子ども（0～14歳以下）の割合（2011年）(19)

図5‐9は世界全体のデータですが、例えば、先進国である英国のデータを見てみましょう。二〇〇八年に小児緩和ケアに関する国家戦略を策定し、研究や統計データを蓄積してきた英国では、緩和ケアが必要な子ども（〇～一九歳）は、子どもの人口一万人中一四・五人と推定されています(84)(85)(86)。先天性奇形・変形・染

色体異常が最も多くおよそ四・五人に一人、神経系疾患と新生物がそれぞれ五人に一人、周産期に起因する疾患と循環器系疾患がそれぞれ一〇人に一人、内分泌・栄養・代謝疾患が一七人に一人程度となっています。[86]

### (2)多様なケア

第二に、子ども特有の多様なケアが求められるという点があります。大人のケアの場合も、医療や福祉などさまざまな職種がかかわっていますが、子どもの場合は、さらに多くの職種との連携が必要です。例えば英国の場合、子ども専門病院、子どもとその家族が暮らす地域の病院、家庭医、子どものホスピス、小児緩和ケア専門・小児がん専門の地域看護チーム、慈善団体、学校、行政などがかかわります。[84][87][88]

大人のケアと同様、子どもの緩和ケアには、さまざまな身体的・精神的苦痛の緩和や家族サポートが含まれます。大人のケアと異なるのは、家族サポートでは、子どもの親、きょうだい、祖父母など大人の場合よりもさらに多くの家族支援も重視されるということです。とりわけ、子どものきょうだいへの影響は複雑で深刻な場合もあり、子どもが発病した段階から行われることが望ましいと指摘されています。[89]

そして、子どもを一時的に家庭内やホスピスなどの施設で預かり、家族が一時的に休息を取れるようにするレスパイトケア（一時休息支援）も含まれます。一時休息支援には、子ども自身も家族と離れて過ごすことによって気分転換を図るという意味もあるようです。もちろん、病気の子どもと家族が一緒にゆったりと過ごすこともできます。こうしたケアは、ホスピスや慈善団体によって提供されます。

さらに、緩和ケアが提供される期間も病気や状態によってさまざまで、最期の数日、数カ月、そして何年にも渡ることもあります。[78]同じ子どもへのケアでも、年月が経つと子どもの心身が発達するため、発達に応じたケアが必要になります。[90]また、一口に子どもといっても、乳児と思春期の子どもへのケアは異なります。

## 日本の現状

ここで、子どもの緩和ケアについての日本の状況を概観したいと思います。

命の限られた疾患を持つ子どもの数ははっきりとはわかりませんが、国内に二万人以上いるという見方もあります[91]。前に述べた、ＷＨＯと世界緩和ケア連合の調査などによると、日本の子どもへの緩和ケアの提供レベルは四段階で下から二番目に位置付けられています[19][92]。また、国際子どもの緩和ケアネットワークが作成した提供レベルの評価マップ（二〇一七年三月現在）によると、五段階の中間であるレベル三「局所的な、子どもの緩和ケアの提供や利用できる教育訓練がある」に位置づけられています[93]。子どもへの緩和ケアは一般的にも認知されつつありますが、一般の病院ではなじみが薄く、「自分たちとは関係ない」と考えている小児科医も少なくないと言われます[94]。このように、まだ日本では緩和ケアが必要な子どもたちに十分に適切なケアを提供できている状況ではありませんが、近年は少しずつ変化が見られます。

二〇〇八年、子ども専門の緩和ケアチームが日本で初めて、神奈川県立こども医療センターに作られました[95]。その後、静岡県立こども病院などいくつかの医療機関に作られています[96]。また、二〇一〇年以降、小児科医向けの緩和ケア教育プログラムや、拠点病院などの緩和ケアチーム向けに子どもの緩和ケア教育プログラムが提供されています[97][98]。二〇一一年には、小児がんの子どもの緩和ケアのガイドラインが作られました[99]。このガイドラインは、緩和ケアとはどういうものか、子どもやその家族、子どもを支える人たちに向けてわかりやすく、やさしく書かれています。

その後、二〇一二年に策定されたがん対策推進基本計画において、小児がん対策を講じる必要性が規定されました[13]（表５－１の⑥）。この中で取り組むべき施策として、緩和ケアを含む、医療のさまざまな分野の専門家による集学的医療の提供が明記されました。国の施策の方向性が示されたという意味では、子どもへの緩和ケアの提供体制の整備はもとより、一般市民の理解が進むことも期待されます。

さらに、子どもとその家族のための一時休息支援や体験型プログラムを提供する施設や団体の取り組みが、全国で

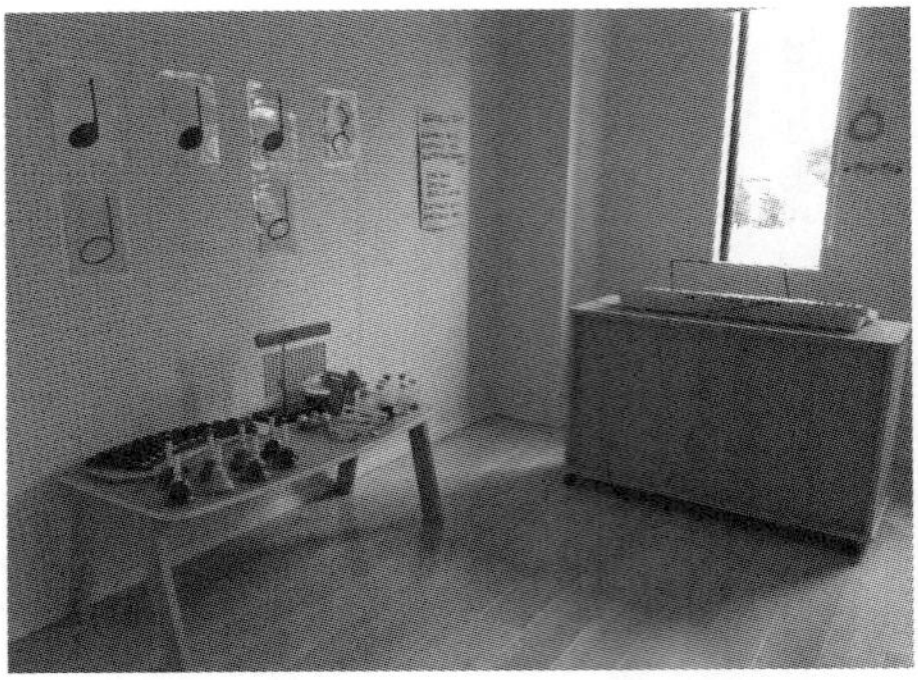

**写真5－2　施設内に作られた音楽室**
（国立成育医療研究センターもみじの家にて、2016年11月10日。撮影＝田中美穂）

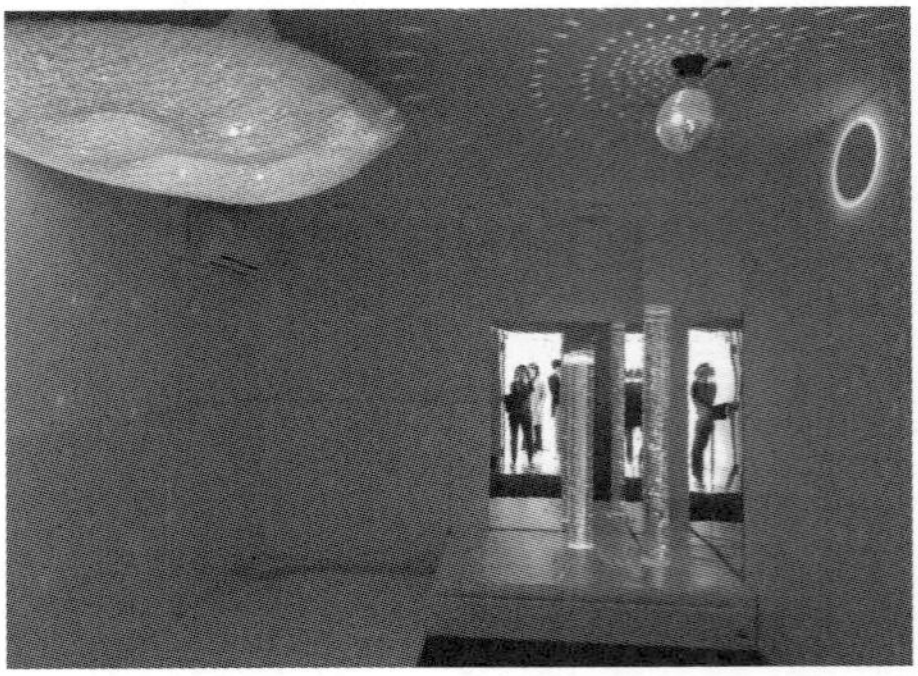

**写真5－3　子どもたちのリラクゼーションに関わること全般に使われる「センサリールーム（感覚の部屋）」**
（国立成育医療研究センターもみじの家にて、2016年11月10日。撮影＝田中美穂）

広がりつつあります。こうした取り組みは、ホスピスという名称を使っている場合と使っていない場合があります。
また、病院内、あるいは病院の敷地内に開設された施設以外にも、医療・福祉施設ではなく地域に作られたものもあります。医療・介護・福祉の資格を持ったケアスタッフが子どもとその家族に対応したり、周辺医療機関と連携して医療的なバックアップを行ったり、さまざまな形があります。これまでの研究論文や新聞記事を調べると、主に次のような施設や取り組みが明らかになっています[100]。写真5－2と5－3は、このうち国立成育医療研究センター「もみじの家」の様子です。

・うりずん（宇都宮市）

・奈良親子レスパイトハウス（奈良市）
・海のみえる森（神奈川県大磯町）
・淀川キリスト教病院こどもホスピス病院（大阪市）
・そらぷちキッズキャンプ（北海道滝川市）
・あおぞら共和国～みんなのふるさと「夢」プロジェクト～（山梨県北杜市）
・ＴＳＵＲＵＭＩ　こどもホスピス（大阪市）
・国立成育医療研究センターもみじの家（世田谷区）
・チャイルド・ケモ・ハウス（神戸市）
・福岡子どもホスピスプロジェクト（福岡市）
・よこはまこどもホスピスプロジェクト（横浜市、二〇二〇年開設予定）

## 6　緩和ケアへの理解促進に向けて

本章の締めくくりにあたって、次の二点を強調したいと思います。

一つは、緩和ケアの提供体制を整備することの重要性です。これは、主に法律や国の制度に関わる話です。これまでお話してきたように、年月を経て徐々に整えられつつありますが、人員不足やケアの質の確保をめぐる課題も指摘されています。子どもの緩和ケアについても、診療報酬に小児加算が新設され、少しずつ制度が整えられています。こうした歩みを一層進めることに加え、医療現場で指摘されているさまざまな課題をどのように克服するか、患者とその家族を支える個々の医療機関や医療従事者らをどのように支援するか、国の検討会などで十分に議論されることが期待されます。

もう一つは、緩和ケアに関する一般市民の理解と意識を高める啓発活動の大切さです。冒頭でお話したように、緩和ケアを正しく理解している人は必ずしも多くありません。痛みの緩和に使うモルヒネなどの医療用麻薬への誤解が一定程度あるからです。何か象徴的なエピソードがテレビや新聞、雑誌などの記事で取り上げられると、間違った情報や不安をあおる情報などが発信され、人々の不安をかきたてます。また、緩和ケアは病気の早期の段階から用いられるケアであって、決して病気が進行してから最後の最後に受けるケアというわけではありません。市民が間違った情報に振り回されないよう、国やマスコミによる一般市民への啓発の努力が必要だと考えます。そして、市民の側も、正しい情報を得て理解することが求められます。そのためには、例えば、自治体や大学、学術団体等が主催する市民向けのセミナーやシンポジウムに参加したり、近年増えている大規模オンライン講座に登録して学んだりすることもできます。

比較的大規模な啓発活動として、例えば、第四章の看取りのケアでもお話しましたが、毎年一〇月の第二土曜日には、世界ホスピス緩和ケアデーが世界的に開催されます。日本国内でも、この日を最終日とする一週間を「ホスピス緩和ケア週間」として、全国各地の医療機関などで、緩和ケアに関する講演会や相談会、病棟見学会など、緩和ケアの普及啓発が行われています。二〇一六年は全国で一二四のイベントが行われ、七〇〇〇人を超える参加があったそうです。[101]これだけ多くの人たちの関心があるのですから、こうしたイベントの存在を知らなかった人たちの中にも緩和ケアに関心を持っている人はたくさんいるのではないかと思います。普及啓発の取り組みを一般の人々、とりわけ潜在的に関心のある人々に対してどのように行うか、という課題もあります。

子どもへの緩和ケアの普及啓発も併せて考える必要があると思います。子どもの緩和ケアはその重要性が指摘されていますが、ケアの対象となる子どもの数が成人の場合に比べてずっと少ないという理由もあり、その重要性が社会の理解を十分に得られているとは言えない状況です。そのため、訪問サービスや一時休息支援など、子どもたちが希望の場所で家族と過ごすためのケアが足りない状況が続いています。また、病気を患う子どものきょうだいへのケアも十分とは言えない状況です。これらの点は、日本だけで指摘されているわけではなく、日本よりも緩和ケアの提供レベルが比較的高いとされる米国や、日本と同程度とされるスウェーデンでも、同じような課題があることが指摘されています(102)(103)(104)。

このような状況において、どのような取り組みが考えられるでしょうか。例えば英国では、毎年五月に「子どものホスピス週間」が開催されます。ロイヤルファミリーも参加する知名度の高い催しで、子どものホスピスが中心となり、重大な疾患を患う子どもたちとその家族、彼らを支援する緩和ケアサービスへの理解と募金を呼びかけています(105)。こうした取り組みも参考にして、日本国内でも普及啓発のための取り組みを考える必要がありそうです。

# Ⅱ　終の選択をめぐる現状と課題

# 第六章　死をめぐる患者の選択

## 1　記事に見られる「安楽死」「尊厳死」「自殺幇助」

二〇一六年九月、ブラジルのリオデジャネイロで開かれたパラリンピックで、一人のベルギー人選手が大きな話題となりました。

記事6-1を見てみましょう。報道によると、このベルギー人選手は、子どものころから、筋力が衰える進行性の病気を患っていました。身体的苦痛や発作への恐怖に苦しみ、二〇〇八年、医師による薬物投与などで「安楽死」をするという書類に署名しました。リオパラリンピックの期間中に彼女がこのことを明らかにしたところ、このパラリンピックが終わったら安楽死するというニュースが一部で流れたのです(1)。ベルギー人選手はこの報道を否定し、今すぐというわけではなく苦痛に耐えられなくなった時に安楽死を選ぶと話しています。この新聞記事は、ベルギー人選手が選んだ選択肢を「安楽死」と報じています。

ここで、もう一つ、世界中で大論争となったニュースを見てみましょう（記事6-2）。米国人のブリタニー・メイ

Rio to Tokyo 2016 PARALYMPICS 21

## 安楽死報道で考えた

障害者の姿を過度に感動的に取り上げることは「感動ポルノ」とも呼ばれ、日本でも物議を醸している。ベルギー人の女性車いす陸上選手が11日、異例の記者会見を開いてたしなめた。筋力が衰える進行性の脊髄の病気があるマリーケ・フェルフールト(37)だ。

彼女は、今大会直後に安楽死する――。事の発端は、数日前、そう伝えた欧州メディアの報道だ。その直後、人生最後の大会にかける彼女の姿を伝えようと、各国のメディアから取材の申し込みが殺到したことから会見で説明したかったという。集まった約40人の記者とカメラマンを前に、笑顔で語った。「リオ後に安楽死するという報道は間違いです」

14歳のころに発症。時には泣き叫びたいほどの痛さと闘い続けてきた彼女は、2008年に3人の医師の判断を経て合法的に安楽死をする書類を準備した。安楽死という選択肢があることを知ってもらいたい思いはあるが、すぐにでも死のうとしているという報道のされ方には抵抗感があった。大会後は、残りの人生を家族、友人と楽しみ、苦痛に耐えられなくなった際に安楽死を選ぶという。10日の400㍍で銀メダルを獲得、17日には100㍍に出場する。「私はまだメダリストとして、生きることを楽しみたい。20年には観客として日本に行きたい」

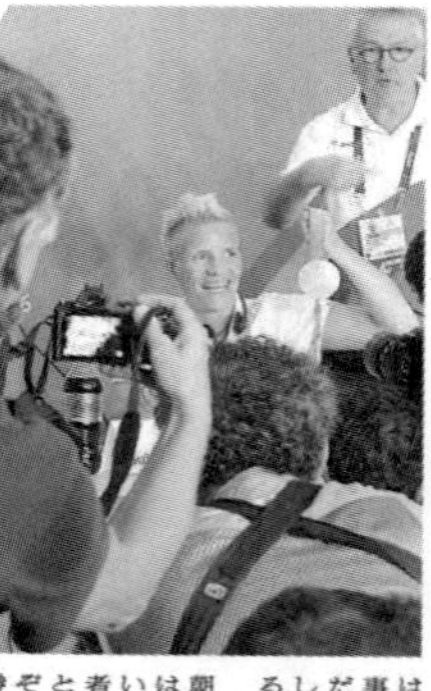

会見で報道陣に説明するマリーケ・フェルフールト（中央）

困難を乗り越えて挑戦する選手らの姿を伝えることは、スポーツ報道の大切な要素だ。ただ、障害者スポーツでは、読者に伝わりやすく、記事に仕立てやすい障害の部分だけを、ことさら取り上げてしまう自分に気づくことがある。

4年後の東京開催を前に、朝日新聞を含めた各メディアは、リオ大会を手厚く報じている。パラリンピックで障害者を取り巻く状況を伝えることは大切だ。その上で、それぞれがどんな知恵と心構えで勝負に挑んでいるのかを的確に報じたいと思う。大げさでショックな話にしなくても、フェルフールトの状況の深刻さは伝わる。今回の出来事は、そのことを冷静に考えるいい機会になった。

（後藤太輔）

記事6－1　2016年9月13日付
朝日新聞朝刊

ナードさん（当時二九歳）が、インターネット上の動画サイトで死亡予告した後、自ら死を選んだという記事です。ブリタニーさんは、末期の脳腫瘍で余命半年と診断され、激しい頭痛に苦しめられていました(2)。ホスピスで緩和ケアを受けることも考えましたが、薬でも緩和できない痛みや人格の変化に苦しむことも考えられました(3)。そうした姿を家族に見せたくないと考え、医師から処方された致死薬を自分で服用して死ぬことを決意したといいます。上記の新聞記事は、こうしたブリタニーさんの行為を「尊厳死」として報じています。しかし、これは日本では「安楽死」にあたり認められていないとしたうえで、識者のコメントでは「医師による自殺幇助《ほうじょ》」となっています。

　これらの新聞記事には、「安楽死」「尊厳死」「自殺幇助」といった言葉が使われています。これらの用語以外にも、日本では、「平穏死」「自然死」といった言葉も聞かれ、どのような意味で使われているのか、わかりにくくなっています。本章では、これらの用語がどのような意味で使われているのか、終末期医療の方針をめぐる議論で患者の選択肢として用いられる基本的な用語を整理します。そして、実際にどのような国・地域で安楽死や自殺幇助などが認められているのか、説明したいと思います。

そこで、上記の二つの新聞記事を含む、次の事例に沿って考えてみましょう[4]（表6－1）。なお、事例3の生命維持治療の中止については、第九章で詳しく取り上げるので、ここでは触れません。

## 米女性「尊厳死」日本にも波紋

### 安楽死は認められず 「タブー視せず議論を」

脳腫瘍で余命宣告を受けた米国人女性（29）が予告通りに実行した「尊厳死」は、日本国内にも波紋を広げた。医師から処方された薬を使って自らの死期を定める行為は、日本では安楽死に当たるとされ、認められていない。他方、終末期の延命措置の中止を望むケースは国内でも増加しており、専門家は「タブー視せずに国民全体の議論が必要だ」としている。

米国人女性の死について、医療倫理に詳しい東京大の清水哲郎特任教授は「予告があったことで話題になったが、州法で『尊厳死』を認めているオレゴン州では珍しいことではない」と説明。「医師にほう助された自殺といえる行為」と話す。

日本では、今回のように医師が死期に積極的に関与する場合は「尊厳死」ではなく「安楽死」と呼ばれる。終末期の患者に致死性の薬を処方したり、死期を早める処置をとったりすれば、自殺ほう助罪や殺人罪に問われる可能性が高い。

一方、患者の意思を尊重して人工呼吸装置や胃瘻（いろう）による延命措置をしない「尊厳死」は、終末期医療の現場で定着しつつある。

延命治療のあり方の見直しを求める日本尊厳死協会（東京・文京）には尊厳死を望む約12万人が会員登録し、延命治療を不要とする意思を明記した「リビングウィル」（尊厳死の宣言書）を作成。死亡した会員の遺族に対する2013年の調査では、回答を寄せた863人のうち約90％が「生前の意思が生かされた」と評価した。

同協会の長尾和宏副理事長（56）は「今回のケースは安楽死に当たり、自ら命を絶つ行為には反対だ」と強調したうえで、「穏やかな最期を求める患者や家族をサポートする体制づくりを進めていくべきだ」と訴える。

患者本人の意思が確認できない場合に家族などの判断で延命措置を中止できるかどうかは、意見が分かれているのが現状。終末期医療に関する厚生労働省のガイドラインでも明確な対応は記載されていない。

超党派の議員連盟が延命治療の中止に関する医師の免責規定を盛り込んだ法案をまとめているが、生命倫理の観点から反対する声も根強く、提出には至っていない。

オランダで安楽死の実態を調査した経験のある筑波大の土本武司名誉教授（刑法）は「日本では与えられた生命を全うするとの考えが強いが、患者本人が死期を選択するとの考えも出てきている」と指摘。「国は生命倫理や終末期医療に関する国民的な調査を改めて実施し、さらなる議論を喚起すべきだ」と話している。

### 脳腫瘍で余命半年 ネットで「死選ぶ」

脳腫瘍で余命半年と宣告された米国人女性、ブリタニー・メイナードさん（29、写真は家族提供・共同）はインターネットの動画投稿サイトで「尊厳死」を選ぶと予告し、今月1日、医師から処方された薬を自宅で服用して死亡した。

メイナードさんは4月に余命宣告を受けた後、それまで住んでいたカリフォルニア州を離れ、死を選ぶ終末期の患者に医師が薬を処方することを認めているオレゴン州に夫婦で転居していた。

記事6－2　2014年11月6日付日本経済新聞朝刊

表6－1　終末期医療の選択に関連する事例

| | |
|---|---|
| 1<br>安楽死 | 進行性の筋力が衰える病気を患う女性は、身体的苦痛が耐え難くなった場合、医師による薬物投与などで「安楽死」することを考えている。…記事6-1 |
| 2<br>自殺幇助 | 末期の脳腫瘍で余命半年と診断された女性は、激しい頭痛に苦しめられ、医師から処方された薬を自宅で飲み、その後、死亡した。…記事6-2 |
| 3<br>生命維持治療の差し控え・中止 | 脳卒中で入院した90歳代の男性は、認知症を患っていた。入院後、感染症で衰弱したため、胃ろうを造設した。その後、認知症が進行し、徐々に意識がなくなり、末期状態となった。男性が生命維持治療拒否の意思表示をしていたため、医師は胃ろうを取り外した。その後、しばらくして、男性は死亡した。 |

## 1 安楽死

進行性の筋力が衰える病気を患う女性は、身体的苦痛が耐え難くなった場合、医師による薬物投与などで「安楽死」することを考えている。……記事6-1

図6－1　事例1：安楽死

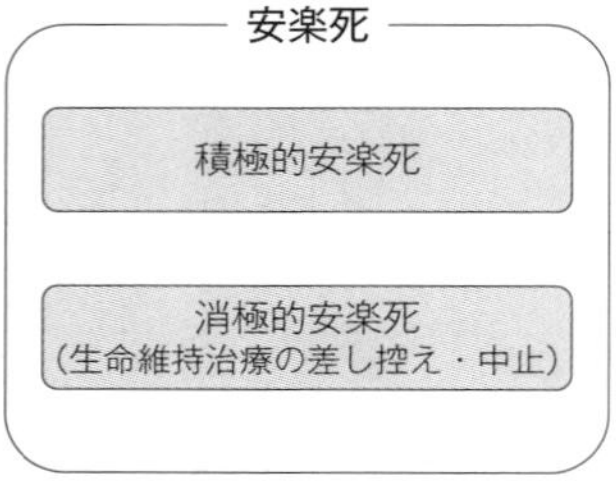


図6－2　行為の種類による分類

## 2　安楽死とは？

### 安楽死の分類

最初に、安楽死について考えます。図6－1を見てください。これは、表6－1の一番上、冒頭の記事6－1のベルギー人選手の事例に相当します。

安楽死の定義は多様ですが[5,6]、英国の医療倫理と法に関する教科書的な文献によると、「医師などが患者の利益のために患者を殺す（患者の生命を終結させる）か、または、患者の死を許容すること」です[7,8]。世界医師会の『医の倫理マニュアル』では、「明らかに他者の生命を終わらせることを意図した行為を、それを承知のうえで意図的に行うこと」としています[9]。

一般的に、安楽死は、医師などの行為の種類によって主に次の二つに分けることができます[10]（図6－2）。事例1は、このうち「積極的安楽死」にあたります。これは、医師などが患者に致死薬を注射することなどによって患者の命を直接的に終わらせることです[11]。単に安楽死という場合、積極的安楽死を指すことが多いようです。

分類の下にある「消極的安楽死」には、医師などがまだ行われていない生命維持治療を差し控えること、あるいは、現在行っている治療を中止することの両方が含まれます[7,8]。「安楽死」という呼び方をすると、積極的安楽死と混同されがちなので、英語圏では今日、このような行為は、消極的安楽死という言葉ではなく、生命維持治療を行わないこと、つまり、差し控え（不開始）または中止という言い方で置き換えられるようになっています。[8] 本章では主に積極的安楽死について論じることにして、生命維持治療の中止については、第九章であらためてお話しします。

## 積極的安楽死が法的に認められている国・地域

ここで、どのような国や地域で積極的安楽死が認められているのか、見てみましょう。

図６－３を見ると、一部の国や地域で認められていることがわかります。オランダ（二〇〇二年施行）、ベルギー（二〇〇二年施行）、ルクセンブルク（二〇〇九年施行）のベネルクス三国に加え、[12] 二〇一四年にはカナダのケベック州が、その後二〇一六年にカナダ連邦が法律を作りました。[13][14] 連邦政府の動きに先んじて関連州法を制定していたカナダのケベック州では、患者の要請に応じて、死を早めることにより患者を苦痛から緩和・解放するために、医師が末期状態の患者に薬物・物質を投与する「Medical aid in dying」を容認しています。[13] 人口約三六〇〇万人のカナダで、安楽死（医師等による自殺幇助を含む）によって亡くなった人は、二〇一五年一二月一〇日～二〇一七年六月末までの約一年半で二一四九人いました。[15]

また、一九九七年、南米コロンビアの最高裁は、耐え難い痛みに苦しむ終末期の患者から要請があれば、安楽死を行った医師が訴追されることはないという判決を出しました。それからおよそ二〇年たった二〇一五年、初めて合法的な安楽死が認められました。[16] コロンビアでは、事前に専門医、弁護士、精神科医あるいは臨床心理学者の承認と監視が必要となっています。[17]

なお、一九九六年にはオーストラリアの北部準州でも、積極的安楽死と医

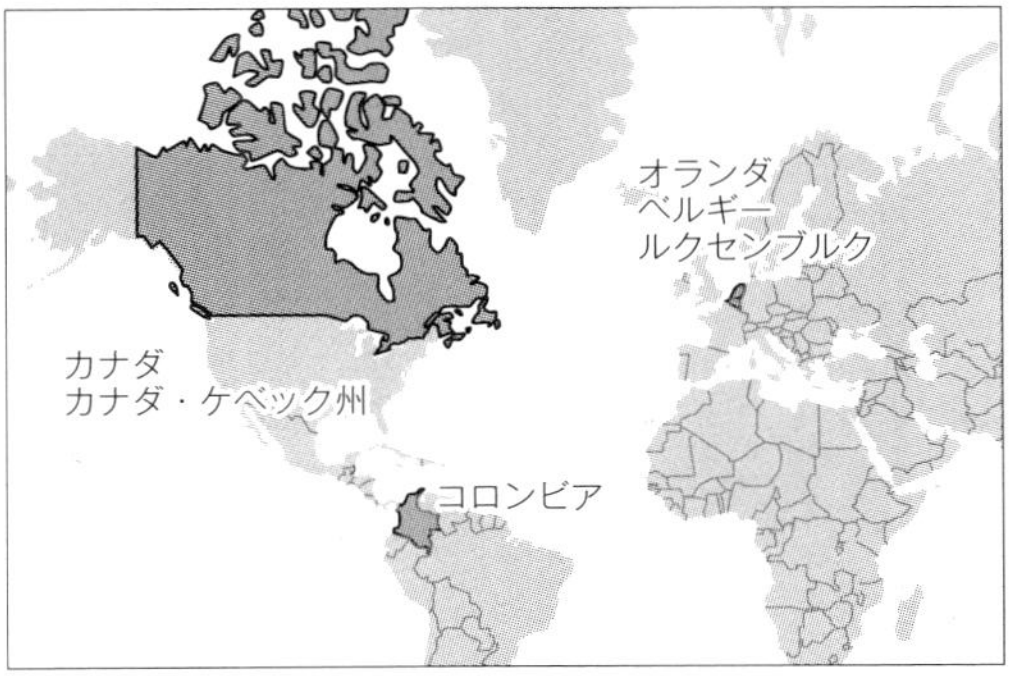

オランダ
ベルギー
ルクセンブルク
カナダ
カナダ・ケベック州
コロンビア


図６－３　積極的安楽死を認めている主な国・地域
（注16の文献などを参考にして作成）

師自殺幇助を認めた「終末期患者の権利法（Rights of the Terminally Ill Act）」（一九九六年施行）が制定されました[18]。しかし、翌一九九七年、この法を廃止する法案が連邦議会で可決されたため、オーストラリア総督の承認を経て無効となりました[19]。

## オランダの法制度とデータ

ここでは、長年の議論を経て法律を作ったオランダと、オランダのお隣の国で、比較的短期間で同様の法律を作ったベルギーの状況を詳しく見てみましょう[20][21][22][23][24]。

最初に、オランダについてお話しします。二〇一六年一月一日現在、オランダの人口はおよそ一七〇〇万人で、これは日本の人口の約一三％です。また、総人口に占める六五歳以上人口の割合である高齢化率も一八・二％と[25]、日本と比べて高齢化率も九ポイント近く低くなっています[26]。オランダには、保険料と国庫負担、および、サービス利用時の自己負担を財源とする長期医療・介護保険制度があります[27]。また、各家庭が地域で開業する家庭医（Huisart/General Practitioner, GP）を選び、年間契約を結んで医療を受けるGP制度があります。

オランダでは、一九七〇年代から長年にわたり、安楽死について、社会、政治、医療従事者の間で議論されてきました。その契機となったのが、「ポストマ事件」でした。この事件は、一九七一年、半身不随の自分の母親から繰り返し安楽死の要請を受けた医師が母親に薬物を注射して母親を死亡させたという事案です[28]。一九七三年の判決で、医師は自殺関与罪で執行猶予付きの短期刑が科されましたが、この判決は「無意味な病苦に直面したとき、医師がつねに患者の意思に反してでも本人を生かし続けなければならないわけではないことを認めることにより、安楽死を規制するための第一歩を踏み出した」と評価されています[22]。

一九八四年、オランダ最高裁は、患者の要請に基づき適切な医学的判断によって行われた医師の安楽死行為は免責されるという判決を出しました[29]。一九九〇年、王立オランダ医師会と司法省との合意によって、安楽死行為を検死官に報告する制度がスタートしました。[21]この制度により、報告書類に不信な点がない場合や、判例で明らかにされている、あるいは、医師会などが定めた要件を満たしている場合は捜査が行われなくなりました。一九九四年には、届出制度を法的に認める「改正遺体埋葬法」が施行されました。

このような議論や判例の積み重ねを経て、二〇〇一年、「要請に基づく生命終結と自殺幇助に関する審査法（いわゆる安楽死法）」が成立し、二〇〇二年に施行されました。法律の名前にあるように、オランダにおいて安楽死とは、医師が行う生命終結行為（積極的安楽死）と自殺幇助の両方を意味し、法的区別をしていません。[21][30]同法は、これらの行為を実施するための要件として、次の点を規定しています。

〈医師が遵守すべき基準[31]〉

1. 患者の要請が自発的で熟慮されていると確信している
2. 患者の苦痛が耐え難く、回復の見込みがないということを確信している
3. 患者の病状、予後について、患者に情報提供している
4. 患者とともに、患者の病状について合理的な解決策が他にないという結論に達している
5. 少なくとももう一人他の独立した立場の医師に相談している。その医師は、当該患者を診断し、かつ、1〜4に提示された要件が履行されているかどうかについて書面で意見を述べなければならない
6. 患者の生命を終わらせる、あるいは、患者の自殺を幇助する際、相当の医療や配慮を尽くした

これらの基準を満たすことに加え、医師は、安楽死を行った後に検死官に報告しなければなりません。検死官から報告を受けた、法律家、医師、倫理学・哲学の専門家などで構成される「安楽死地域審査委員会」は、医師が基準を守って実施したか否かを審査する仕組みとなっています。また、この審査委員会は、安楽死の報告件数や事案の特徴、審査結果と審査内容に関する報告書を毎年出さなければなりません。さらに、委員会の報告書とは別に、政府が設置

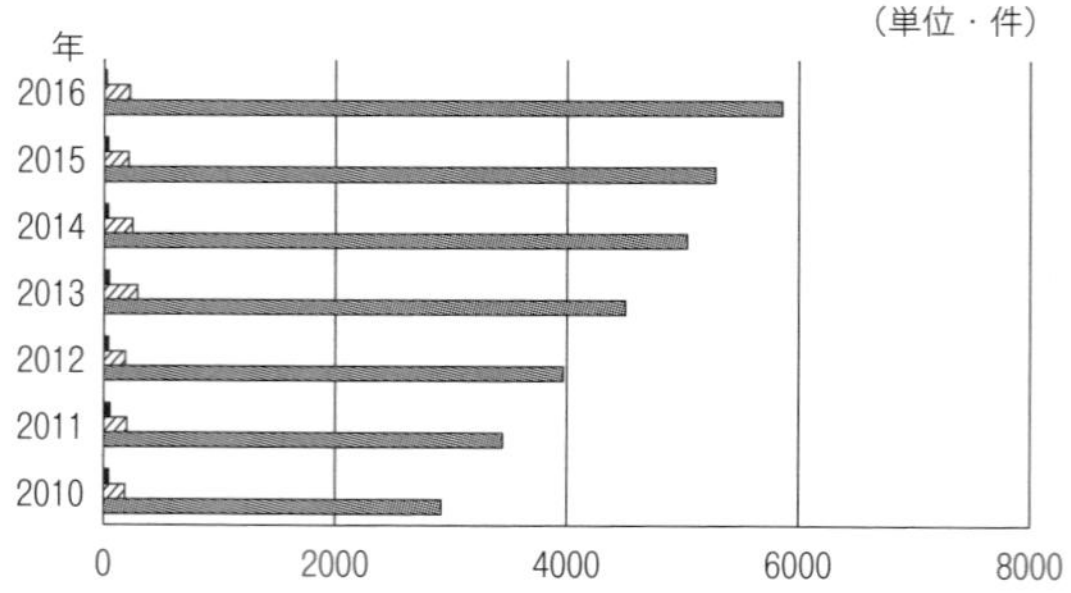


| | 2010 | 2011 | 2012 | 2013 | 2014 | 2015 | 2016 |
|---|---|---|---|---|---|---|---|
| ■両方 | 44 | 53 | 38 | 42 | 31 | 31 | 19 |
| ▨自殺幇助 | 182 | 196 | 185 | 286 | 242 | 208 | 216 |
| ▤積極的安楽死 | 2910 | 3446 | 3965 | 4501 | 5033 | 5277 | 5856 |

**図6－4　オランダの積極的安楽死・自殺幇助数の推移**(34)(35)

＊図の「両方」とは、当初は患者が医師に処方された薬を自ら服用することを選択したものの、薬剤を吐いて途中で服用を止めるといった何らかの理由で死ぬことができなかった場合に、医師が積極的安楽死を行った場合を指す。ただし、そのような事態を想定して患者が事前に認めた場合に限る。

した委員会が、一九九〇年以降、五年ごとに全国規模の調査を行っています(32)。

なお、オランダでは、一八歳以上の成人だけでなく、一二歳以上の未成年でも本人の同意に基づき安楽死や自殺幇助を受けることができます。ただし、一二歳〜一六歳未満の場合は、両親や法定代理人の同意があり、自分の利益について判断できること、また一六歳〜一八歳未満の場合は、自分の利益について自分で判断することができ、親か後見人などに相談することが要件となっています。また、患者の疾患に回復の見込みがないという条件があるものの、患者の死期が迫っていることは要件になっていません。

実際に、積極的安楽死および自殺幇助はどれくらい行われているのでしょうか。図6－4を見てみましょう。積極的安楽死の実施件数は、年々増えていることがわかります。二〇一〇年と比べると、二〇一六年の件数は二倍の約五九〇〇件となっています(33)。オランダの年間死亡者数はおよそ一四万八〇〇〇人ですので、年間の総死亡者数に対する割合はおよそ四％です。これを単純に日本の統計データに当てはめて計算すると、日本の総死亡者数およそ一二九万人中、約五万二〇〇〇人が積極的安楽死で亡くなっている計算になります。

患者の疾患について、二〇一六年では、がんが最も多く六八％でした。二〇一一年から二〇一五年のデータでは、がんが七割以上を占め、八割を超えた年もあったので、二〇一六年は若干減っていると言えます。ところが、認知症を理由とする安楽死は二〇一一年に一・三％でしたが、二〇一六年には二・三％となっています。また、精神疾患も〇・四％から一％に増えています[36]。

また、誰が実施したのかを見ると、家庭医（ＧＰ）がおよそ九割を占めています。オランダには家庭医制度があり、専門的な治療が必要だと家庭医が判断すれば、専門医に診てもらう仕組みになっています。専門医の治療が終わると、家庭医に報告書が送られるため、家庭医が患者の状態を管理していることになります[37]。こうしたなじみのある家庭医が患者の安楽死を行っているというのが現状です。また、患者がどこで安楽死を受けて亡くなっているかを見ると、自宅が八割を占めています（図６－５）。

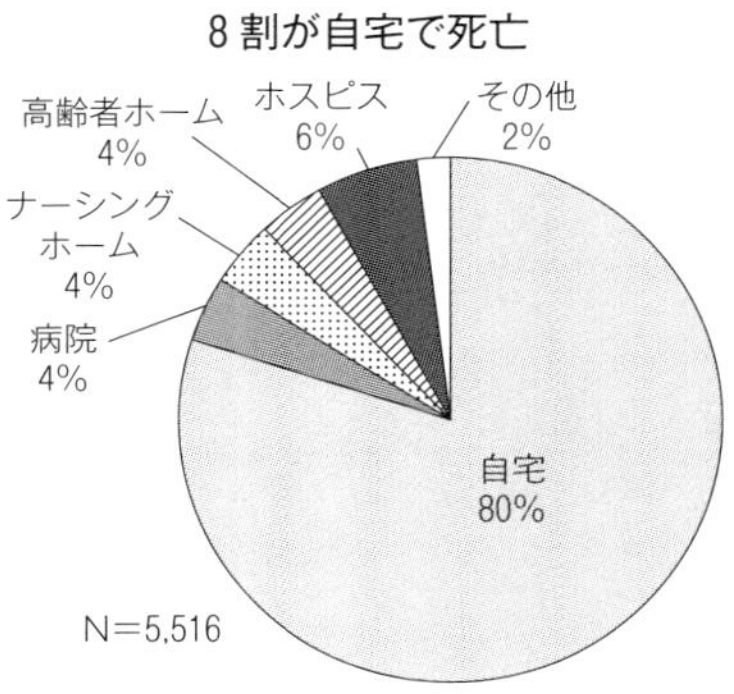


図６－５　オランダの積極的安楽死・自殺幇助が行われている場所（2015年）

＊ナーシングホーム＝慢性疾患患者が対象の24時間介護に対応する医療機関

＊高齢者ホーム＝65歳以上を対象にした介護サービス付き居住施設[27]

## ベルギーの法制度とデータ

次に、ベルギーについてお話します[22][24][38][39]。ベルギーの人口は約一一三〇万人で、高齢化率はおよそ一八・二％です[40]。日本の人口のおよそ九分の一で、高齢化率は日本より九ポイント近く低く、オランダと同じくらいの高齢化率となっています。ベルギーには、民間や非営利の全国組合や公的な全国組合による義務的医療保険があり、人口の九九％以上が非常に広い医療給付内容を受けられるようになっています[41]。医師にとっては診療の自由が、患者にとっては選択の自由が認められています。家庭医はゲートキーパーとしての役割は持っていませんが、対応可能な救急ケアや、患者の在宅ケアの調整や管理を担うプライマリ・ケアを提供しています。

ベルギーでは、安楽死に関する議論は主に政界で行われたとされています。[42] 安楽死の届出や審査手続きはオランダの法律とよく似ていますが、対象者の年齢制限がない点が大きく異なります。ベルギーでは、一九九九年に安楽死法案が連邦議会に提出され、二〇〇一年に上院にあたる元老院で、二〇〇二年に下院にあたる代議院で可決されました。安楽死法は、積極的安楽死を容認していますが、自殺幇助については、法律に明確に示されているわけではありません。安楽死の事後監督を担う「連邦監督評価委員会」が、自殺幇助は安楽死のために用いられる手段として認められる、と解釈しているのにとどまっています。ただ、実質的には、自殺幇助も認められています。

ベルギーでも、安楽死を行うのは医師です。安楽死を要請できるのは、成人または結婚で親権・後見から解放された未成年者で、法的能力があり、要請時点で意識がある人です。本人によって要請が自発的に十分に検討され繰り返されていること、医学的に解決できない状態にあること、耐え難い持続的な身体的または心理的苦痛があること、その苦痛が病気や事故の結果による不治の疾患によることが要件です。死期が迫っていない人の場合は、別の医師に相談すること、書面の要請から安楽死を行うまでに一カ月空けることが求められています。なお、意思表示できない場合に備えて、事前の意思表明を書面ですることもできます。

安楽死を実施した医師は、四日以内に連邦監督評価委員会に報告する必要があります。同委員会は、これらの報告が要件を満たしているかどうかを審査し、要件が満たされていないと判断した場合、検察に報告するようになっています。監査委員会は、二年ごとに報告書を作成し、安楽死の届出件数や公表しています。なお、ベルギーでは、二〇一四年の法改正で未成年にも対象が拡大されたため、判断能力のある未成年も積極的安楽死・自殺幇助を受けられるようになっています。

ベルギーでは安楽死はどの程度行われているのでしょうか。図6－6を見てみましょう。二〇一〇年と比べると、二〇一五年は二倍以上に増えています。ベルギーの年間死亡者数はおよそ一一万人（二〇一三年）ですので、[44] 年間の総死亡者数に対する割合はおよそ一・九％です。オランダの三・六％と比べると少なくなっています。二〇一五年に安楽死で死亡した患者の疾患については、がんが最も多くおよそ七割を占め、神経系疾患が約七％、循環器疾患五％、精神および行動障害と呼吸器疾患がそれぞれ三％でした。

誰が実施したのかについては、家庭医が半数強である一方、専門医が四割弱、緩和ケア医も七％います。安楽死が行われた場所については、自宅と病院がそれぞれ四割強で、老人ホームなどが一割強となっています。

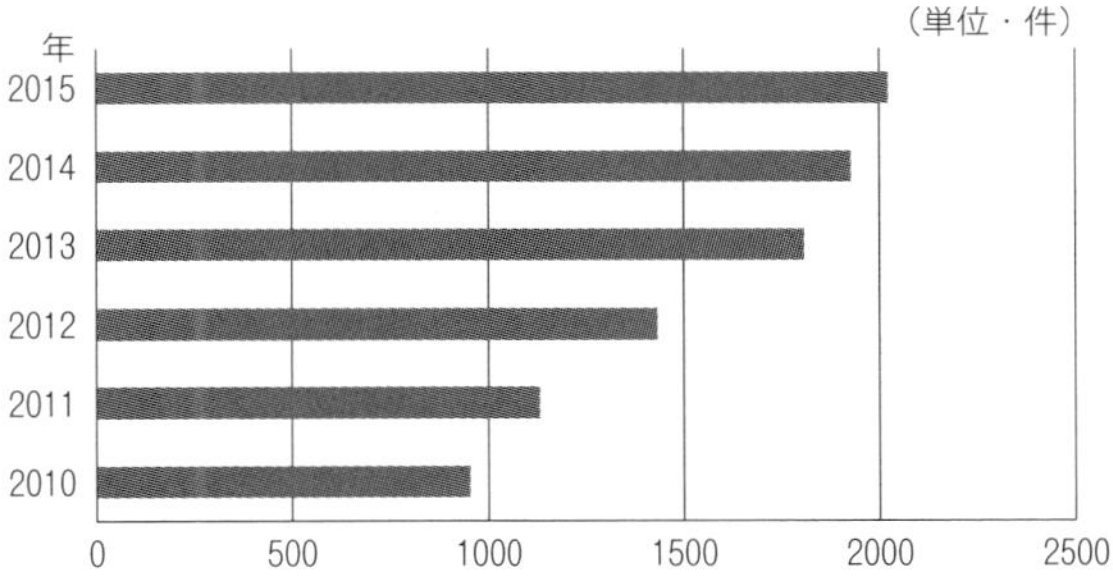


| | 2010 | 2011 | 2012 | 2013 | 2014 | 2015 |
|---|---|---|---|---|---|---|
| ■安楽死 | 953 | 1133 | 1432 | 1807 | 1928 | 2022 |

図6－6　ベルギーの安楽死報告数の推移[43]

＊安楽死には、本文中で説明した理由から自殺幇助も含まれると考えられる。

## 3　医師による自殺幇助とは？

### 医師による自殺幇助とは

第2節では、安楽死の中でも特に積極的安楽死を合法化した国々のお話をしました。続いて、医師による自殺幇助についてお話します。[45] 図6－7を見てください。表6－1の二番目、冒頭の記事6－2のメイナードさんの事例に相当します。

医師による自殺幇助とは、一般的には、医師が薬物を処方したり提供したりすることによって、患者が自殺するのを助けるというものです。実際に薬を服用するのは患者であり、医師が直接手を下さないという点で、前にお話した積極的安楽死と区別されることがあります。

## 2 自殺幇助

末期の脳腫瘍で余命半年と診断された女性は、激しい頭痛に苦しめられ、医師から処方された薬を自宅で飲み、その後、死亡した。……
記事6-2

図6－7　事例2：医師による自殺幇助

メイナードさんはカリフォルニア州に住んでいましたが、オレゴン州に引っ越して亡くなりました。米国では州ごとに法律を作っており、オレゴン州には医師による自殺幇助を容認する州法「Oregon Death with Dignity Act（オレゴン州尊厳死法）」が制定されていたためです。メイナードさんがそれまで住んでいたカリフォルニア州には当時、そのような法律はありませんでした。オレゴン州の法律は、医師が終末期にある患者に致死薬を処方し、処方を受けた患者が自分で薬を服用して命を終わらせることを容認しています。しかし、オランダやベルギーなどとは異なり、積極的安楽死は認めていません。

### 自殺幇助が法的に認められている国・地域

諸外国では、どの国や地域が自殺幇助を認めているのでしょうか。図6－8を見てみましょう。

自殺幇助を法的に認めている主な国・地域は、ベネルクス三国、スイス、カナダ、米国の一部州です[46]。積極的安楽死を法的に認めている国や地域よりも少し多いですが、世界的に見れば自殺幇助を容認している国や地域はまだ少ないと言えます。

スイス以外の国や地域では、医師による自殺幇助は、それを容認する法律や判例に基づいて実施されています。欧州では、オランダとルクセンブルクが、積極的安楽死を容認する法律の中で認めています。ベルギーは、積極的安楽死を認める法律の中では明記していませんが、安楽死の一種と解釈して認めています。米国では、オレゴン州（一九九七年施行）、ワシントン州（二〇〇九年施行）、バーモント州（二〇一三年施行）が医師による自殺幇助を認める法律を制定しているほか、モンタナ州が判例（二〇〇九年）で認めています。これらに加え、メイナードさんの事例が契機となり、カリフォルニア州も法律を制定し、二〇一六年六月に施行しました。これらの州以外にも、同じ二〇一六

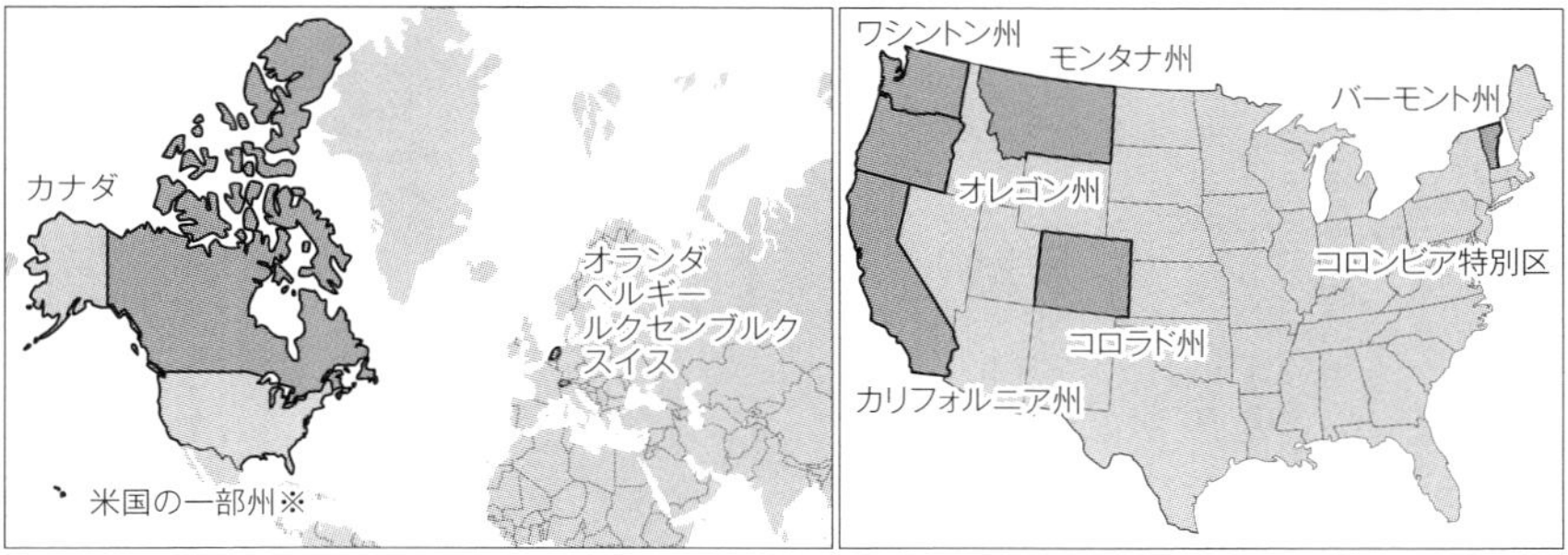


**図6－8　自殺幇助が法的に認められている主な国・地域**

（注16の文献などを参考にして作成）＊米国一部州については図6－8右に掲載

年にコロラド州の住民投票で法律が承認されたほか、コロンビア特別区でも二〇一七年二月に法律が発効するなど、米国の状況は刻々と変化しています。

また、カナダでは、二〇一五年二月、連邦最高裁が、医師による自殺幇助の禁止は、カナダの権利と自由の憲章第七条で保障されている、人の生命・自由・安全権を侵害するなどとして違憲であると判断しました(47)(48)。裁判所は、回復不能な医学的症状のため永続的に耐えられない苦痛に悩まされている患者に、体が衰弱する前に自分の力で死ぬことができるうちに死ぬのを余儀なくさせることによって、憲章第七条で保障されている「生命」の権利が侵害されること、また、耐えられない苦痛の中で生きることを強制されることによって同条で保障された「自由及び身体の安全性」が侵害されると判断した、とされます(49)。この判決に伴い、二〇一六年六月、医師による自殺幇助と積極的安楽死の両方を容認する法律が制定されました。

なお、スイスの場合、少し他国・地域と異なっています。一つは、利他的な動機から他人の自殺を幇助することは法に触れないという刑法解釈に基づいて自殺幇助が行われているという点です。さらに、必ずしも医師による幇助である必要がないこと、外国人への幇助も可能であること、といった特徴もあります。スイスの自殺幇助については、第八章であらためて詳しく取り上げます。

**米国・オレゴン州の法制度とデータ**

自殺幇助は具体的にはどのように行われているのでしょうか。ここでは、世界的にもいち早く法律を作った米国のオレゴン州についてお話します。

オレゴン州は、米国西海岸に位置する人口およそ四〇〇万人の州です[50]。オレゴン州では、一九九四年、末期状態の患者への医師の自殺幇助を容認する法案の是非を問う住民投票が行われ、法案成立に必要な過半数の賛成が得られました[51][52]。しかし、その後、法制化を阻止しようとするさまざまな動きが出てきました。この法律はオレゴン州民が州法上享受している保護を末期の疾患患者から奪うものであり、合衆国憲法修正一四条の平等保護条項に違反するなどとして、患者や医療機関などが訴訟を起こしたのです[53]。その結果、こうした主張が認められ、法制化手続きの差止命令が出されたことにより、いったん法制化がストップします[51][54]。これに対し、法制化を目指す人たちが控訴し、原審の差止命令が破棄される結果となりました。この裁判は連邦最高裁まで持ち越されますが、差止命令は破棄されることになりました[55]。そして、一九九七年、法案廃止の提案に対する是非を問う住民投票が行われ、法案廃止に反対する人が多数を占めました。このような経過を経て、医師による自殺幇助を容認した尊厳死法は同年末にようやく施行されました。

オレゴン州の法律では、次のように自殺幇助の実施要件を規定しています[56]。


〈自殺幇助の実施要件〉
◆要請できる人
・一八歳以上の成人で、判断能力のあるオレゴン州住民[57]
・かつ、主治医と別の医師によって、医学的に治癒が見込めず不可逆的な疾患で余命六カ月未満とされる「終末期の疾患」と判定されている
・かつ、死にたいという希望を自発的に表明している
◆要請の手順・待機時間
・主治医に対し、口頭二回と書面一回で自殺幇助の要請を行う

・最初の口頭による要請から一五日間以上隔てて、もう一度、口頭で要請する
・書面による要請から薬物の処方箋を書くまでに四八時間以上置く

◆医師の責任

・主治医は、患者の疾患が末期であるか、判断能力があるか、自発的に要請しているかを判断する
・患者に、診断と予後、処方される薬を服用する場合に考えられるリスクや推定される結果、快適さを保つケアやホスピスケア・疼痛管理といった実現可能な代替手段を説明する
・診断に関する医学的確認、患者の判断能力や要請の自発性の判断のために、患者を別の医師に照会する
・近親者に知らせるよう患者に助言する

◆免責

・法律の要件を遵守して実施された自殺幇助については、何人も刑事責任等を問われない

さて、オレゴン州ではこれまでにどのくらいの人が自殺幇助を受けたのでしょうか。図6－9を見てみましょう。制度開始からしばらくは、薬の処方を受けた人、処方された薬を服用して死亡した人ともに二桁台でしたが、二〇一四年以降は死亡者数が一〇〇人を超えています。二〇一六年は薬の処方を受けた人が二〇四人で、死亡者数は一三三人となっています。(59) これは、二〇一六年のオレゴン州の総死亡者数約三万五〇〇〇人中およそ〇・三八％にあたります。このように自殺幇助法を利用する人は年々増加しているとはいえ、積極的安楽死の節でお話したオランダやベルギーと比べると、割合としてはかなり小さいことがわかります。

また、一九九八年から二〇一六年まで一九年間の統計では、不明なケースを除き、死亡した人のうちホスピスケアを受けていた人が九割いました。さらに、民間保険、高齢者向けのメディケア、低所得者向けのメディケイドなどの公的保険などいずれかの保険に加入していた人がおよそ九九％を占め、無保険者は一％程度でした。治療が保険でカバーされないために自殺幇助を選ぶ、というのでは必ずしもないことが見てとれます。

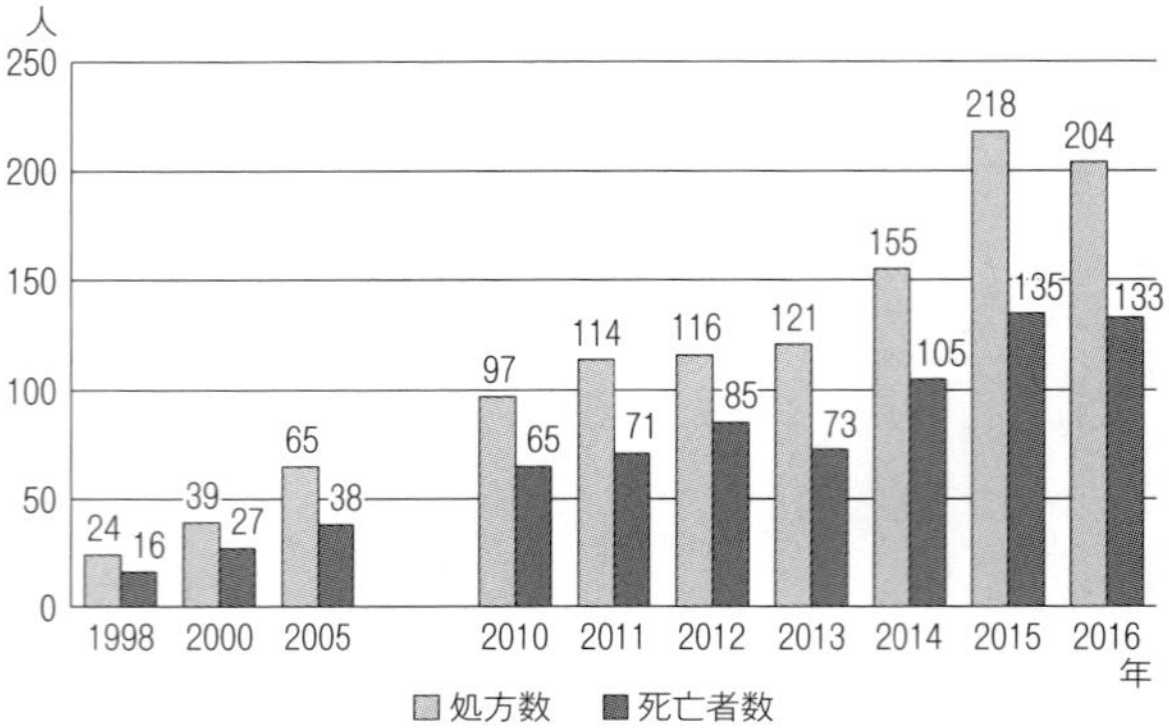


図6－9　オレゴン州の自殺幇助法に基づく死亡および薬の処方を受けた人の推移（58）

最後に、患者がどこで亡くなったかについては、自宅が九割以上を占め、介護施設などが五％、病院は一八年間で四件（〇・四％）しかありませんでした。また、死の瞬間に誰が立ち会ったかについては、家族などの医療従事者以外の者が過半数を占め、処方した医師が一四％、それ以外の医療従事者が三割でした。二〇一六年だけで見ると、患者の死の瞬間に付き添ったのは医療従事者以外が八割を占めています。州公衆衛生局は、法律に従い、このようなデータを含む報告書を毎年発行しています。

## 4　課題の整理

積極的安楽死や医師による自殺幇助を法的に認める国や地域は、世界的に見れば少数ですが、欧米を中心に、少しずつ増えています。また、その実施数も年々増える傾向にあります。こうした実施数の把握は、制度の濫用を防ぐためにも重要です。第2、3節でお話したオランダやベルギー、米国オレゴン州のほか、米国カリフォルニア州、ワシントン州、バーモント州などでも、委員会による審査やデータの公開など透明性を確保するための一定の方策をセーフガードとして設けています。

しかし、これらの法的に認められた国や地域でも、さまざまな問題や課題が指摘されています。ここでは主に、①終末期の患者に限らないケース、②緩和ケアとの関連性、③処置を拒否された場合、④その他、に分けて説明します。

### ①終末期に限らない対象患者

第一に、国によっては、積極的安楽死や医師による自殺幇助を要請できる患者が終末期に限定されていないということがあります。オランダの法律には死の切迫性が要件として明記されておらず、ベルギーでも心理的苦痛を理由にした安楽死が容認されています。

実際にオランダやベルギーでは、次のような事態が起きています。ベルギー人の二〇代女性は、子どもの頃からうつ病を患っていて、これまでに何度も自殺を試みて精神科クリニックに通っていました。精神疾患を患っていても、必ずしも判断能力がないというわけではありません。彼女は深刻なうつ病を患っていますが、終末期の病気でもなく、生命を脅かされる病気を患っているわけでもありません。精神的苦痛を理由に、彼女は医療従事者から積極的安楽死の承認を得ましたが(60)、最終的には実施を思いとどまったようです(61)。オランダでは、継続する痛みを伴う激しい耳鳴りと聴覚過敏症に長年苦しんでいた四〇代女性が、医師による自殺幇助で亡くなりました(62)。

オランダやベルギーでは、積極的安楽死や自殺幇助によって死亡した人の中に、精神疾患を患う人が一定数います。特にオランダでは、その割合が増えているといいます。精神疾患を患う人は二〇〇九年には報告されていませんでしたが、二〇一一年に一三人(〇・四%)、二〇一六年には六〇人(一%)いました。さらに、認知症を患う人も、二〇〇九年に一二人(〇・五%)、二〇一一年に四九人(一・三%)、二〇一六年には一四一人(二・三%)に増えています(33)(34)(36)(63)。また、深刻な病気ではなく非常に低いＱＯＬで生き続けなければならないという見通しによって引き起こされる、「生きているのにうんざりする、嫌気がさす」という苦痛や医学的状態を抱える患者もいて、議論になっています(64)(65)。このような中、米国精神医学会は二〇一六年一二月、疾患の終末期ではない患者への自殺幇助や積極的安楽死に精神科医が関わることに反対する立場表明を出しました(66)。

このように、積極的安楽死を自ら選び専門家に承認された場合であっても決心が揺らぐ可能性があること、いったん承認されても最終的に許可されない可能性があることが窺えます。また、そもそも精神疾患や認知症の患者に対する積極的安楽死や自殺幇助をどのように運用するのか[20]、事前指示による進行した認知症患者への積極的安楽死や自殺幇助は認められるべきか[22]、そして、長期にわたって服役している受刑者にもそれが認められるべきかという点などについても議論があります[67]。

### ②緩和ケアとの関連性

第二に、積極的安楽死や自殺幇助を法律で認めると、緩和ケアの資源の充実やケア提供の促進を妨げるのではないかという懸念が指摘されています[68]。また、積極的安楽死や自殺幇助を法的に認める前に、緩和ケアを充実させるべきだという見解もあります[69]。

オランダには緩和ケアに関する法律がありません。緩和ケアは通常の医療であるため特に法制化は必要ないと指摘されています[70]。ただし、「緩和的鎮静」については[72][73]、二〇〇五年、王立医師会がガイドラインを策定し、緩和的鎮静の適応と実施要件を定めています[20]。緩和的鎮静とは、標準的な緩和ケアによって緩和できないと判断され、患者に耐え難い苦痛が存在する場合に[71]、麻酔薬などにより死亡に至るまで継続して意識レベルを下げることによって苦痛を感じさせせないようにすることです。

一方、ベルギーとルクセンブルクでは、緩和ケアに関する法律を制定しています。米国各州の法律でも、ホスピスケア、緩和ケア、疼痛コントロールといった治療があることを患者に知らせるよう定められています。

緩和ケアに関する資源を二〇〇五年と二〇一二年で比較した研究によると、ベルギー、オランダ、ルクセンブルクで緩和ケア病床数が増えていました[74]。特にオランダでは、病院の緩和ケアユニットや緩和サポートチーム、在宅ケアチームについて調査したところ、ユニット・チーム数が増加しただけでなく住民一〇〇万人あたりの数も増えていました。ただし、ホスピスの数は三カ国ともほとんど増えていないかむしろ減っていました。また、オランダでは死亡者のうち、緩和ケアや緩和的鎮静を受けた人も増えています[75]。これらの研究結果からは、安楽死が緩和ケアの資源や提供されるサービスに明確な負の影響を及ぼしているとは言えません。エコノミスト誌の死の質ランキングや世界緩和ケア連合とWHOの報告書でも、ベネルクス三国の緩和ケアの提供レベルは比較的高い評価を受けています。ただ、質の高い緩和ケアが対象となる人全員に適切に提供されているかどうか、中長期的に見ていく必要があると思います。

## ③処置を拒否された場合

第三に、積極的安楽死や自殺幇助の処置を医師から拒否された患者の問題があります。

オランダのあるケースを見てみましょう。一九歳の女性は、一二歳の時から自己免疫疾患である「ループス」という病気を患い、うつ、気分変動、失神、神経痛などに苦しんでいました。三年ほど前、彼女は積極的安楽死を要請しました。法律に基づき、承認に必要なすべての人々が彼女の積極的安楽死に同意し、実施日も決まった最後の段階になって、家庭医が安楽死の実施を拒否しました。その結果、彼女はパニックとなり、自殺しました(76)。オランダではそもそも患者には安楽死の権利があるわけではなく、医師にも安楽死を実施する義務はありません(31)。ですので、医師は、患者の要請に従わずに安楽死の実施を拒否することができます。しかし、一度患者の積極的安楽死を承認しておきながら、患者が納得する理由なく拒否することは、患者をより苦しめることになりかねません。

この事案以外にも、積極的安楽死や自殺幇助が認められず、自分で薬を集めて、それを服用して自殺する、飲食を絶って死亡する、といったケースもあるといいます(32)。そのような患者を受け入れるため、オランダでは二〇一二年、「終末期クリニック」が作られました。クリニックでは、法的要件を満たしていてもかかりつけの医師に要請を拒否された患者に、積極的安楽死・自殺幇助を提供しています(77)。医師と看護師で構成されるチームが患者からの要請を評価します。

このクリニックが二〇一二年三月～二〇一三年三月に患者から受けた要請は七〇九件で、調査対象とした六四五件を分析したところ、要請を許可されたのは四分の一（一六二件）で、半数近くが法的要件を満たしていないという理由で拒否されました。評価の結論が出る前に亡くなった患者もおよそ二割いました。実際に積極的安楽死・自殺幇助を受けて亡くなったのは、許可された人の七割（一一五人）で、残りはかかりつけ医から近い将来実施することへの同意を得ていました。クリニックが関わった積極的安楽死・自殺幇助の実施件数は増えていて、二〇一六年は四〇〇件を超えているといいます[78]。

こうしたクリニックの存在はオランダでも議論になっています。クリニックの医師は患者からの要請があって初めて患者と会うため、患者がよく考えて要請したのかどうかの判断はできないという批判があります[79]。また、家庭医やクリニックにも「見放された」患者に対するケアについても十分に検討する必要があるでしょう。

### ④その他

その他の課題として、子どもへの積極的安楽死・自殺幇助についても議論があります。ベルギーでは、二〇一四年の法改正で子どもも積極的安楽死・自殺幇助を受けられることになりました。子どもの場合でも、判断能力のある本人からの明確な要請があることが大前提となります。それに加えて、終末期の患者に限定されること、近いうちに死をもたらすほどの身体的苦痛があること、児童精神医学者や心理学者などの専門家に相談すること、法定代理人の同意を求めることなどが要件となっています[80][81]。法改正後の二〇一六年九月、不治の病気と診断された子どもに積極的安楽死が行われました[82]。オランダでも、一二歳以上の子どもに積極的安楽死・自殺幇助が認められていますが、小児科医を対象にした調査では、子どもからの明確な要請がないまま両親からの要請で生命終結を行ったという医師が一四％いたことが明らかになっています[16]。このように、積極的安楽死・自殺幇助の実施対象が広がることの是非はもとより、対象者の意思が明確に示されているのか、といった点についてもより一層慎重な検討が求められます。

他にもいくつかの議論が起きています。まず、終末期の疾患を患ってはいないが「充実した人生を送った」と感じている高齢者への自殺幇助を認める法案をオランダ政府が提案しようとしていて、物議を醸しています[83][84]。また、子どもの頃一〇年間に及ぶ性的虐待を受け心的外傷後ストレス障害を患っていた女性が、積極的安楽死で亡くなったことがありました。このニュースが国際的に報道されると、これまでに何度も議会で自殺幇助法案が議論された英国では「性的虐待を受けた被害者に死刑が宣告されるということを意味する」と批判が起きました。(85)(86)(87)

さらに、医師による自殺幇助のみを認めている米国の一部の州の法律についても、さまざまな懸念が示されています。例えば、オレゴン州の場合、医師自殺幇助を求める患者の疾患に関する分析が適切でないこと、メンタルヘルスの評価が不適切なこと、十分な期間を経た医師—患者関係にないこと、余命診断が不正確なこと、代替治療を十分に検討していないこと、といった問題も指摘されています。(88) これらの点についても十分に検討する必要があると考えます。

## 5　積極的安楽死と医師自殺幇助、どう考えるか

さて、本章を終えるにあたり、冒頭で紹介した、二つの新聞記事の事例を振り返ってみたいと思います。

進行性の病気を患うベルギー人のスポーツ選手は、苦痛に耐えられなくなったら積極的安楽死を行うつもりだと述べました。彼女は、安楽死の許可を得て「心の安らぎを得た」と話しました。また、末期の脳腫瘍を患っていた米国人女性は、宣言通りに医師から処方された致死薬を自ら服用し、家族に見守られて亡くなりました。

二人の選択に対し、さまざまな意見があると思います。一方では、命を自ら縮める行為は許されないとか、最期まで病気と闘うべきであるといった批判的な意見があるでしょう。また他方では、命は自分のものであり自ら終末期の医療や最期の瞬間を決める権利がある、といった肯定的な意見もあるでしょう。さらには、最後は自分の手で死ぬ自殺幇助は許されても、他者の手で死に至らしめる積極的安楽死は許されないという意見や、逆に、患者の要請があって予想される結果は同じなのだからどちらも許されるべきであるという意見もあることと思います。二人の選択とは

異なり、できるだけ苦痛を緩和しながら穏やかに自然に最期を迎えたい、といった選択ももちろんあるでしょう。みなさんは、もし、自分や自分の家族が同じ状況に置かれているとしたら、どのような選択をしたいと考えるでしょうか？

## 安楽死の意思決定プロセスの透明化

こうした諸外国の動向から私たちが学べることは何でしょうか。次章で詳しく検討するように、日本国内には、積極的安楽死、医師による自殺幇助、生命維持治療の差し控え・中止のいずれも容認する法律はありません。特に積極的安楽死や自殺幇助については、刑法の殺人罪や自殺関与及び同意殺人罪などに問われる可能性があり、実際に過去にはそのような判決もありました。

患者の病状によっては、適切な治療や苦痛を緩和するための医療やケア、さまざまなサポートを受けてもなお、癒やすことのできない身体的・精神的な苦痛が存在することも考えられます。ですので、どのような形で終末期を迎えることが認められるかについて、医療関係者や市民も含めた一層の議論が今後も必要だと考えられます。特に、積極的安楽死や自殺幇助については、現行の刑法で禁止されています。しかし、法律で禁止されているから、遠い外国で起きていることだから、自分たちは関係ないというのではなく、今後こうした措置について日本ではどうあるべきかしっかりと考える必要があると思います。

これまでお話したように、積極的安楽死や自殺幇助を容認している国や地域では、安楽死を実施する要件を明確にしたうえで、これらが法に基づき適正に行われたかどうかをチェックし、実態を反映した統計データや事案の特徴、審査結果・内容などを報告書にまとめて公表する、といった透明性を確保するためのさまざまな方法が実践されています。仮に日本が安楽死や自殺幇助を容認するかどうかを検討する場合、どうやってこのようなセーフガードを確保するかといった点もまた、議論の際には必要だと思います。

いずれにしても、まずは質の高い痛みのコントロールや精神的・心理的・スピリチュアルな苦痛へのケア、さまざまなサポートを充実させることが何より大切です。これは、国の医療福祉政策を充実させることはもちろんですが、ボランティアによるさまざまな生活支援の取り組みなど市民の側のサポート力を高めることもまた大切だと思います。そのうえで、積極的安楽死や自殺幇助の何が問題なのか、もし法制化するとすればどのような規制を行うべきか、諸外国のケースから学び、しっかりと考えることが重要ではないかと思います。

# 第七章　積極的安楽死は是か非か

第六章で、スイスでは外国人でも自殺幇助が受けられることに触れました。最近まで、日本在住者でスイスに渡って自殺幇助を受けた人は確認されていませんでした。ところが、二〇一五年～二〇一六年に日本国籍保有者一人が実際に自殺幇助を受けた、という衝撃的なデータが公表されました[1]（図7-1）。

図7-1は、スイスで外国人にも自殺幇助を行う団体が公表したデータです。この団体に会員登録している日本国籍保有者は、二〇一七年四月六日現在で二一人いました。このデータは、日本でも「『自殺ツーリズム』日本人も参加していた　スイスの団体の考えは？」などと報道されました[2]。

また、昨今、積極的安楽死や自殺幇助をめぐって、著名人が法制度の必要性や自身の実施希望を表明したり、テレビ番組や一般的な雑誌で特集が組まれたりするなど、大きな話題となっています[3]。

これまでにも、積極的安楽死を望む人が日本にも一定数いることが報告されています。例えば、旧厚生省、厚生労働省の意識調査では、死が間近に迫っている場合、医師による積極的安楽死を選択すると回答した一般市民の割合は、一九九三年、一九九八年、二〇〇三年の調査で一三～一五％であり、二〇〇八年の調査では五％程度でした[4]。

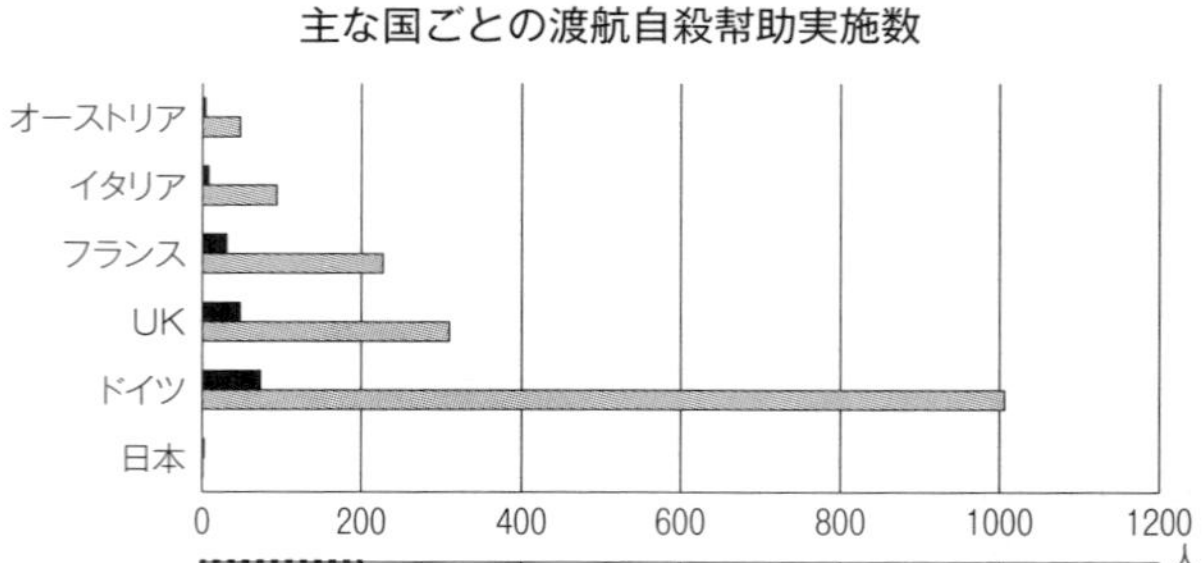


| | 日本 | ドイツ | UK | フランス | イタリア | オーストリア |
|---|---|---|---|---|---|---|
| ■2016年 | 2 | 73 | 47 | 30 | 8 | 4 |
| ▨1998-2015年 | 1 | 1006 | 310 | 227 | 93 | 47 |

**図7－1　主な国別にみた1998年～2015年のスイスにおける渡航自殺幇助の実施総数と2016年の実施数**[1]

＊自殺幇助を支援しているスイスの団体「ディグニタス」のデータ。日本在住者は計３人で、このうち日本人は１人。

しかし、近年は、こうした国民意識調査において、積極的安楽死に関する質問項目が含まれなくなりました[5]。また、かつて日本でも、被害者の近親者や医師が積極的安楽死を行い、刑事事件化したことがありましたが、事件からすでに数十年近く経ったものもあり、その歴史的な意義が人々に十分に共有されていない部分もあるかと思います。第六章でお話しした自殺幇助と積極的安楽死が同じ意味で用いられるなど、概念の理解に混乱が見られることもあります。

そこで、本章では、かつて日本において積極的安楽死が問題となった事件について、被害者の近親者による事件と医師による事件に分けて、事件のあらましと裁判の内容について説明します。そして、日本と同様、積極的安楽死が事実上認められていない英国で起きた、医師による安楽死事件を取り上げます。そのうえで、日本と英国の両事件の共通点・相違点を指摘し、鎮静に関する議論や積極的安楽死の是非についてお話しします。

## 1　積極的安楽死をめぐる事件

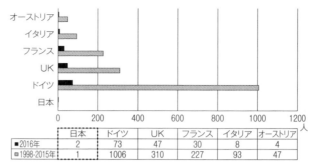

第六章では、積極的安楽死や医師による自殺幇助が合法化されている国や地域の状況についてお話ししました。しかし、積極的安楽死や医師による自殺幇助が法的に認められていない国や地域でも、それに関連する事件が起きています。実は、日本国内でもかつて、医師による積極的安楽死が事件になったことがあります。よく知られているのは、

表7－1　医師の関与しない積極的安楽死事件[8][9][10][11][12]

| 判決日 | 裁判所 | 概要 | 問われた罪<br>判断 |
|---|---|---|---|
| 1950年<br>4月14日 | 東京地裁 | 脳溢血で全身不随の状態であった母親から早く殺してくれと懇願され、青酸カリ溶液を飲ませて母親を死なせた。 | 嘱託殺人罪<br>執行猶予付有罪判決 |
| 1962年<br>12月22日 | 名古屋高裁 | 脳溢血で全身不随の状態であった父親に、有機燐殺虫剤を混入させた牛乳を飲ませて死なせた。 | 嘱託殺人罪<br>執行猶予付有罪判決 |
| 1975年<br>10月1日 | 鹿児島地裁 | 肺結核や自律神経失調症などを患い、全身の疼痛に苦しむ妻に懇願され、睡眠薬を飲み眠りについた妻を絞殺した。 | 嘱託殺人罪<br>執行猶予付有罪判決 |
| 1975年<br>10月29日 | 神戸地裁 | 高血圧で倒れて半身不随となり、激しいけいれん発作を度々起こしていた母親を、就寝中に絞殺した。 | 殺人罪<br>執行猶予付有罪判決 |
| 1977年<br>11月30日 | 大阪地裁 | 末期の胃がんで激痛を訴えていた妻から殺してくれと頼まれ、自殺を図った妻を刺殺した。 | 嘱託殺人罪<br>執行猶予付有罪判決 |
| 1990年<br>9月17日 | 高知地裁 | 軟骨肉腫を患い痛みに苦しんでいた妻が自殺を図り、殺してほしいと懇願され、妻の頸部をカミソリで切り、絞殺した。 | 嘱託殺人罪<br>執行猶予付有罪判決 |

今から二五年ほど前の一九九一年、東海大学医学部付属病院（神奈川県伊勢原市）で起きた事件（以下、東海大病院事件）です。医師が殺人罪に問われ、有罪となったこの事件では、どのような場合に積極的安楽死が許容されるのかを明らかにした判決が出され、社会的にも大きな注目を集めました。ほぼ同じ時期に英国でも、患者を安楽死させたコックス医師が殺人未遂罪で有罪となる事件が起きていました。

東海大病院事件のほかにも、日本国内で医師による積極的安楽死行為が事件として扱われたり、社会的に問題となったりした例はいくつかあります。例えば、一九九六年の国保京北病院（現在の京都市立京北病院）の事案、二〇〇九年に最高裁決定が出された川崎協同病院事件などです。国保京北病院の事案では、入院中の末期がん患者が筋弛緩剤を投与された後に亡くなり、医師が殺人容疑で書類送検されました。しかし、患者の体内に入った筋弛緩剤が致死量を大幅に下回っており、筋弛緩剤の投与と患者の死の因果関係は認められないという理由で、不起訴処分となりました[6][7]。川崎協同病院事件は、医師の治療中止行為とそれに続く積極的安楽死行為が殺人罪にあたるとして裁判になった事件です。この裁判では、主に治療中止行為の適法性が問われたため、生命維持治療の中止を扱う第九章で詳しく取り上げることにします。

医師が関与した積極的安楽死の事案はこれまでに述べた通りですが、実は東海大病院事件が起きる前にも、六件の積極的安楽死事件が起きていました（表7-1）。これらはいずれも被害者の近親者が被告人となった事件で、医師は関与していません。

特に、表の上から二番目の名古屋高裁判決は有名です。この判決では、積極的安楽死の許容要件を以下のように示したうえで、明らかに要件(5)、(6)を満たしていないがゆえに有罪であるという結論を下しました。

〈名古屋高裁が示した積極的安楽死が許容される要件〉
(1)病者が現代医学の知識と技術から見て不治の病に冒され、しかもその死が目前に迫っていること
(2)病者の苦痛が甚しく、何人も真にこれを見るに忍びない程度のものなること
(3)もっぱら病者の死苦の緩和の目的でなされたこと
(4)病者の意識がなお明瞭であって意思を表明できる場合には、本人の真摯な嘱託又は承諾のあること
(5)医師の手によることを本則とし、これにより得ない場合には医師によりえない首肯するに足る特別な事情があること
(6)その方法が倫理的にも妥当なものとして認容しうるものなること

名古屋高裁判決は、海外では「積極的安楽死の合法性を認めた世界初の判決」と受け止められたという指摘もありました[13]。しかし正確には、積極的安楽死の違法性を否定するための要件を示したもので、合法化したわけではありません。名古屋高裁判決以降、いずれの判決も五番目の許容要件、すなわち「医師による行為原則」を議論の大前提にしていることから、本章では、医師が関与した積極的安楽死事件を取り上げることにして、中でも東海大病院事件と英国のコックス医師事件についてお話ししたいと思います。

## 2　医師による積極的安楽死①東海大病院事件

この事件は、医師による患者への積極的安楽死行為が刑事事件となった日本国内で初めての事案であり、社会的にも研究者の間でも大きな議論となりました。

一九九一年五月、東海大病院で医師によって患者に積極的安楽死が行われたことが報道や大学側の記者会見で明らかになり[14]、その後の裁判過程も含めてこの事件はメディアに大きく取り上げられることになります。この事件はどのような事件だったのか――。事件に関する横浜地方裁判所の判決や当時の新聞記事、論文などの内容をもとに、振り返ってみましょう。

### 事件のあらまし[15][16]

患者は、「多発性骨髄腫」というがんで入院していた五八歳（事件当時）の男性Aさんでした。

多発性骨髄腫の発症原因ははっきりとはわかっておらず、貧血、息切れ、だるさ、免疫機能の低下、出血傾向、腎障害、血液循環の障害などの症状があります。骨の組織が破壊されると、骨の痛み、病的な骨折、脊髄圧迫による麻痺などが起きることもあります[17]。そして、臓器の機能が低下するなどさまざまな症状が現れます。初期治療として、抗がん剤治療や分子標的薬の投与、自家造血幹細胞移植などが行われます。そして、病状に応じて、治療に良い反応がない場合や再発した場合の治療、研究段階の新しい治療、合併症に対する治療、痛みに対する治療、合併症や治療に伴う副作用を予防・軽減する治療などさまざまな治療が試みられます。現代においても完治が難しい病気と言われていますが、さまざまな治療法が研究されています。

しかし、事件の起きた一九九〇年ごろは、多発性骨髄腫は「現代医学では不治の病気とされており、根治的治療は不可能であり、病気の進行を遅らせるだけの治療しかできない」(横浜地裁判決文)とされていました。

また、今ではがん告知は一般的になりつつありますが、当時は一般的といえる状況ではありませんでした。例えば旧厚生省の人口動態社会経済面調査(一九九二年)では、「亡くなられた方はがんであることを知っていましたか」という問いに対し、医師や家族から告げられて知っていた患者の割合は五人に一人に満たない状況でした[18]。

このような状況において、Aさんの家族は、本人に病気の告知をしないよう強く求めました。ですので、Aさん本人には正確な病名が告知されず、病状や予測される余命は主に患者の長男に知らされていました。Aさんには妻もいましたが、白血病に似た多発性骨髄腫の疑いがあるという段階で大きなショックを受けた様子で、長男はAさんの妻にも病気については詳しく話さないことを希望したといいます。

一九九〇年三月、Aさんは東海大病院で受けた人間ドックの検査で血液の異常が指摘され、五月に確定診断されました。その後、同病院で抗がん剤投与などの治療を受け、病気の進行が抑えられたことから一旦退院し、職場で再び働けるようになりました。しかし、病状が悪化してその年の一二月初旬、再入院します。その後、一二月半ばになって、担当医らから、感染症や脳出血で亡くなる恐れがあり、厳しい状況であることが長男に告げられました。

翌年の一九九一年四月、Aさんは全身状態が悪化し、意識レベルが低下しました。Aさんが点滴やフォーリーカテーテルを外そうとする行動が見られ、家族は「患者は一晩中眠っていなかった。フォーリーカテーテルの痛みを訴えており、つらくて見ておれない」などと訴えます。被告人のX医師を含む担当医らは、家族から「治療はやめてほしい」と何度も訴えられました。X医師は治療を中止しないよう説得を試みました。

事件当日、家族はX医師らに治療の中止を何度も要請しました。それを受け、X医師は、点滴やフォーリーカテーテルなどを外し、治療を中止しました。続いて、いびきをかくような深い呼吸を抑えようと、鎮静剤や抗精神病薬を投与しました。それでも苦しそうな呼吸は止まらなかったため、X医師は家族の要請で、一過性心停止の副作用のある不整脈治療剤に続き、希釈しないで投与すれば心停止する作用のある塩化カリウムを注射します。その後、Aさんは心停止を起こして死亡しました。

翌月、報道によって事件が明らかとなりました。一九九二年七月、主治医であったX医師は、殺人罪で在宅起訴されました。

### 横浜地裁の判断[15][19]

一九九五年三月、横浜地裁は、Aさんに塩化カリウムなどを注射して死亡させたとして殺人罪に問われたX医師に対し、懲役二年（執行猶予二年）の有罪判決を出しました。この結論を出すにあたって、横浜地裁は、罪に問われた塩化カリウムなどの注射、つまり、積極的安楽死行為に対する判断だけでなく、その前に行った治療の中止行為などが許容される一般的要件についても裁判所の考えを示しました。そして、この治療中止行為の許容要件にも言及した点が、後の川崎協同病院事件の裁判にも大きな影響を与えることになりました[20]。ですので、ここでは、積極的安楽死行為の前に行われた治療中止に関する裁判所の判断についても見ていきたいと思います。

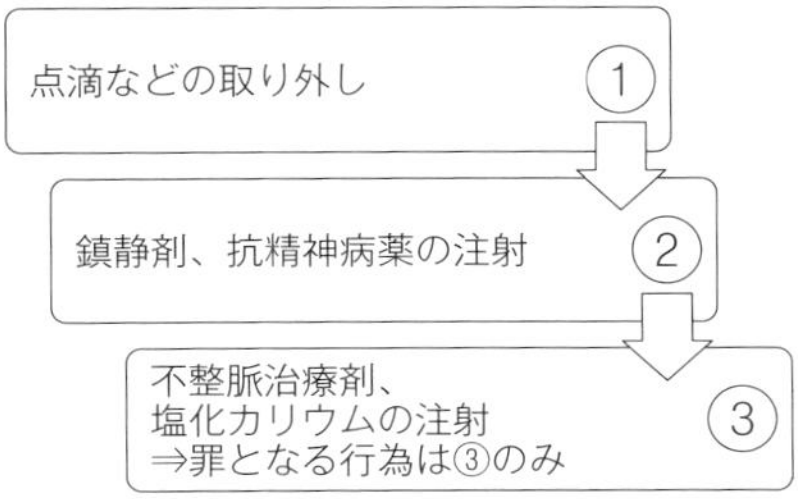


図7－2　X医師が行った行為

それでは、X医師の行為を時間軸に沿ってまとめた図7－2を見てみましょう。X医師の行為は、①生命維持治療の中止（消極的安楽死）、②死期を早める可能性があるものの、いびきや深い呼吸を除去・緩和するための行為（間接的安楽死と言われるような行為[21]）、③積極的安楽死——に分けられます。横浜地裁は、X医師が行ったいずれの行為も法的に認められるとは考えず、その根拠として、一般的にどのような点をクリアすれば法的に認められるかという基準を明らかにしました。終末期医療で特に議論となる、①の治療中止と③の積極的安楽死が許容される要件とは何か、詳しく確認しましょう[22]。

**積極的安楽死の許容要件**

| 要件1 | 患者の状態-1 |
|---|---|
| • 耐え難い激しい肉体的苦痛が存在する | |
| 要件2 | 患者の状態-2 |
| • 死が避けられず、かつ、死期が迫っている | |
| 要件3 | 患者の状態-3 |
| • 肉体的苦痛の除去・緩和方法を尽くし代替手段がない | |
| 要件4 | 患者の意思表示 |
| • 生命の短縮を承諾する明示の意思表示がある | |

図7－3　横浜地裁が示した積極的安楽死の許容要件

## どのような場合に許されるのか——積極的安楽死

最初に、この事件で罪を問われた積極的安楽死について、横浜地裁が示した許容要件を見てみましょう（図7－3）。

要件1～3の患者の状態については、1．耐え難い肉体的苦痛に苦しんでいること、2．死が避けられず死期が迫っていること、3．肉体的苦痛を取り除く、あるいは、緩和するさまざまな医療手段を講じて手をつくしても、耐え難い苦痛を取り除けず、他に手段がないこと——が要件として示されました。また、4の患者の意思表示については、生命の短縮に直結する選択であるため、積極的安楽死を行うその時点で患者の明らかな意思表示があることが求められました。

## 名古屋高裁の六要件との比較

先に名古屋高裁が示した(1)から(6)の要件について、横浜地裁が変更を求めたのは次の四点です。

まず、(5)の医師の手によることを原則とする要件は、苦痛除去・緩和のための医療上の代替手段が他にない、という要件に変更すべきである、としています。

そのうえで、終末期医療において、このケースのように、医師による積極的安楽死が許容される要件について考える場合、(3)の苦痛緩和の目的で行われることと(6)の倫理的に妥当であることは、「もっぱら苦痛除去の目的で、外形的にも治療行為の形態で行われ、方法も、例えばより苦痛の少ないといった、目的に相応しい方法が選択されるのが当然であろう」として、要件として要求する必要はないとしています。

また、患者の意思表示については、生命の短縮に直結する選択であるため、行為を行う時点での患者の明示的な意思表示が必要であり、家族の意思表示から推定される患者の推定的意思などは認められないとしました。これは、名古屋高裁判決の要件(4)の「病者の意識がなお明瞭であって意思を表明できる場合には、本人の真摯な嘱託又は承諾のあること」をさらに限定した形になっています。

### 横浜地裁による評価

横浜地裁は、これらの要件に基づき、この東海大病院事件に対して具体的にどのような評価をしたのでしょうか。図７－４を見てください。

**積極的安楽死の許容要件**

| 要件 | 内容 | 評価 |
|---|---|---|
| 要件１ | 患者の状態-1<br>・耐え難い激しい肉体的苦痛が存在する | × |
| 要件２ | 患者の状態-2<br>・死が避けられず、かつ、死期が迫っている | ○ |
| 要件３ | 患者の状態-3<br>・肉体的苦痛の除去・緩和方法を尽くし代替手段がない | × |
| 要件４ | 患者の意思表示<br>・生命の短縮を承諾する明示の意思表示がある | × |

図７－４　積極的安楽死の許容要件に基づく横浜地裁の評価

横浜地裁は、要件２の患者の余命が数日で死が迫っており、回復はもはや不可能であったことは認めました。しかし、医師が塩化カリウムなどを注射した時点では、医師が取り除こう、あるいは、緩和しようとしたいびきや荒い呼吸は耐え難い肉体的苦痛であるとは言えないこと、そもそも患者は意識を失っていて痛みへの反応もなく、肉体的苦痛を覚える状態ではなかったことから、要件１に挙げられた肉体的苦痛は存在しなかったと判断しました。また、要件３についても、そもそも肉体的苦痛が存在しないので、それを取り除くための手段が尽くされたとか、代替手段がないということも言えないとしました。さらに、患者本人の明らかな意思表示が欠けていたことも指摘されました。その結果、要件２を除く他の要件を満たしておらず、医師が行った積極的安楽死行為は法的に認められないと結論付けました。

## どのような場合に許されるのか――生命維持治療の中止

次に、積極的安楽死行為の前に行われた治療中止について、その許容要件を見てみましょう（図7－5）。

生命維持治療の中止が法的に許容される要件は、患者の状態と意思表示に関するものです。要件1の患者の状態については、今日の医学では治らない病気を患い、回復の見込みがなく死を避けられない末期状態であることが求められています。患者がこのような状態にあるかどうかの判断は、医学的にも判断が難しいと考えられるので、複数の医師による「反復した」診断によることが望ましいとしました。

次に、要件2の患者の意思表示については、治療中止が具体的に検討される時点で、患者自身の明確な意思表示が存在することが望ましいとしました。ただ、積極的安楽死の要件とは異なり、家族の意思表示から患者の意思を推定することが許されると判断しました。これは、実際の医療現場では、死が避けられず死期が迫っている患者には、すでに意識が無かったりはっきりしなかったりする場合が多く、その場合に家族から治療中止を求められたり、家族に意向を確認したりすることがあるためです。

要件3の中止の対象となる措置については、薬物の投与や化学療法、人工透析、人工呼吸器の装着、輸血などに加え、栄養分や水分を補給するために、お腹に穴を開けて管を通したり、鼻から胃に管を通したり、心臓近くにある中心静脈にカテーテルを入れたり、手足の静脈から点滴を使って入れたりする処置も含まれます。

横浜地裁は、これらの要件に基づき、具体的に次のように評価しました（図7－6）。

要件1の死期の切迫性や回復不可能性について、横浜地裁は、上級医によって余命数日であると診断されていて、

**治療中止の許容要件**

要件1　患者の状態
- 回復の見込みがなく死が避けられない末期状態

要件2　患者の意思表示
- 治療中止時点で、中止を求める意思表示が存在
- 家族の意思表示から患者の意思を推定することも可能

要件3　中止の対象となる措置
- 薬物投与、科学療法、人工透析、人工呼吸器、輸血、栄養・水分補給などすべてが対象
- 死期の切迫性、死期への影響の程度、医学的無益性などを検討して、自然な死を迎えさせるという目的に沿って決定されるべき

図7－5　横浜地裁が示した生命維持治療中止の許容要件

事件当日も被告人のX医師とは別の主治医によって余命一日か二日と診断されていたこと、鑑定人が同様の鑑定を行ったことなどから、認定してよいと判断しました。

一方、要件2の患者の明確な意思表示については、患者であるAさん本人が正確な病名を知らされておらず、治療中止が問題となった時点はもちろん、そうなる前にも自分が病気で末期状態になったら治療をどうするかについて、明確な意思表示をしていなかったと判断しました。そして、X医師が家族から何度も受けていた治療中止の要請については、家族の意思表示をよく検討すると、家族自身もAさんの病状、苦痛の性質や内容について十分に認識していたかどうか疑わしいとしました。そこで、家族の意思表示はAさんの状態を正確に認識したうえで行われたものではなく、この意思表示によって患者の意思を推定できるとは言えないと判断したのです。

その結果、横浜地裁は、X医師の行為は治療中止の許容要件を満たしていないため法的に許されるものではなかったと結論づけました。

このように論じたうえで、図7－2で示した被告人の医師の一連の行為を含めて全体的に評価しても、罪に問われた積極的安楽死行為の違法性が少ないとか違法性がないということは言えないと判断しました。

**治療中止の許容要件**

| 要件 | 内容 | 評価 |
|---|---|---|
| 要件1 | 患者の状態 | ○ |
| | ・回復の見込みがなく死が避けられない末期状態 | |
| 要件2 | 患者の意思表示 | × |
| | ・治療中止時点で、中止を求める意思表示が存在<br>・家族の意思表示から患者の意思を推定することも可能 | |

図7－6　治療中止の許容要件に基づく横浜地裁の評価

## 判決をめぐる議論

横浜地裁の判決文を読むと、被告人のX医師らと患者の家族との緊迫したやりとりや、その当時の被告人の戸惑いや苦悩が伝わってきます。みなさんはこの判決についてどのように考えますか？

この判決をめぐっては、以下で簡単に説明するように、法学者らがさまざまな見解を示しています。

### ①積極的安楽死——非現実的な許容要件か？

まず、積極的安楽死に関する論点は主に次の二点です。

第一に、図7-3の積極的安楽死を法的に認める要件の四つ目、積極的安楽死を行うその時点で患者の明確な意思表示があるということはほとんどないという点です(8)。町野朔氏は次のように述べています。

> ……入院して医療を受けている末期患者に関しては、その家族も医師も、彼の絶望的な苦痛が始まったときにすぐに安楽死を考えるわけではなく、最後の最後の局面でその実行に思いを致す。そしてそこにはすでに意識を失っている患者しかいない……本件の患者に限らず、末期医療の対象となっている患者の多くはこのような経過を辿ることになると思われる。そこでは、判決の要求する「患者本人の明示の意思表示」は不可能である(23)。

行為時点での患者の明示的な意思表示を求める点については、他の論者たちも「末期医療における安楽死を事実上封殺したもの(23)」、「非現実的な範囲にとどまって処罰解放に不当に高いバリアを築くのでは無意味」「リップサービス」などと批判しています(24)(25)。

他方、自己決定権尊重を前進させている、という点で肯定的な評価もあることが指摘されています(26)(27)。

第二に、要件3の肉体的苦痛の除去・緩和のために方法を尽くし代替手段が他にない場合というのは、現実的にはほとんど存在しないのではないか、という疑問があります。というのも、現状では、痛みや苦痛をできるだけ取り除く緩和ケアが一定程度発達しているためです(28)。また、さまざまな議論はありますが、死亡に至るまで継続して麻酔薬などにより意識レベルを下げることによって苦痛を感じさせないようにする、終末期における持続的な深い鎮静という方法もあります(29)。福田雅章氏は「そもそも鎮痛医療の延長線上の最後の段階で、たとえば致死量のモルヒネを投与しなければ苦痛もとれないという間接的安楽死の『最期の一服』の場合を越えて、『他に代替手段がない』場合は現実に存在するのか」と述べています[30]。そして、積極的安楽死は、他の代替手段がある場合にこそ問題となるのであって、「激痛に襲われ、鎮痛医療で傾睡・昏睡状態に置かれてもなお『最期の一服』の段階まで生き続けることが強制されるのか、それとも『生命の質』の選択を自己決定できるのかという点にこそ、積極的安楽死の本質がある」と主張しました。要件3によって、これにあてはまる事案がほぼ発生しなくなり[28]、現実的な適用可能性がほとんど完全に封殺された[30]、との見方があります。また、「他に代替手段がない」と判断する基準があいまいであるとの指摘もなされています[31]。

その他の論点として、肉体的な苦痛だけではなく、精神的な苦痛も含めた全体としての苦痛に拡大すべきだという批判もあります[25]。確かに国内外の学術研究においては、専門的な緩和ケアを受けたとしても、排泄や食事といった日常生活を他者に依存することや、自分が楽しいと思う活動を求めることができない、尊厳や自律性を失う、といった精神的な苦痛があることが指摘されています[32][33]。

実際のところ、これらの要件をクリアして認められた積極的安楽死はこれまでにありません。これらの要件は厳しすぎるのでしょうか。ここで、横浜地裁の四要件を、安楽死を合法化しているオランダの要件（詳しくは第六章参照）と比べてみましょう（表7-2）。

表7-2から、それぞれ対応する項目がない要件がいくつかあるということがわかります。オランダの要件3の患者への情報提供や、要件5の他の医師に相談すること、要件6の相当の医療や注意を尽くすこと、といったプロセスについては、東海大病院事件判決の積極的安楽死の要件では言及されていません。一方、日本の要件2の死期の切迫性は、オランダの要件には求められていません[35]。

次に、日本の要件とオランダの要件に共通していると考えられるのは、表で色の付いている三点です。それぞれをよく見てみましょう。

表7－2　積極的安楽死が許容される横浜地裁の四要件と、オランダの六要件[34]

| 積極的安楽死の許容要件　日本・オランダ比較 | |
|---|---|
| 横浜地裁判決4要件 | オランダ安楽死法　医師が遵守すべき6要件 |
| 生命の短縮を承諾する明示の意思表示がある（要件4） | 患者の要請が自発的で熟慮されていると確信している（要件1） |
| 耐え難い激しい肉体的苦痛が存在（要件1） | 患者の苦痛が耐え難く、回復の見込みがないということを確信している（要件2） |
| 対応する規定なし | 患者の病状、予後について、患者に情報提供している（要件3） |
| 肉体的苦痛の除去・緩和方法を尽くし代替手段がない（要件3） | 患者とともに、患者の病状について合理的な解決策が他にないという結論に達している（要件4） |
| 死が避けられず、かつ、死期が迫っている（要件2） | 対応する規定なし |
| 対応する規定なし | 少なくとももう一人他の、独立した立場の医師に相談していて、その医師は、当該患者を診断し、かつ、1～4で示された要件が履行されているかどうかについて書面で意見を述べなければならない（要件5） |
| 対応する規定なし | 患者の生命を終わらせる、あるいは、患者の自殺を幇助する際、相当の医療や配慮を尽くした（要件6） |

＊オランダの場合は自殺幇助も含む。

表の一列目の意思表示に関しては、日本の場合は積極的安楽死を行うその時点での明らかな意思表示が必要となるのに対し、オランダの場合は事前指示も認められているという点が大きく異なります。表の二列目の耐え難い苦痛に関しても、日本の場合は肉体的苦痛に限定しているのに対し、オランダの場合は苦痛の種類を限定しておらず、精神的な苦痛も含まれていると考えられます。

表の四列目の代替手段については、終末期における持続的な深い鎮静が安楽死に代わりうる選択肢として考えられます。日本では、表の五列目の要件2で死期の切迫性が求められており、そのような段階では終末期における持続的な深い鎮静が代替手段となりうるため、安楽死が認められない、とも考えられます。それに対して、オランダの場合は、オランダ医師会のガイドラインで、緩和的鎮静の実施は、余命一週間から二週間以内であることが明記されている一方で[36]、積極的安楽死に関しては死期の切迫性を求めていないため、死が差し迫っているかどうかにかかわらず耐え難い苦痛があれば、代替手段がないという理由から安楽死が許容されると考えられます。

この代替手段がないという点について、オランダ政府の要請で作られた安楽死の実践指針では、当該患者の病状について合理的な代替手段がないという結論に、医師と患者が共に至らなければならない、と述べられています[34]。一方、提案された治療や措置が、患者の耐え難い苦痛を大いに緩和する場合や、適正な期間内に患者に効果がみられる場合、またベネフィットがあらゆる不利益を上回る場合には、代替手段がある、ということになります[34]。代替手段が妥当かどうかを判断するにあたっては、患者は大きな発言権を持っています。

これらの点を考慮すると、オランダよりも日本の要件の方が確かに厳しい、と言えるように思います。

第1節でお話した国保京北病院の事案では、医師の行為が社会的に問題となりましたが、嫌疑不十分で不起訴処分となり、裁判では争われませんでした。

### ②治療中止をめぐる論点

次に、治療中止に関する主な論点は、次の二点です。

第一に、東海大病院事件の裁判で争われたのは積極的安楽死行為の違法性でしたが、前に述べたとおり本来は起訴の対象とはなっていない治療中止行為や間接的安楽死の許容要件に言及したことに対して賛否両論があります[37]。第2節の図7-2で示したように、起訴された行為の前の二段階の行為、すなわち生命維持治療の中止（消極的安楽死）と間接的安楽死の評価にも及んだことと、この裁判では適用されない許容要件を抽象的、体系的に提示したことを、唄孝一氏は「二重の傍論性」と呼びました[38]。このように、罪となるべき行為を超えて、治療の中止と間接的安楽死の許容要件を示した点について、「司法の任務から見ると傍論」であるとする指摘も見られます[39]。

一方、治療の中止や間接的安楽死を語ることが、積極的安楽死で用いる法理や理論に関連していて、積極的安楽死の輪郭が明確になるため、「『傍論』であっても論理の運び方として積極的に評価すべきであろう」という見解も示されています[40]。

第二に、要件2の患者の意思表示については、家族などによる推定的意思には擬制がつきまとうと指摘されています。[23]前述の町野氏は、判決は、家族の意思表示が患者の立場に立ったうえでの真摯な考慮に基づいたものでなければならないとしている点で、患者の自己決定権を治療中止に貫こうとする立場が表れていると一定の評価を示しています。ただし、推定的意思が、「推定的死ぬ意思〔ママ〕」にまで及び、他人の生と死にかかわる意思の推定の合法性を決定するということには疑問があると指摘しています。[23]佐伯仁志氏も、患者と家族の人間関係や、患者・家族と医師の関係によって判断が左右されるのは「法的安定性を害し適当ではないであろう」と述べています。[37]また、家族と患者の間には利益対立があることも少なくないとして、延命を望まないとする意思を安易に推定すべきではない、[27]安易な代行判断を認めると、家族や関係者にとって不要な人は治療せずに死にゆくに任せて良いということになりかねない、[31]といった批判もみられます。さらに、家族の意思表示には、患者の意思を推定したものなのか、患者の意思の代行であるのか、家族固有の決定権の行使であるのか、[23]といったさまざまな側面があることにも留意する必要がありそうです。

## 3　医師による積極的安楽死②英国のコックス医師事件

### 事件のあらまし

さて、ここで少し話題を変えて、英国で起きた医師による積極的安楽死事件についてお話したいと思います。[41][42][43][44][45][46]英国でも積極的安楽死は認められていません。これからお話する事件で罪に問われた医師は、積極的安楽死を行ったことで有罪判決を受けた、英国ではここ数十年でただ一人の医師です。[47]

今からおよそ二五年前の一九九一年、ちょうど東海大病院で患者が亡くなったのと同じ頃、英国南部のウィンチェスターの病院で、重篤な関節リウマチを患っていた女性患者Bさん（七〇歳）を主治医のコックス医師が安楽死させました。事件が起きたロイヤル・ハンプシャー州病院は、世界的に著名なフローレンス・ナイチンゲールの支援と助言で建てられた病院です[48]。Bさんは長年、関節リウマチを患っており、およそ二〇年間に二〇回以上入退院を繰り返していました。コックス医師は同病院のリウマチ専門医で、一九七八年から一三年にわたって、Bさんの治療を担当していました。

関節リウマチは、体のさまざまな関節に炎症が起き、関節が腫れて痛む病気です[49]。進行すると、関節が変形したり、機能障害を起こしたりします。原因や病態はよくわかっていない病気ですが、免疫系の異常が原因の一つであることが知られています[49][50]。かつては、強い痛みを伴って変形や機能障害が継続的に進み、QOLの低下が見られました。さらに、この病気は進行すると、肺などの全身のさまざまな臓器にも影響し、感染症や心血管の病気などを併発します[51]。ですので、かつては、寿命に大きく影響していました[52]。現在は、免疫抑制剤や生物学的製剤といった効果的な治療法が開発され、関節破壊を抑えることができるようになり、早期診断・早期治療が可能になっています[53]。このように、治療法は飛躍的に進歩していますが、病気の根治を目指す治療はまだ実用化されていません[51]。日本国内ではおよそ七〇〜八〇万人の患者がいると言われていて、三〇〜五〇代で発症することが多いようです。

事件当時、Bさんの病気は重篤な状態で、関節の炎症や骨の変形・崩壊が進み、さまざまな内臓の機能障害が生じるという、いわば末期の症状を呈していました。指に触れられるだけで激痛を訴え、鎮痛剤も効かず、激痛による発作が起きると大声で叫び、幻覚も現れていました。Bさんの苦痛は相当のものだったと考えられます。また、Bさんは、苦痛を和らげる処置以外のすべての処置を拒否していました。こうした状況は、Bさんの子どもたちや医療従事者らもよく理解していました。Bさんは子どもたちに、「(コックス医師が)いかに善意にあふれ、親切で、効果的に尽くしてくれるか、言葉で言い表せないほどである」と話していました[43]。このように、Bさんと子どもたち、コックス医師との間には、一定の信頼関係が築かれていました。

事件当日、コックス医師や子どもたちを前に、Bさんは「死なせてほしい」と懇願しました。この段階で、Bさんの余命は数日か数週間と見られていました。コックス医師は、同情心から、患者に心停止を引き起こす目的で致死量の塩化カリウムを注射しました。その後、Bさんは亡くなりました。

## 二重結果の原則を用いた判決

Bさんの死は当初、病死として扱われました。しかし、Bさんに塩化カリウムが注射されたことを知った看護師は病院管理者に連絡しました。コックス医師は警察の捜査を受け、殺人未遂罪で起訴されました(46)(54)(55)(56)。コックス医師が殺人罪ではなく殺人未遂罪で起訴されたのは、Bさんがもともと末期状態にあり、直接の死因が病気によるものか、注射によるものかはっきりとしなかったためです。

翌一九九二年九月、刑事法院で審理された裁判で、陪審は有罪の評決を出しました。これを受けた裁判官は、実刑を科すことは公益の要請するところとは思われないとして、拘禁刑一年（執行猶予一年）の判決を言い渡しました。

裁判官は、医師が、苦痛を和らげることではなく、患者を殺す、あるいは、患者の死期を早めることを第一の目的として行為することは、たとえ患者やその家族からの要請があったとしても法的に許されない、としました(41)(43)。しかし、コックス医師は、患者であるBさんが病気で末期状態にあり、非常に激しい苦痛に苦しんでいて鎮痛剤も効果が見られなくなっていたということをよく知っていました。裁判官は、コックス医師の行為はそうした同情心から行われたものであり(54)、実刑を科すことは公益の要請するところとは思われないとして、執行猶予付きの極めて軽い刑を宣告したのです(43)。

また、判決では、二重結果の原則が用いられました(57)。この原則は、道徳的に良い行いが道徳的に悪い二次的な結果を伴う場合、悪い二次的な結果をもたらすことが予見されているだけで意図されていない限りは、その行為を行うことは道徳的に許容されるというものです(58)。この原則においては、行為の結果に関する意図と予見が区別されます。そして、良い結果をもたらす目的で悪い行為を意図的に行うことは常に誤りである一方で、良い行為をすることは、それが悪い結果を伴うであろうと予見されても、正しいことがある、というのです[41]。

安楽死の場合、たとえ苦痛を緩和する治療行為によって死期が早まることが予見されても、その行為が苦痛の緩和を目的としている限り、その行為は合法的であるということです。しかし、この事件のように、患者を苦痛から解放するために致死量の薬物を注射することは、直接的に患者の死を早めるので許容されないのです。裁判所のこうした判断は、医師の主な目的が患者に死をもたらすことである場合、その行為は違法であるという判例になっています[59]。

判決後、コックス医師は、医師免許を剥奪されることなく診療を続けることが許可され、ハンプシャー州で医師を続けました。その際、コックス医師は、緩和医療のトレーニングを受けるよう求められました[60]。

## 4　二つの事件から考える

日本の東海大病院事件と英国のコックス医師事件を比較すると、東海大病院事件では、裁判所が一般的な積極的安楽死の許容要件を示しましたが、コックス医師事件ではそのような一般的な許容要件を示したわけではありません。提示した許容要件に沿って判断した東海大病院事件判決に対し、コックス医師事件の判決は、二重結果の原則を用いて、苦痛から解放するために致死薬を投与することは直接的に患者の死を早めるため許されないと判断したのです。

一方、東海大病院事件、コックス医師事件ともに、被告人の医師はいずれも有罪判決を受けましたが、執行猶予付きの刑期が比較的短い刑にとどまっていることも事実です。この点をもって積極的安楽死が社会的に容認されつつあると考える向きもあるかもしれませんが、それは少し一面的な見方のように思います。少なくとも日本では、依然として、積極的安楽死や自殺幇助は刑法一九九条の殺人罪や二〇二条の自殺関与及び同意殺人罪などに問われる可能性があります。実際に事件の後、日本・英国ともに、積極的安楽死を許容する法律は作られておらず、自殺幇助を受けたい人は海外に行くという状態が続いています[61]（詳しくは第八章）。

日本では積極的安楽死や医師の自殺幇助が認められている、という海外の文献や資料も散見されます[62]。確かに、東海大病院事件で横浜地裁は、積極的安楽死の許容要件を示しました。しかし、この要件をクリアして認められる積極的安楽死はほとんどありえず、事実上積極的安楽死は禁じられたにすぎない、という指摘があることや、実際にこれらの要件をクリアして認められた事例もこれまでにない、ということに留意する必要があると思います。

## 終末期における持続的な深い鎮静をめぐる議論

ここで積極的安楽死に関連する話題として、持続的な深い鎮静についても触れておきたいと思います。

現代において、標準的な緩和ケアの技術や知識を投じてもなお、取り除いたり緩和したりすることができない痛みが存在していることは否定できません[63][64]。終末期において余命が数日など限られた状況で、そのような痛みがある場合、一つには、亡くなるまで意識レベルを低下させる持続的な深い鎮静が行われることがあります。日本の東海大病院事件をめぐっては、第2節で、緩和ケアが発達した今、肉体的苦痛の除去・緩和のために方法を尽くし代替手段が他にないという状況はほとんど存在しないのではないか、という法学者の見解を紹介しました。さらに、東海大病院事件判決が出された一九九五年当時、ホスピスケアに従事していた医師も次のように述べています。

「我々のホスピスの経験では、セレネース、ホリゾンなどの薬や、モルヒネなど様々な薬物を使用することで、たいていの場合は、患者の苦痛がコントロールできるのです。ですから、苦痛を取るためのきちんとした症状コントロールが行われていれば、塩化カリウムのような薬を使わなければいけないような状況になることはないと考えていますし、結果としてはこの患者にも必要がなかっただろうと思います[65]。」

「……我々の経験から言うと、その場で命を取らなければならないほどの状況は、きちんとした症状コントロールをしていけば起き得ない……症状コントロールをきちんとしていけば、ほぼ一〇〇パーセントの人が、最終的な場面では苦痛を訴えない状態でお休みになったままの時間を数時間とか数日を経て死に至る、ということなのです[65]。」

つまり、終末期における持続的な深い鎮静を含む、痛みなどの苦痛を取るための緩和ケアが発達した近年、積極的安楽死は必要ない、という見解です。厳密な手順に従って系統的に文献を取捨選択する「システマティック・レビュー」を行った研究によると、終末期の患者に鎮静が行われた割合は、抽出した論文によって一割から七割近くとばらつきがみられるものの、全体では三割を超えていました[66]。

終末期における持続的な深い鎮静は、緩和ケアの一つの側面ではありますが、第2節でお話したように、鎮静によって意識レベルを下げて生き続けることと、積極的安楽死によって亡くなることのどちらが良いのか、という問題もあります。また、患者に鎮静が行われた後、人工栄養・水分補給などの生命維持治療はどうするか、という問題もあります。

さらに、痛みや苦痛には、身体的なものだけではなく、精神的・心理社会的なさまざまなものがあることはよく知られています。こうした苦痛をどう考えたら良いのか、という問題についても十分に議論する必要があると思います。

## 積極的安楽死の議論の必要性

積極的安楽死の是非については、賛成、反対それぞれ多くの論点が出されています。表7‐3を見てください。

積極的安楽死に賛成する論点として、病気の末期で苦痛を感じる状態が長引く場合や、生命維持治療の差し控えや中止によってすぐに死ぬことができない場合は、積極的安楽死によってすぐに死ぬ場合と比べて苦痛を感じる時間が長く、より多くの苦痛を感じることになりかねないということや、緩和ケアによっても耐え難い苦痛が避けられず、苦痛による害悪が生き続ける利益を上回る場合もあり、積極的安楽死によって苦痛を解放できるならその行為は正当

表7-3　積極的安楽死に対する賛成・反対の主な論点[41][54]

| 積極的安楽死　賛成論 | 積極的安楽死　反対論 |
|---|---|
| ・患者にとって、治療中止後に緩やかに訪れる死は、急速に至る死よりも多くの苦痛を招きかねない | ・緩和ケアが大きく発展しており、苦痛の緩和を目的にした積極的安楽死の必要性はない |
| ・疾患によっては、生き続ける利益よりも苦痛による害悪が上回ることがある | ・重度障害者や高齢末期患者ら社会的弱者が、社会や家族からの圧力によって積極的安楽死を選択する可能性がある |
| ・積極的安楽死を求める理由が合理的なら、患者の自律尊重原則は患者の希望の尊重を含めるべきだ | ・医療の目的は健康と生命の促進であり、患者は医師を信じられなくなる |
| ・末期疾患への鎮静剤等の使用は、生命を短縮させる可能性があると予見されても広く認められている | ・重度障害者ら社会的弱者を非自発的に安楽死させる「滑りやすい坂」への最初の一歩になりかねない |

化できるという論点などがあります。

一方、反対する論点として主に主張されるのは、緩和ケアが大きく発展した近年、苦痛を緩和する目的で積極的安楽死を選択する必要性はないということです。また、社会的弱者への圧力になりかねないといったことや、患者と医師の関係性の変質が懸念されることもまた、積極的安楽死の反対論として主張されています。

このような賛成・反対論のある中、ベネルクス三国などで認められている積極的安楽死や自殺幇助が日本で今後も禁止されるべきか否かについては、簡単に結論を出すことはできません。

ただ、冒頭でもお話したように、日本人でスイスに渡って自殺幇助を受ける人が実際にいること、意識調査でも積極的安楽死を望む人が一定数いることがわかっています。また、雑誌で特集が組まれるなど、積極的安楽死や自殺幇助というテーマが一般的な話題となりつつあります。このような状況を考えると、私たち市民も、積極的安楽死や自殺幇助について正確な情報を得た上で、よく考えたり議論したりする必要があると思います。また、国レベルでも、積極的安楽死や自殺幇助の是非について十分な議論をしないまま一律に禁止して良いのかどうか、よく検討する必要があると思います。

# 第八章　自殺ツーリズム

## 1　自殺幇助を望む人々

第七章では、日本と英国の積極的安楽死をめぐる二つの事件から、積極的安楽死の是非についてお話しました。その中で、日本でも積極的安楽死や自殺幇助を望む人が少なからずいる、ということに触れました。昨年、テレビドラマの『おしん』や『渡る世間は鬼ばかり』などで著名な脚本家の橋田壽賀子さんが、スイスに行って安楽死（自殺幇助）によって死にたい、というエッセーを公表し、話題となりました。(1) これが呼び水となり、週刊誌や総合雑誌上で、著名人による安楽死の賛否や諸外国の状況を記事にするといった、さまざまな特集が組まれています。(2)

なぜスイスなのかというと、第六章でも触れたように、スイスでは、自殺幇助を受けられる人が自国の市民に限定されていないためです。逆に、その他の積極的安楽死や自殺幇助が認められている国や地域では、自国・地域の市民だけを対象としています。

このため、橋田さんのエッセーでも取り上げられたスイスには、積極的安楽死や自殺幇助が認められていない国や地域の人たちが毎年多く訪れ、自殺幇助を受けて亡くなっています。第七章でご説明したように、英国では現在までのところ、安楽死や自殺幇助は法的に認められていませんが、英国にもスイスに渡って自殺幇助を受ける人たちがいます。

英国では例えば、ウェールズ北部の地方議会議員の男性（当時六八歳）が、スイスに渡って自殺幇助を受けて亡くなった、という報道が二〇一五年八月にありました。[3] 男性は、がんで余命数カ月と診断されていました。実は男性の妻も以前にスイスの施設で自殺幇助を受けて亡くなっていました。このように、英国では、スイスに渡って自殺幇助を受けたという話がたびたび報道され、「渡航自殺幇助」や「自殺ツーリズム」と呼ばれて社会問題となっています。

そこで本章では、自国では禁じられている自殺幇助を希望してスイスに渡り自殺幇助を受けるケースが蓄積されている英国の実態を取り上げます。一体、どれくらいの人がスイスに渡って自殺幇助を受けているのか、自国では法的に禁じられている自殺幇助を他国に渡って受けても法的に問題はないのか、このような慣行に対して英国政府は何か対応を行っているのか、さらに、スイスはなぜこのような自殺ツーリズムを容認しているのか――。こうした疑問に対する答えを検討することは、スイスでの自殺幇助を考える人が出てきた日本の今後にとっても重要だと思われます。そこでこれらの点について検討するため、まずは、スイスの法制度を見てみましょう。

## 2　自殺幇助をめぐるスイスの状況

### スイスの法制度・指針

最初にお話したように、スイスでは、外国人の自殺幇助が可能となっています。[4] ただし、自殺幇助を認める法律がスイスにあるわけではありません。むしろ、自殺幇助を禁じる法律の解釈によって、一定の条件のもとで自殺幇助を行っていると言えます。具体的には、刑法第一一五条に次のような規定があります。[5]

刑法第一一五条　自殺への誘導・幇助[5][6][7]
利己的な理由によって誰かを自殺するようあおる、あるいは、自殺するのを幇助する者は、その自殺が実際に行われた、あるいは、試みられた場合、五年以下の懲役刑か罰金刑が科せられる。

この条文は、利己的な動機から、人を自殺に誘導するか、またはこれを助けるといった関与を行った者に対して刑罰を科しています[8]。「利己的」というのは、それを行う人が自分の利益のみを追求する場合を示していると解釈されています。利益には、有形のものと精神的なものがあるとされます。有形の利益としては、例えば、自殺する人から遺産を得る、金銭を奪う、生活費を節約する、といったことがあります。また、精神的な利益としては、嫌悪感情を満足させる、あるいは、嫌悪している人から解放される、復讐の欲求を満たすことなどがあります[9]。

つまり、スイスでは、このような利己的な動機がみられる場合に限り、自殺への関与が刑事罰の対象となる可能性があるということです。反対に、利己的な動機が認められない場合には、解釈上、罰を受けないということです[10][11]。また、この条文では、自殺に関与する者が医師であるかどうかを問題にしていないため、医師以外の人が自殺に関与することも解釈上は可能ということになります[12]。

## 年間七〇〇人超の在住者が自殺幇助で死亡

まず、スイス在住の人々について見てみましょう。スイス連邦統計局によると、自殺幇助を受けて亡くなったスイス在住者の数は増加傾向にあり[13]、二〇一四年は七四二人となりました[14]（図8－1）。

これは年間死亡者数の一・二％にあたり、前年に比べて二六％増えました。疾患別で見ると、がんが最も多く四割を超えていました（図8－2）。また、神経変性疾患の中には認知症が〇・八％、その他の中にはうつ病が三％含まれていました。

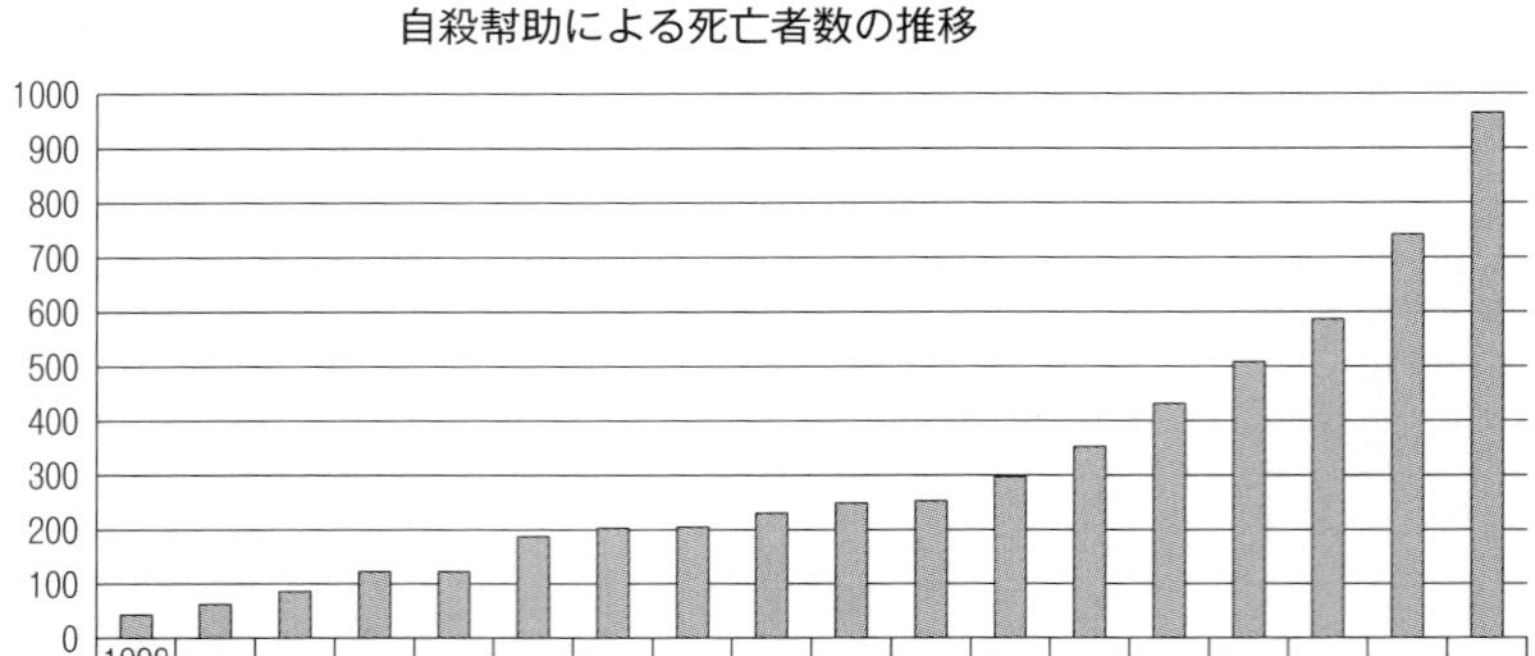


| | 1998年 | 1999 | 2000 | 2001 | 2002 | 2003 | 2004 | 2005 | 2006 | 2007 | 2008 | 2009 | 2010 | 2011 | 2012 | 2013 | 2014 | 2015 |
|---|---|---|---|---|---|---|---|---|---|---|---|---|---|---|---|---|---|---|
| ■死亡者数（人） | 43 | 63 | 86 | 123 | 123 | 187 | 203 | 205 | 230 | 249 | 253 | 297 | 352 | 431 | 508 | 587 | 742 | 965 |

図 8－1　自殺幇助によるスイス在住者の死亡者数の年次推移

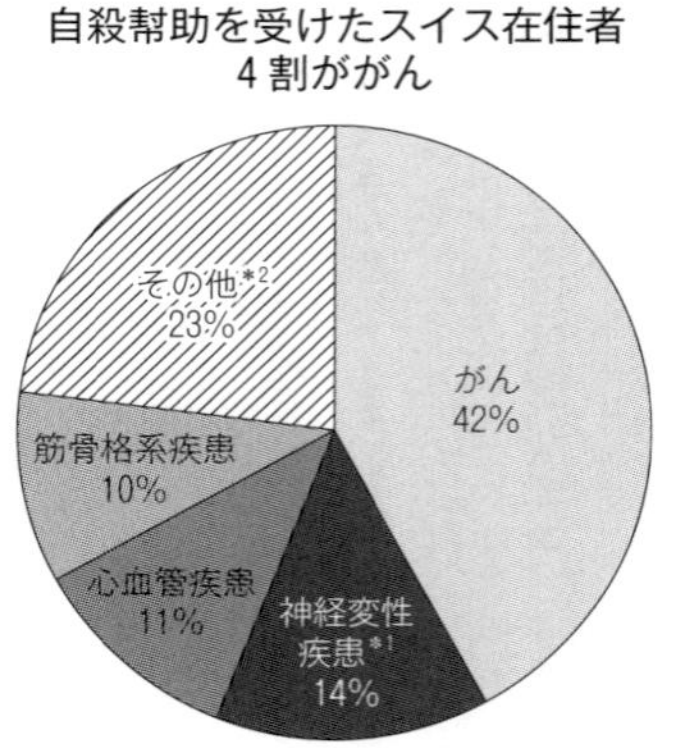


図 8－2　自殺幇助を受けたスイス在住者が患っていた病気（2014 年）

＊1　パーキンソン病、ALS、多発性硬化症、認知症、その他の神経変性疾患

＊2　肺疾患、うつ病、失明、糖尿病、その他

自殺幇助を求める人々の基礎疾患に関するこのような傾向は、別の研究でも明らかになっています。二〇〇三年～二〇〇八年に自殺幇助を受けて亡くなったスイス在住者のうち、少なくとも根本的な死亡原因が判明している一〇九三人について調べたところ、がんが最も多く、二五歳～六四歳で六割、六五歳～九四歳で四割を占めました[15]。二五歳～六四歳では、がんに次いで多かったのが神経系疾患で二割でした。六五歳～九四歳では、循環器系疾患が一五%、神経系疾患が一割でした。

例えば、第六章で紹介した米国オレゴン州と比較すると、大きく異なるのはがんの割合です。スイスではがんが四割程度だったのに対し、オレゴン州では八割近くを占めました[16]。項目が同じではないので単純比較が難しいのですが、スイスでは神経変性疾患が一割から二割程度で、オ

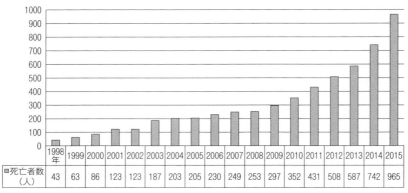

レゴン州では神経変性疾患に含まれるＡＬＳが一割弱でした。また、心疾患についても、スイスでは一割程度でしたが、オレゴン州では三％と割合が小さいことがわかります。

ここまでスイス政府による統計に沿ってお話してきましたが、そのほかにも、スイス市民を対象に自殺幇助を行っている「ＥＸＩＴ」という団体が明らかにしているデータがあります。それによると、二〇一六年には、三五〇〇人のスイス市民が自殺幇助を希望し、審査を経て許可されたのが九九〇人、実際に医師による自殺幇助を受けて亡くなったのがおよそ七二〇人とのことです[17]。二〇一五年にはおよそ七八〇人、二〇一四年には五八三人[18]がこの団体による自殺幇助で亡くなっています。

## 「自殺ツーリスト」

このようにスイス在住者が自殺幇助を利用している中、スイスに住んでいる人以外の外国人が毎年どれくらいスイスに渡り、自殺幇助を受けて亡くなっているのでしょうか。また、どの国の人々がスイスに渡っているのでしょうか。

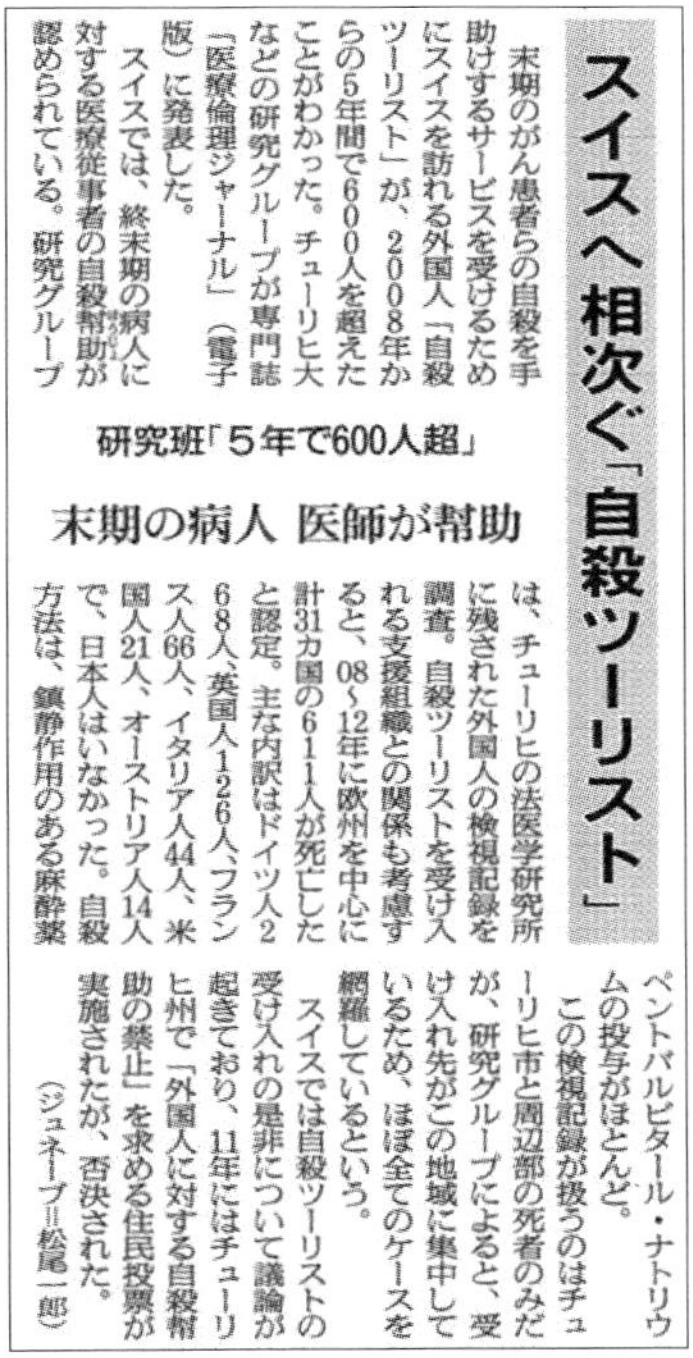

スイスへ相次ぐ「自殺ツーリスト」

研究班「５年で600人超」

末期の病人　医師が幇助

末期のがん患者らの自殺を手助けするサービスを受けるためにスイスを訪れる外国人「自殺ツーリスト」が、２００８年からの5年間で６００人を超えたことがわかった。チューリヒ大などの研究グループが専門誌「医療倫理ジャーナル」（電子版）に発表した。

スイスでは、終末期の病人に対する医療従事者の自殺幇助が認められている。研究グループは、チューリヒの法医学研究所に残された外国人の検視記録を調査。自殺ツーリストを受け入れる支援組織との関係も考慮すると、08～12年に欧州を中心に計31カ国の６１１人が死亡したと認定。主な内訳はドイツ人２６８人、英国人１２６人、フランス人66人、イタリア人44人、米国人21人、オーストリア人14人で、日本人はいなかった。自殺方法は、鎮静作用のある麻酔薬ペントバルビタール・ナトリウムの投与がほとんど。

この検視記録が扱うのはチューリヒ市と周辺部の死者のみだが、研究グループによると、受け入れ先がこの地域に集中しているため、ほぼ全てのケースを網羅しているという。

スイスでは自殺ツーリストの受け入れの是非について議論が起きており、11年にはチューリヒ州で「外国人に対する自殺幇助の禁止」を求める住民投票が実施されたが、否決された。

（ジュネーブ＝松尾一郎）

記事８－１

2014年8月24日付朝日新聞朝刊

記事８－１を見てみましょう。

この新聞記事と、記事のもとになった論文によると、スイスでは二〇〇八年〜二〇一二年の五年間で、六一一人の外国人が自殺幇助を受けたことがわかりました[6][19]。年別に見ると、八六人から一七二人、年間平均でおよそ一二二人が自殺幇助を受けていました。国別に見ると、最も多かったのがドイツで二六八人（四四％）、次いでＵＫ（スコットランド、北アイルランド含む）が一二六人（二一％）、フランスが六六人（一一％）、イタリアが四四人（七％）、米国が二一人（三％）、オーストリア一四人（二％）でした（図8-3）。

これらの国々を地図上で表したのが、図8-4です。米国を除く上位六カ国が、スイスに接している、あるいは、地理的に近い国々となっています。

外国人にも自殺幇助を斡旋（あっせん）している支援団体「ディグニタス」の現時点での最新データによると[20]、二〇一六年の一年間に自殺幇助を受けて亡くなった外国人は一九五人でした[21]。二〇〇五年に一〇〇人を超え、その後、年によって増減はありましたが、おおむね増加傾向にあります。国別で見ると、やはりドイツが最も多く七三人、UKが四七人、フランス三〇人などとなっています。

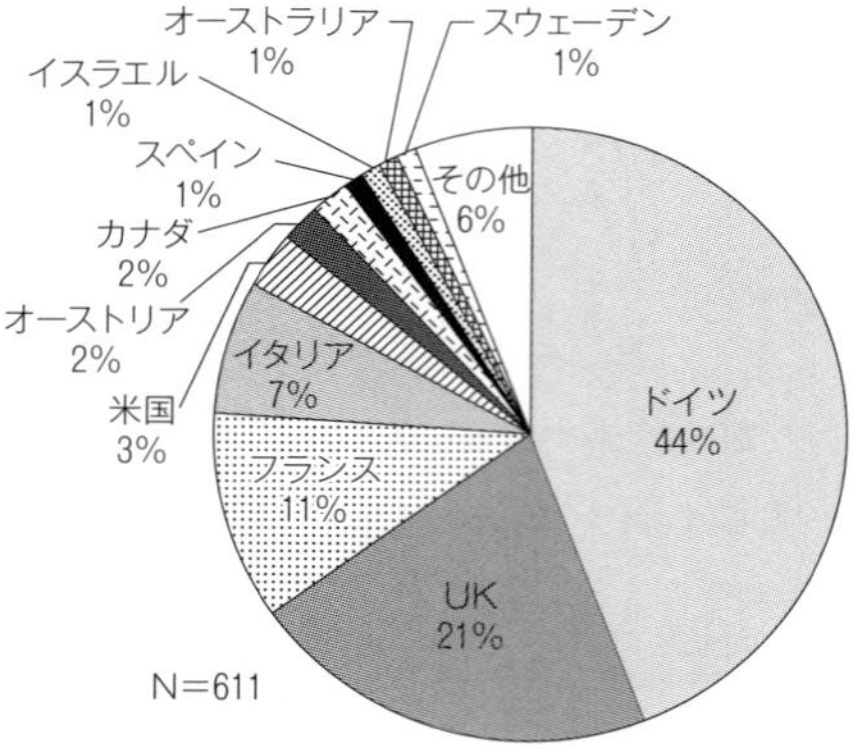


図8-3　国別に見た、スイスで自殺幇助を受けた外国人の割合（2008 ～ 2012 年）

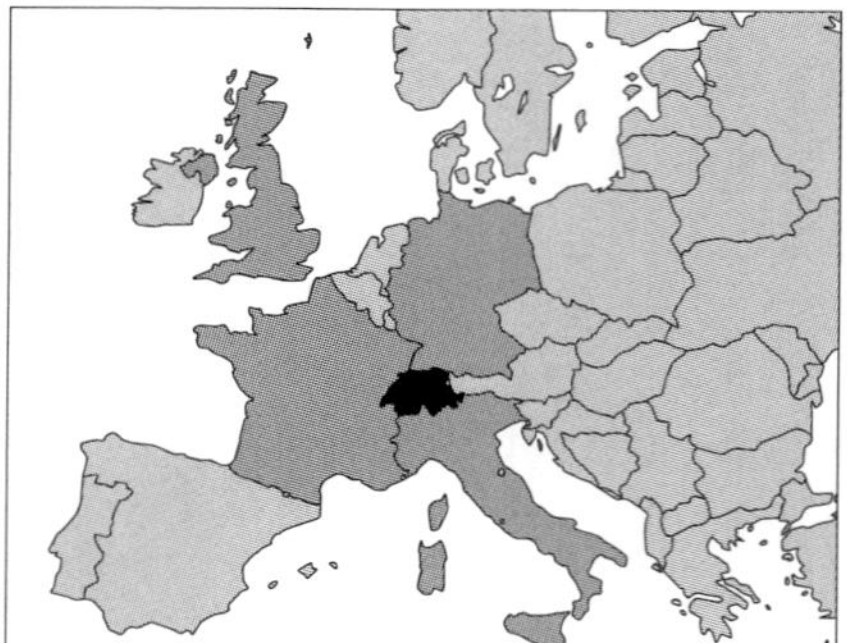

図8-4　スイスで自殺幇助を受けた人数の上位六カ国（米国を除く）

＊スイス（地図上中心の黒い部分）と地理的に近い、ドイツ、UK、フランス、イタリア、オーストリア（地図上の濃いグレーの部分）が上位を占めている。米国は五位。

## 日本人ツーリストも

第七章でも少し触れましたが、実は、ディグニタスが公表したこのデータをよく見ると、日本在住者も自殺幇助を受けて亡くなっていることがわかります。二〇一四年までは、自殺幇助を受けて亡くなった日本人はいませんでした。しかし、二〇一六年末時点の自殺幇助の年次推移データを見ると、二〇一五年に一人、二〇一六年に二人の計三人が日本からスイスに渡航して自殺幇助を受けたことがわかります。ディグニタスに問い合わせたところ、このうち、日本国籍を有していた人は一人で、残りの二人は日本に住んでいた外国籍の人たちでした。また、この団体の日本在住者の会員は、二〇一七年四月六日時点で二四人（このうち日本人は二一人、日本在住の外国人は三人）いるとのことです。日本在住者の会員数は二〇一二年、二〇一三年は一桁台でしたが、二〇一四年以降、二桁台となっています。

### 3　英国で問題となった裁判

第2節でお話したように、いくつかの国や地域では、自国で自殺幇助が禁じられているなどの理由から、スイスに渡って自殺幇助を受ける人たちが相次いでいます。このような状況は刑法で自殺幇助が禁じられている日本においても他人事ではありません。しかし、ここで一つ大きな問題があります。患者がスイスに渡航して自殺幇助を受ける場合、渡航手続きや付き添いなどに家族ら親しい人たちが関わる可能性があります。その場合、自殺を幇助したとして罪に問われる可能性もありますが、実際に警察や検察がどのような判断をするかは不透明です。

このような状況は日本だけではありません。スイスで自殺幇助を受ける外国人の二割を占める英国でも、自殺幇助は同様に禁じられています。これからお話するように、英国ではこのような法的に不透明な領域を明確化し、自殺幇助を受ける権利を求めて患者が国に対して訴訟を起こしたり、議員が議会に自殺幇助法案を提出したりするといった動きが出ています。

第3節では、英国の法制度や指針と、特筆すべき取り組みに至った三つの裁判の概略を見ていくことにしましょう。

## 自殺幇助をめぐる英国の法制度

まず、英国の自殺法について説明します。[4][22] 英国では、古くから宗教上の理由により自殺が重罪とみなされてきました。[23] しかし、一九六一年に「自殺法」が制定され、それまで犯罪とされていた自殺そのものは犯罪ではなくなりました。[24] 一方、この法律の第二条第一項で、自殺をけしかけたり幇助したりする可能性のある行為をしたり、意図的にそのような行為をしたりした場合、一四年以下の懲役刑が科されるようになりました。また、刑事事件では通常、警察が捜査や公訴の提起を行っていますが[25]、第二条第四項で、自殺幇助の罪で訴追する場合は、日本の検察庁にあたる公訴局の長官（Director of Public Prosecutions, DPP）の同意が必要であるという点が明記されました。

つまり、自殺幇助を受けるために渡航した本人は、英国の自殺法で罪には問われませんが、本人の渡航を助けた家族らが罪に問われる可能性があるということです。

ところで、スイスの刑法では利己的な理由による自殺幇助が禁じられていましたが、英国の公訴局長官は、自殺幇助の罪で訴追するかどうかをどのような基準で決めるのでしょうか。二〇一〇年に、この点について公訴局が基準を公表しました。この基準は、自殺幇助の罪で訴追に傾く、つまり、訴追に肯定的な要因一六点と、訴追を見送る、つまり、訴追に否定的な要因六点を明らかにしたものです[26]（表8-1）。

この指針は、基本的に英国内での自殺幇助が対象ですが、外国に渡って自殺幇助を受けるのを助けた場合も対象となっています。訴追に傾く要因として、例えば、被害者が未成年である、判断能力がない、容疑者が圧力をかけた、医師や看護師によって幇助されたといった点が挙げられました。訴追を見送る要因としては、被害者が自発的に自殺を決めた、容疑者が同情心から幇助した、自殺をやめるよう説得したといった点があります。

このように英国では、現在に至るまで自殺幇助は違法ですが、訴追を決める基準を明らかにするという形で一定の

表8－1　公訴局長官が公表した自殺幇助訴追の肯定的（上）・否定的要因に関する基準（下）

| 訴追に傾く要因 | |
|---|---|
| 1 | 被害者は未成年であった |
| 2 | 被害者には、熟慮の上で自殺を決断する判断能力（意思能力法に定義）がなかった |
| 3 | 被害者は、自発的で、明瞭に、落ち着いて、熟慮の上で自殺を決断していなかった |
| 4 | 被害者は、容疑者に自殺する決断を明瞭に、かつはっきりと伝えていなかった |
| 5 | 被害者は、自らあるいは自分の意思で容疑者の後押しあるいは援助を求めなかった |
| 6 | 容疑者は、全く同情心から（その行為を）行ったわけではなかった。例えば、被害者の死によって何らかの利益が得られる場合 |
| 7 | 容疑者が、被害者に自殺するよう圧力をかけた |
| 8 | 容疑者は、誰も被害者に自殺するよう圧力をかけていないことを確認するための合理的な方法をとらなかった |
| 9 | 容疑者には、被害者に対する暴行、あるいは虐待歴があった |
| 10 | 被害者は、自身への幇助行為を身体的に行うことができた |
| 11 | 容疑者は、被害者と面識がなく、ウェブサイトや出版などを通して特別な情報を提供することによって、被害者に自殺する、あるいは自殺を試みるよう促したり援助したりした |
| 12 | 容疑者は、互いを知らない一人以上の被害者に、（自殺を）促したり、援助したりした |
| 13 | 容疑者は、被害者から、あるいは被害者の近しい人たちから、自殺を促したり援助したりしたことへの報酬を受け取った |
| 14 | 容疑者は、医師、看護師、その他の医療従事者の立場で、あるいは刑務官など権力者の立場で行為し、かつ被害者が容疑者の世話になっていた |
| 15 | 容疑者は、一般の人々がそこにいると考えるのは妥当である公共の場で、被害者が自殺を試みようとしているということを知っていた |
| 16 | 容疑者は、他者が自殺するのを認める施設を（有償・無償問わず）提供するために、組織・団体の管理者、あるいは雇用者（有償・無償問わず）の立場で行為した |

| 訴追を見送る要因 | |
|---|---|
| 1 | 被害者は、自発的で、明瞭に、落ち着いて、熟慮の上で自殺を決断した |
| 2 | 容疑者は、全く同情心から（その行為を）行った |
| 3 | 容疑者の行為は、犯罪定義の射程内に十分入っているが、奨励や援助の度合いがほんの少しであった |
| 4 | 容疑者は、被害者が結果的に自殺する行為を行うのを説得して辞めさせようと努力していた |
| 5 | 容疑者の行為は、被害者の側では自殺するという確固たる希望を前にして、不本意ながら自殺を促したり援助したりしたとみなされ得る |
| 6 | 容疑者が、被害者の自殺を警察に通報し、かつ、自殺あるいは自殺未遂の状況やその奨励・援助への関与について、警察の取り調べに全面的に協力した |

解決が図られていると言えます。

そこで次に、一連の自殺幇助の容認を求める裁判の皮切りとなったダイアン・プリティさんの事例、この公訴局長官の方針が策定されるきっかけとなったデビー・パーディさんの事例、そして近年のトニー・ニクリンソンさんの事例を見てみましょう。

### 三つの裁判

①ダイアン・プリティさんの事例

ダイアン・プリティさんという女性の事例です。[27][28][29][30][31][32]プリティさんは、一九九九年一一月、運動ニューロン疾患と診断されます。四〇歳ごろのことです。

代表的な運動ニューロン疾患として知られているのがALSです。この病気の原因はよくわかっておらず、手足や、のど・舌など呼吸に必要な筋肉がやせて力がなくなっていく病気です。[33]手の指が使いにくい、話しにくい、食べ物が飲み込みにくい、といった症状が見られます。そして、進行すると、歩くこと、話すこと、飲み物が飲み込めなくなったり、呼吸が十分にできなくなったりします。病気の進行が比較的速く、人工呼吸器を使わないと二年から五年で死亡することが多いと言われています。[34]治療法は、薬物療法のほか、不安や抑うつ、けいれん、痛みなどさまざまな症状に対応する治療などがあります。[35]日本でもおよそ一万人の患者がおり、[36]厚生労働省が難病の一つに指定しています。

プリティさんの症状は診断から急速に悪化しました。病気と診断された時、プリティさんには、結婚して二三年になる夫と二人の子どもがいました。[37]プリティさんは、運動機能が失われて自分では死ぬことができないため、家族の助けを得て自らの命を終わらせようと考えます。プリティさんの夫も協力したいと考えていました。しかし、自殺を助ける人には自殺幇助罪が適用される恐れがあるため、プリティさんは、公訴局長官に対して、自分の自殺を助ける夫を自殺幇助罪で訴追しないよう求めます。しかし、公訴局長官はこれを拒否します。

そこで二〇〇一年八月、プリティさんは、自殺幇助を禁止する自殺法の規定が、「欧州人権条約」とその締結を根拠に国内法として一九九八年に作られた「英国人権法」（以下、両者を合わせて欧州人権条約と略）に違反していると、公訴局長官に対して訴えを起こします。そして、公訴局長官の判断に対する司法審査を裁判所に申し立てますが、棄却されました。[30] さらに、貴族院（裁判当時は日本の最高裁にあたる機関）に上訴しますが、同年一一月にはこれも退けられます。

プリティさんは、そこであきらめず、同様の訴えを欧州人権裁判所に起こします。この裁判では、主に欧州人権条約第二条と第八条が焦点となりました。[38][39][40]

第2条　生命権
・すべての人の生命権は、法によって守られる
第8条　個人・家族の生活尊重権（プライバシー権）
・すべての人は、個人・家族の生活、住居・通信の尊重権を持っている
・この権利の行使への公権力による介入はあってはならない。ただし、法に基づくもの、民主的社会において、公益、公衆の安全あるいは国の経済的福利のため、災害や犯罪防止のため、健康や道徳を守るため、あるいは、権利、他者の自由を守るために必要なものを除く

プリティさんは、欧州人権条約第二条には死ぬ権利が含まれていること、第八条には自己決定権が含まれていて、いつどのように死ぬかを選択する権利があり、その結果、苦痛や屈辱を避けることができること、などを主張しました。

しかし、二〇〇二年四月、プリティさんの訴えは退けられました。欧州人権裁判所は、欧州人権条約第二条が死ぬ

権利や自殺幇助の権利を認めるものではなく、同第八条のプライバシー権には夫の助けによって命を終わらせるという選択を尊重されるよう求める権利が含まれるとしながらも、自殺幇助を一律に禁じる英国の自殺法はプライバシー権を侵害するものではないなどと判断したのです。[30]

「法律によって私の権利はすっかり奪われてしまった」

プリティさんは判決後の記者会見でそう話しました。[27] それからまもなく、プリティさんは、自宅の近くのホスピスで緩和医療を受け、家族に見守られながら亡くなりました。四三歳でした。

②デビー・パーディさんの事例

次はデビー・パーディさんの事例です。[22][41][42][43] パーディさんは、三〇歳ごろから五一歳で亡くなるまで二〇年以上の間、病気の初期から長期に渡って進行性の経過をたどる「一次性進行型多発性硬化症（primary progressive multiple sclerosis, PPMS）」[44]を患っていました。

多発性硬化症とは、神経系において、神経の線をおおっている絶縁体のような部分が壊れて中の神経の線がむき出しになる病気です。[45] どの神経に病変がみられるかによって症状が異なりますが、視力の低下、顔の感覚のまひ、嚥下障害、歩行障害、手の震え、手足のしびれといったさまざまな症状がみられます。原因ははっきりとわかっていませんが、細菌やウイルス、がん細胞などから体を守る免疫系が誤って自分を攻撃し、臓器や組織が損害を受ける「自己免疫疾患」であると考えられています。

根治療法はありませんが、主な治療法として、急性期にはステロイドを投与する方法や血液浄化療法があります。[46] また、再発や進行を防ぐ治療や慢性期の対症療法、リハビリテーションなども行われます。日本では、およそ二万人の患者がおり、[47] 厚生労働省が難病の一つに指定しています。

パーディさんはこの病気によって激しい身体的苦痛に悩まされていました。パーディさんは、自分が将来、「存在し続けることが耐え難い」ものとなる時が来た場合、自殺幇助が可能な国、つまりスイスに渡って自殺幇助を受けることを考えました。このような状態になると、自殺幇助を受けに一人で渡航することはできなくなる可能性があったので、パーディさんは夫に同行してもらおうと考えました。このような場合に、夫が自殺幇助の罪で訴追されるかどうか、訴追を決める基準を明らかにするよう、公訴局に訴えました。しかし、公訴局長官はパーディさんの訴えを拒否しました。その後、プリティさんと同様に欧州人権条約をめぐって司法審査を申し立てますが、一審、二審とも裁判所に退けられました。

しかし、この判断は貴族院で覆されます。二〇〇九年七月、貴族院は、パーディさんの訴えを認め、欧州人権条約第八条に関して法に基づいた介入が認められるには、自殺幇助の訴追決定に関する明確な指針が必要であると判断したのです。[42][43]

プリティさんとパーディさんの訴えの違いは、パーディさんはプリティさんのように自殺を助ける家族が訴追されないことを求めたのではなく、公訴局長官が訴追を決定する基準を明らかにするよう求めたことでした。つまり、自殺幇助の合法化を求めたのではなく、違法となる要件を明確にすることを求めたのです。判決を受け、公訴局長官は表8-1にあるような、自殺幇助を訴追する要因と、訴追を見送る要因を明らかにしました。

裁判はパーディさんの勝訴で幕を閉じました。しかし、パーディさんはその後、スイスに渡ることはありませんでした。報道によると、食事を摂らないことが自分で命を絶つことのできる合法的な方法だと認識していたとみられ、時折食事を摂ることを拒否していたそうです。判決からおよそ五年後の二〇一四年一二月、パーディさんは、英国北部のウェスト・ヨークシャー州ブラッドフォードにあるホスピスで亡くなりました。[48][49]

③トニー・ニクリンソンさんの事例

最後はトニー・ニクリンソンさんの事例です。[50][51][52][53][54] ニクリンソンさんは、二〇〇五年、五一歳の時にアテネへ出張中、重度の脳卒中を起こしました。救急車で運ばれ一命をとりとめましたが、首から下がまひして、話すことができず、目と頭を除いて体を動かすことができなくなってしまいました。

ニクリンソンさんは、この状態であと二〇年生きるのは耐えられないと考え、自殺幇助を求めました。しかし、合法的に自殺幇助を受けられないことを知ると、自殺幇助を禁じる英国の自殺法は、欧州人権条約第八条に反するなどとして、もう一人の原告とともに一審にあたる高等法院に提訴しました。しかし、二〇一二年、ニクリンソンさんらの訴えは退けられました。

判決から六日後、ニクリンソンさんは食べ物を摂ることを拒否して肺炎で亡くなりました。[55] 五八歳でした。ニクリンソンさんの死後、彼の妻らがこの裁判を引き継ぎました。裁判は、控訴院に続き、最高裁（以前の貴族院）でも争われました。最終的には欧州人権裁判所で争われましたが、二〇一五年、訴えは退けられました。

実は、裁判で原告側は、公訴局長官に対し、二〇一〇年に公表された自殺幇助の訴追に関する指針よりも、より詳細な内容を提示することも求めていました。

この点に関して、英国最高裁は、原告側の訴えを退けて自殺幇助の訴追に関する指針は合法としながらも、一定の対処の必要性に言及しました。これを受け、二〇一四年一〇月、公訴局長官は、指針の訴追に傾く一四番目の要因に、「被害者が医療従事者や刑務官らの世話になっていた」という内容を加筆したのです[26][56]（表8-1）。つまり、患者と以前から関わりがある医師が自殺幇助をすると、そうでない場合よりも訴追されやすくなる可能性があるということです。この変更に関して、一部のメディアは「自分が治療・ケアしていた患者でない限り、重度の障害者や終末期の患者の自殺を幇助した医師らは訴追されないことになる」との懸念を示しました。[57] このような報道に対し、公訴局長官は「免責したわけではない」と反論しています。[58]

また、最高裁の複数の裁判官が「自殺幇助に関する現行法が人権条約第八条にあてはまるかどうかの判断は、本質的には裁判所ではなく議会で審議されるのが適当である」と結論づけていた点も重要です[50][52]。つまり、医師による自殺幇助を認めるかどうかは、司法で判断すべき事案ではなく、立法府が決めるべき事案だということです。

一連の裁判の後、英国では新たな訴訟も起きています。例えば、運動ニューロン疾患の男性（六七歳）が、自殺幇助を禁じた自殺法は欧州人権条約に反しているなどとして高等法院に提訴していましたが、二〇一七年一〇月、訴えが退けられました[59][60]。この男性は、スイスのディグニタスの会員になっていますが、いざ本当に自殺幇助を受けて死にたいという時が来たときには病気が進行してスイスに行けないかもしれないと心配しています。そして、実際に渡航するにはお金がかかることや、家から遠く離れたよく知らないクリニックで愛する人もそばにいない状況で死にたくない、などと話しているそうです。

## 国内法と実態の矛盾

これまでお話してきたことをまとめると、英国では、

・自殺は犯罪ではない
・自殺幇助は犯罪である
・公訴局長官が自殺幇助罪の訴追指針を公表している

という状況です。

一方、スイスでは、

・刑法一一五条の解釈により利己的な動機ではない自殺幇助は許容される[61]
・幇助する対象を自国民に限定していない

という状況です。

実際、英国では、自殺幇助が増えているという報道もあります[62]。エコノミスト誌によると、二〇一〇年初め～二〇一六年九月末に警察と公訴局が把握した自殺幇助・教唆容疑の記録数と、実際に逮捕・起訴された人数を調べたところ、個別の容疑件数は八三件でした[63]。年ごとに見ると、二〇一〇年から二〇一三年は一桁で、二〇一四年は一七件、二〇一五年は二三件、二〇一六年は九カ月間で一二件でした。このように警察が関わる事案の件数は増えていますが、およそ七年間で罪を科された人は四人だけで、二〇一四年以降は一人もいません。

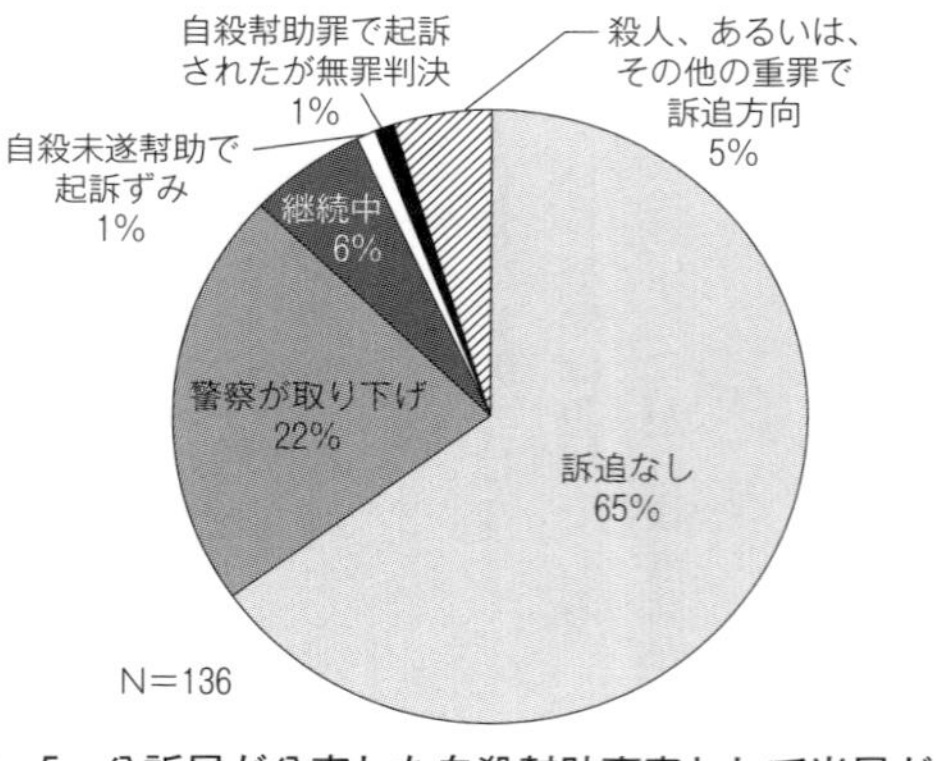


図8－5　公訴局が公表した自殺幇助事案として当局が記録した事案数の内訳（2009年4月～2017年7月7日）

＊公訴局の資料では、事案は計136件であったが、内訳は計130件となっている。公訴局にメールで問い合わせたが返答がなく、残りの6件は不明。

また、公訴局によると、二〇〇九年四月一日から二〇一七年七月七日までに、自殺幇助等の疑いのある事案一三六件が、警察から公訴局に照会されました[64]（図8－5）。このデータによると、殺人罪などその他の重罪で訴追の方向に進んでいる事案が七件ありました。一方、自殺（未遂）幇助の罪で訴追されたのは一件だけでした。

これらのデータからは、自殺幇助の疑いで警察から検察に照会された人が一定数いることがわかりますが、これらのデータだけでは、被害者がスイスに渡って自殺幇助を受けるのを幇助した人はどれくらい含まれるのか、といった詳細はわかりません。ただし、少なくとも二〇一五年のニクリンソン事件の欧州人権裁判所判決の時点では、スイスに渡って自殺幇助を受けた人を助けたとして実際に起訴された人はこれまでに一人もいないとのことです[51]。

これらのデータを見ると、実際に自殺幇助の罪で訴追された人は極めて少ないということがわかります。つまり、英国とスイスの法制度とこれらのデータを照らし合わせると、英国内では法的に違法とされる自殺幇助ですが、英国からスイスに渡航するための幇助は、実質的には罪に問われない、という矛盾した事案が蓄積していると考えられます。

## 4　英国議会の動きと法案への賛否

これまでお話したように、英国では、自殺幇助の許容を求める一連の裁判を経て、公訴局長官による自殺幇助の訴追に傾く要因と訴追を見送る要因を示した指針が明らかになりました。また、実際に自殺幇助の罪で訴追される事案は少ないという状況になっています。

しかし、英国では、自殺幇助を禁じる自殺法が改正されたわけではなく、自殺幇助が合法化されたわけではありません。では、英国議会ではどのような議論が行われてきたのでしょうか。

第3節で紹介したプリティ事件の貴族院判決（二〇〇一年）は「自殺幇助の法改正は議会の役割」と言及しました[29]。また、ニクリンソン事件の最高裁判決（二〇一四年）も、一部の裁判官から「自殺法が欧州人権条約第八条に違反しているかどうかの判断は議会で審議されるべきである」といった指摘がなされました[50]。このような中、英国議会にはこれまで何度も関連法案が提案され、否決、もしくは時間切れ等で廃案になっています。直近では二〇一六年六月、再び上院に関連法案が提案され、審議が進められていました。しかし、メイ首相が解散総選挙の実施を宣言、二〇一七年五月に議会が解散したため、この法案もこれ以上審議されないことになりました[65]（図8－6）。

1 2003年　×
• Assisted Dying Bill 提案

2 2004年　2005年法案再提案へ
• Assisted Dying for the Terminally Ill Bill 提案

3 2005年　×
• Assisted Dying for the Terminally Ill Bill 再提案

4 2009年　×
• Coroners and Justice Bill 修正案 提案

5 2013年　×
• Assisted Dying Bill 提案

6 2015年6月　×
• 下院にAssisted Dying (No.2) Bill 提案

7 2015年6月　×
• 上院にAssisted Dying Bill 提案

8 2016年6月　×
• 上院にAssisted Dying Bill 提案

**図8-6　英国議会で提案された自殺幇助法案**(22)(66)(67)

＊×は、不採択、議会が会期末で閉会あるいは解散して廃案となるなど法案が成立しなかったことを指す

二〇一六年に提案された法案のポイントは、次のとおりです。

〈自殺幇助法案のポイント〉(65)

◆対象

・一八歳以上で、自分の命を終結させることについて判断できる能力を有しており、英国に一年以上住んでいる

・治療をしても回復不可能で不可逆的に進行した疾患であると医師に診断されており、終末期の疾患でおおむね余命六カ月以内である

・自発的で明確な、落ち着いた状態で十分に情報を得たうえで命を終結させるという希望を持っている

◆宣言書

・自殺幇助を希望する人の法的に有効な宣言書が必要

・証人の前で本人が作成、署名する

・主治医と別の医師が署名する

・宣言書は、高等法院家事部が命じた日に拘束力を持ち効力を発する

◆幇助の方法

・有効な宣言書を有する人の主治医は、本人が自分で命を終結させられる薬剤を処方できる

・処方された薬は、主治医、あるいは、主治医に承認された他の登録医や正看護師によって、当人は宣言書を撤回しておらず、撤回を希望もしていないということを確認された後、かつ、当人の宣言書が有効となってから一四日経過した後、処方を受けた人に引き渡される

・幇助する医療従事者は、自己投与のための薬や自己投与するための医療機器を準備できる
また、当人が薬を服用する、あるいは自己投与するのを幇助できる
しかし、薬を自己投与する決定やそれを行う最終的な行為は当人によって行われなければならない
・幇助する医療従事者は、当人が薬を自己投与し死亡するまで、あるいは、薬を自己投与しないと判断するまで、当人に付き添わなければならない

英国の法案は、米国オレゴン州の法律とよく似ています。対象者を自国・自州の住民に限定し、おおむね余命六カ月以内であることを規定しています。また、最初の要請から実際に薬が処方されるまでにおおむね二週間以上の猶予期間を設けていること、法律に従って幇助した医師の法的責任を問わないことなどが明記されています。異なる点としては、英国の法案は、居住歴を一年以上と規定していること、宣言書が効力を発揮するには裁判所の命令が必要であることなどが規定されていることなどがあります。また、オレゴン州の法律は、口頭と書面の計三度の要請が必要とされ、英国に比べてプロセスがより複雑になっています。

## 自殺幇助法案に対する賛否

このように、英国では、医師による自殺幇助を合法化するかどうかについて、英国議会でこれまで何度も審議されています。また、BMJのチーフエディターらが、議会に提案された自殺幇助法案に賛成の立場を示すと、それに対する反論が掲載されるなど、研究者の間でも議論が起きています。(68)(69) さらに、医療界、法制化を支援する団体などがそれぞれ賛否を主張して、英国中を巻き込む大論争となっています。その主な論点については、次の表8-2を見てください。

表8-2右にある自殺幇助法案に反対する見解は、主に英国医師会といった医学界や障がい者団体、英国国教会な

表８－２　自殺幇助法制化に対する反対[70][71][72][73]・賛成の主な論点[68][74]

| 自殺幇助法制化　賛成派 | 自殺幇助法制化　反対派 |
|---|---|
| ・スイスで幇助を受ける場合は、多額の費用がかかり、自分が希望するよりも早期の死となりかねない。また、自殺は、苦痛を伴う恐ろしい死を招く危険がある。自殺幇助を禁じる現行法は、死にゆく人々に有意義な選択肢を与えない | ・自殺幇助や積極的安楽死を法的に容認すれば、弱者に対し、他者への経済的・心理的・ケアの負担となることを恐れて、自分の命を終結させる圧力になりかねない |
| | ・包括的で質の高い緩和ケアサービスをすべての人が利用できるようになれば、患者は尊厳を持って死ぬことができる |
| ・公訴局長官の指針は、保証を与えるものではなく、自殺幇助を犯罪とみなさないわけでもない | ・法制化によって、自殺幇助を行う医師と行いたくない医師との間に明確な境界線ができかねない |
| ・人々は、自分の命に関して選択できるべきである。これは、どのようにどこで死ぬか、死が差し迫っているというのはいつなのかの選択や決定を含むべきである | ・専門家であっても、本当に死を望んでいる人と、自分は死んだ方が良いと感じているだけの人を区別することは不可能 |

どによるものです[75]。自殺幇助を法的に容認すれば、たとえセーフガードがあったとしても、高齢者や障がい者ら社会的弱者が「生きていると家族に経済的・精神的・肉体的な負担を強いることになる」と感じて、自殺幇助という選択肢を選ぶといった圧力になりかねない、という点が懸念されています。また、医療従事者と患者の関係が根底から取り返しがつかないほど変わってしまうとか、どんなに法律で厳しく規定しても多様な解釈が生まれる、といった懸念も出されています[76]。英国医師会は、患者から自殺幇助を要請された場合に医師が幇助行為をどう避けるべきかに関する指針も出しています[77]。

英国の医療界は法制化に反対する立場を取り続けていますが、実際に医療従事者はどのように考えているのでしょうか。意識調査の結果を見てみましょう。今からおよそ二〇年前の英国老年医学会の会員調査では、老年病専門医の七割が、医師による自殺幇助は倫理的に正当化されないと回答していました[78]。近年の王立家庭医協会の会員調査（二〇一三年）でも、自殺幇助を容認する法律に反対する立場を維持することに賛成した医師は八割近くに達していました[79]。王立内科医協会が近年行った会員調査（二〇一四年）では、自殺幇助を容認するよう法律を変えることに賛成するという医師は三割強で、医師による自殺幇助を容認するための法律変更に反対の立場を唱えたのは六割弱でした[80]。医師による自殺幇助を容認しないという医師が多数派であることがわかります。

一方、学会の会員調査ではない民間調査（二〇一四年）では、法律の改正によって医師による自殺幇助を認めることは望ましくないとする医師の割合は五八％でした。[81][82] 法制化された場合、実際に幇助するかどうかについては、五六％の医師が「しない」と回答しています。

医学界や宗教界などが反対の立場を示している一方、自殺幇助の法制化を求める非営利団体などが、自殺幇助に関する法律の必要性を訴えています。例えばDignity in Dyingという団体は、[83] 自殺幇助を違法とする現状の法制度では、自分で自分の死をコントロールしたいという人たちにとって、意味のある選択を否定していると主張しています。また、スイスに渡航して自殺の幇助を受けるには、渡航・滞在費など多額の費用と時間がかかり、自分が望んでいるのよりも早く死ぬことになりかねない、とも指摘しています。さらに、公訴局長官の訴追指針は訴追されないという確実な保証を与えてくれるわけではなく、自殺幇助を非犯罪化しているわけでもないとしています。

こうした賛否とは別に、興味深い問題提起も行われています。自殺幇助を禁じる自殺法や公訴局長官の指針など現状の法制度について検討するCommission on Assisted Dyingという第三者機関は、[84] 二〇一一年、さまざまな立場の専門家らの見解を収集し実地調査などを経て報告書を出しました。[85] その結論として、現状の公訴局長官の指針では、どのような行為が犯罪の訴追に影響するのかが不明確である、自殺幇助が医療従事者ではなく素人の手に委ねられるといった重大な懸念がある、幇助を求める人々や、他者から幇助を受けるよう圧力を感じている人々を保護するための適切なセーフガードがない、といった点が指摘されています。[85][86]

### 一般市民の反応

それでは、一般市民はどのように考えているのでしょうか。エコノミスト誌の世論調査（二〇一五年）では、イングランド・ウェールズ・スコットランドの市民を対象に、医師による自殺幇助を法律で容認するべきかどうかを尋ねています。[87] その結果、イングランド・ウェールズ・スコットランドでは六割近い人々が「容認するべき」と回答しました。また、およそ五〇〇〇人の成人を対象にした別の世論調査（二〇一五年）でも、議会に提案されている法案に賛成する人の割合は八割を超えています。[88]

これらのデータからは、医師の間ではどちらかというと自殺幇助を容認しない立場をとる人が多く、市民の間では賛成の立場を取る人が圧倒的に多いことがわかります。

## 5　自殺幇助をめぐる各国の動き

### スイス国内の反動

これまでお話してきたように、スイスでは外国人への自殺幇助が可能となっています。自殺幇助を受けている人の数で比較すると、スイスの住民が年間七四〇〜七八〇人であるのに対し、外国人の自殺幇助数はその四分の一超に迫っています。このように外国から自殺幇助を受けに来る人が自分の国に流入し、その数が増加している状況に対して、国民が「ノー」と異議を唱える動きもありました。

スイスは二六の州（カントン）で構成される連邦共和制をとっていて、直接民主制が浸透しています。[89][90] 二〇一一年、スイス北部にある人口およそ一四〇万人のチューリヒ州で、ある興味深い住民投票が行われました。それは、自殺幇助そのものを禁止することと、外国人がスイスに来て自殺幇助を受ける「自殺ツーリズム」を禁止することへの是非を問う、というものでした。[91][92] その結果、二七万八〇〇〇人のうち八五％が自殺幇助の禁止に反対し、自殺ツーリズムの禁止には少し減って七八％が反対したため、いずれも反対多数で否決されました。

このように、住民投票の結果、外国人をスイスでの自殺幇助から締め出すという事態には至りませんでしたが、必ずしもスイスの住民全員が賛成しているわけではないことがわかります。自殺幇助を支援するスイスの団体も、他国は問題を自国内で解決せずにスイスに肩代わりさせているだけだ、と他国の状況を批判しています(93)。

## 他の国での法制度への影響

本章では、自殺幇助が禁じられている英国において、自殺幇助を容認するよう求める裁判がいくつも起きていること、スイスで自殺幇助を受ける事案が相次いでいること、そしてこのような状況を打開しようと、裁判によって公訴局長官に訴追指針を明らかにさせたこと、議会で議論が続いていることなどをお話しました。

本章では主に英国の状況を詳しくご紹介しましたが、スイスへの渡航自殺幇助が増えている英国以外の国々でも、国内の法制度への影響が生じています。

例えばドイツでは、自殺幇助を明示的に禁じる法律はこれまでありませんでしたが、自殺幇助を行った医師を罰する判決が過去に出されたことがありました(94)。これは、自殺に必要な薬剤を自殺希望者に提供するといった行為が麻薬法や薬事法の違反行為に該当しうるためです(95)。そのため、国内で自殺幇助を行うことは難しい状況でした。ですので、二〇〇〇年ごろから、隣国スイスに渡って支援団体を通して自殺幇助を受ける人が増え、社会問題となっていました。

ドイツでとりわけ懸念されていたのは、自殺幇助を組織的に斡旋する支援団体が、ドイツ国内にも現れるのではないかということでした。実際、二〇〇五年にはドイツ北部のハノーバーにディグニタスの支部が設立されました。さらに、ハンブルクに設立された別の自殺幇助団体は、高額の幇助報酬を受け取ったり、広告活動を行ったりしたため、警察から禁止命令が出されました(95)。こうした懸念から、ドイツ国内で刑法的な対応の必要性が指摘されるようになりました(94)。そして、二〇一五年末、業務的に自殺幇助を行うことを禁じる「自殺の業務的促進罪」が新たに刑法で規定されました。

また、フランスでは、刑法で意図的な殺害や、致死性の物質によって生命に侵害を与えることが禁じられており(96)、積極的安楽死や自殺幇助が法によって禁止されています(97)。そのため、フランスにもスイスに渡って自殺幇助を受ける人が一定数います。これまでにも、積極的安楽死や自殺幇助の合法化を目的とした法案がフランス議会に度々提案されましたが、いずれも成立しませんでした(96)(98)。その代わりにフランス議会は、何年にも渡る議論を経て、二〇一六年に、医師が、終末期の患者が亡くなるまで継続的に鎮静させることができるという法案を可決しました(この法律については第六章の注73を参照)。この深い持続的な鎮静に関する法律を「安楽死に対する妥協策」だと報道したメディアもありました(99)。

このように、スイスへの渡航幇助自殺者が多い国々では、国内の法制度を変革する圧力が強まるという現象が見られており、実際に法律が改正された場合もあります。今後、同じことが日本で起きる可能性もあるかもしれません。

## 6　自殺幇助と日本の今後

みなさんは、自殺幇助についてどのようにお考えでしょうか。実は、第5節で紹介したエコノミスト誌の世論調査(二〇一五年)は、イングランド・ウェールズ・スコットランドや日本を含む一五カ国の市民(各国の成人二〇〇〇〜二二〇〇人)を対象に行われたものです(87)(図8-7)。

このデータからは、日本人の半数近くが、終末期の患者を対象にした医師による自殺幇助を法律で容認するべきだという考え方に賛成していることがわかります(100)。前述のように、実際にスイスに渡って自殺幇助を受けた日本人もいました。自殺幇助は、遠い国で行われている他人事ではもはやないのです(101)。冒頭で紹介した日本の雑誌の特集でも、スイスへの自殺ツーリズムが話題となっていました。

つい最近まで、スイスにおける日本人の自殺幇助による死亡者は確認されていませんでした。しかし、今後は、そのような死亡者が毎年一定数出てくる可能性もあります。そうすると、英国やその他の国の状況からもわかるように、日本の警察や検察の対応はもとより、現行の刑法の是非をめぐる議論や、新たな法制度の提案といった影響が出てくることになるでしょう。だとすれば、自殺幇助を受けにスイスに行くということを単に個人の問題としてすますわけにはいかなくなるように思います。(102)

また、前述のように自殺幇助が法的に禁じられている国々からの自殺ツーリストを受け入れているスイスでも、この状況に疑問が呈されています。自殺幇助を望む各国の人たちがスイスで自殺幇助を受けるという状況がこれからもずっと続くかどうかは予断を許しません。

日本が英国やドイツ、フランスなどの先行例から学べることは何でしょうか。それは、このまま行くといずれ問題が顕在化することが容易に予測できるため、早急に議論する必要があるということだと思います。そのような議論をする際には、次の二点が重要です。

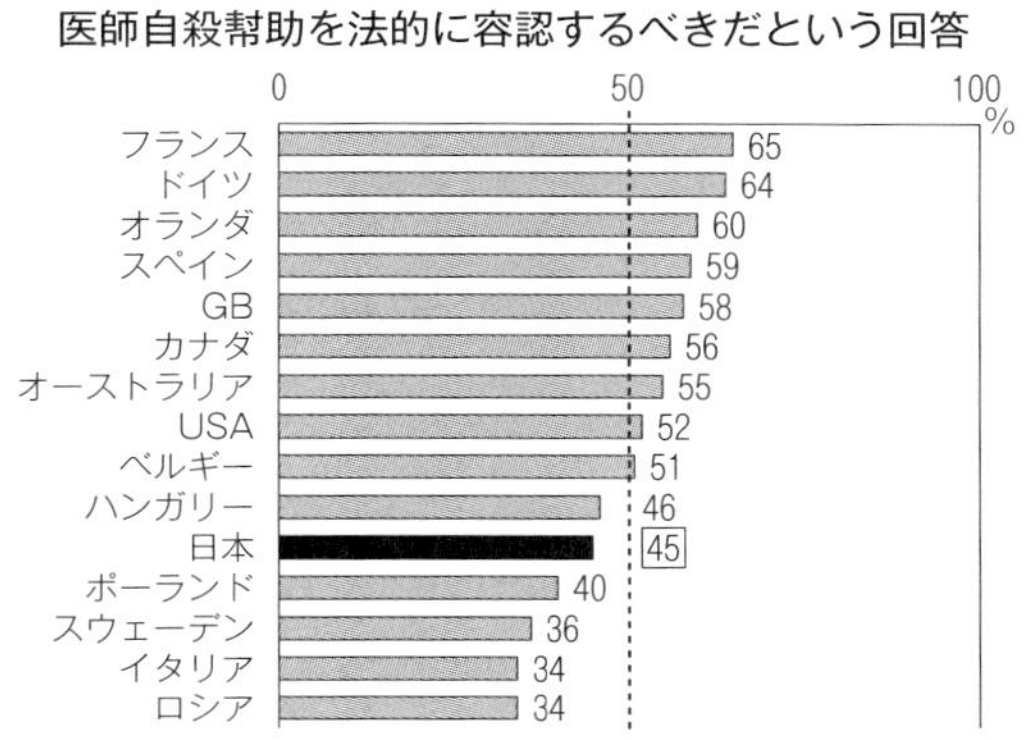


図8-7　終末期の患者への医師による自殺幇助を法律で容認するべきかどうか尋ねた世論調査の結果(87)

＊ＧＢ：イングランド・ウェールズ・スコットランド

第一に、私たち市民一人ひとりが、冒頭の週刊誌や月刊誌の記事などをきっかけに、スイスに渡航して自殺幇助を受けている人たちがいる、という現実について、できるだけ正確な情報に基づいて考える必要があるということです。

メディアの報道の中には、言葉が正確に使われていなかったり、誤解を招く表現がなされていたりすることがあります。インターネット上のさまざまな情報や、標準的な医療から逸脱して極端な主張を展開する書籍などがあふれていて、私たち市民はどれが本当に正しい情報なのか、迷ったり不安を駆り立てられたりすることもあります。自殺幇助の問題はもちろんですが、終末期医療の選択肢について考える時、インターネットや雑誌のあらゆる情報を鵜呑みにするのではなく、例えば、公的機関、専門的な医療機関や研究機関、専門知識を持っている医療従事者や研究者などが発信している情報や新聞・雑誌記事、論文や報告書など、できるだけ信頼できる情報源から情報を得て、正しく理解することが大切です。

第二に、国は、諸外国で何が起きているのか、自殺ツーリズムが各国の法制度にどのような影響をもたらしているのか、などについて調査を行ったうえで政策について議論する必要があるということです。具体的な議論の場としては、国の終末期医療に関する検討会や、立法府である国会などが挙げられます。諸外国の実態を把握したうえで、日本国内ではどのような対応が必要なのか、十分に検討する必要があるのではないかと考えます[103]。

# 第九章　生命維持治療の中止をめぐって

## 1　生命維持治療とは何か

**救急隊の蘇生中止 手順提言**

**本人書面・主治医指示で可能**

　末期がんなどで終末期の患者が心肺停止になって救急隊員が運ぶ際に、本人が蘇生処置を望んでいない場合の対応について、日本臨床救急医学会は手順をまとめ、7日発表した。本人が書面で「蘇生中止」の意思を示し、連絡を受けた主治医が指示すれば処置を中止する。学会は地域の行政、消防、医療関係者らでつくる協議会で対応を決める際に今回の提言を生かしてほしいとしている。

　蘇生を望んでいない患者の容体が急変し、周囲の人が状況がわからずに119番通報することがあり、救急現場では蘇生処置をすべきか対応に苦慮していた。

　学会が提言した手順では、そうした患者の元に救急隊員が到着した場合、まずは心臓マッサージなどの蘇生処置をする。その後、書面で本人の意思が確認でき、主治医の指示があれば蘇生処置をやめるとした。

　主治医に連絡が取れなくても、救急隊に医学的な助言や指導をする医師の判断で中止できる。一方、事故や事件によるけがや家族からの要望があれば、蘇生処置を続ける。

（水野梓）

記事９－１　2017年4月8日付
朝日新聞朝刊

　最初に、記事９－１を見てみましょう。この記事は、患者本人が蘇生措置を望んでいないことがわかった場合に救急隊がどう対応するかについて、日本臨床救急医学会が提言書をまとめた、という記事です。

　病気などで終末期の状態にある患者が心肺停止になって救急車で病院に搬送する際に、救急隊員は患者の望まない心肺蘇生を行うべきかどうか――。こうした場合の救急隊員による対応については、これまで国の基準などはなく、各地の消防本部がそれぞれ独自に対応してきました。そのため、救急隊員が対応

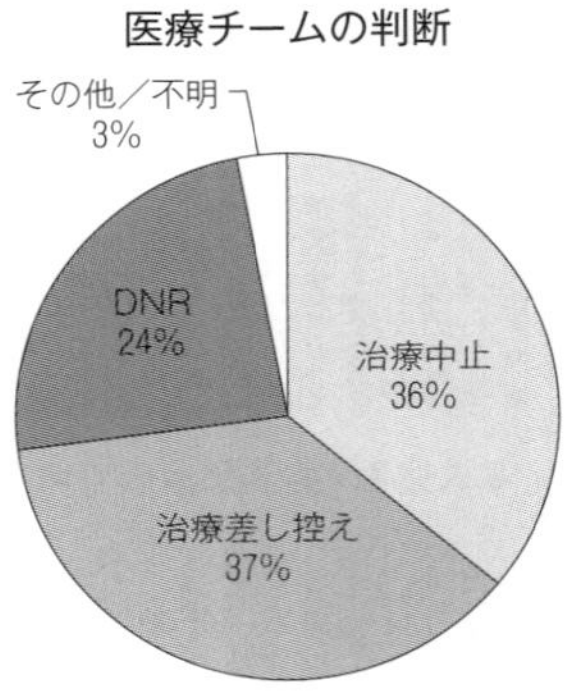


図9－1　医療チームが判断した治療方針（日本救急医学会）

に悩むケースも生じており、どうすべきかが課題になっていました。
この記事で紹介されている日本臨床救急医学会の提言によると(1)、救急隊は現場に到着後、たとえ本人の意思を明記した書面を示されたとしても、ひとまず蘇生措置などを開始・継続します。そして、患者の状況や、患者の意思が明記された主治医の指示書面などが確認できた場合、主治医に連絡し、その指示に基づいて救急隊は蘇生措置を中止するとされています。ただ、事故や自傷他害を疑う状況があったり、家族らの要望があったりした場合には、蘇生措置を継続します。

冒頭の記事は、救急隊員が救急搬送する際の蘇生措置中止の手順に関する話でしたが、次に、救急医療に携わる医療チームの治療中止に関する判断について見てみたいと思います。二〇一二年の朝日新聞の調査では、回答した救命救急センター一四五施設のうち、救急搬送された六五歳以上の人への生命維持治療を差し控え・中止した経験のある施設は六割（九一施設）でした(2)。その理由について複数回答で尋ねると「家族から本人の希望を伝えられた」という回答が七割で最も多かったということです。

また、図9－1を見てください。日本救急医学会の調査（二〇一〇年一〇月～二〇一六年四月）では、国内の救急医療の現場において、終末期の患者一五九人のうち四割近い五七人について、医療チームが生命維持治療の中止を提案したということがわかりました(3)。このうち、医療チームの提案と家族の希望が一致した割合は八四％でした。

冒頭の新聞記事で取り上げられた心肺蘇生などの措置は、生命維持治療と呼ばれています。心肺蘇生措置（CPR）とは、心肺機能が停止した際に自発的な血液循環や呼吸を回復させる試み、または手技を指す言葉です(4)。生命維持治療には、心肺蘇生措置の他にも、重篤な疾患を有する患者の生命を維持するために用いられる医療機器、例えば、人工呼吸器、酸素吸入器、吸引器、持続栄養点滴装置、流動食補給装置などの「生命維持装置」(5)を使った措置や治療があります。

生命維持治療は、「延命治療」と呼ばれることもあります。[6] しかし「延命治療」というこの言葉は「ただひたすらに人間の生命活動の維持、促進を図る治療」と定義され、[7] 死ぬ時期を人為的に引き延ばそうとする治療という意味合いがあります。無駄な治療というマイナスのイメージをもたらす可能性があることから、本書では、より中立的な「生命維持治療」という言葉を用いることにします。

ここで、医療界に大きな衝撃をもたらした二つの事件を紹介しましょう。

一つ目は、川崎協同病院事件で、昏睡状態となっていた患者から、主治医が気管内チューブを抜管し、准看護師に指示して筋弛緩剤を静脈注射させた結果、患者が死亡したという事件です。これは、生命維持治療の中止が法的に許されるのか、最高裁まで争われた著名な事件となりました。

二つ目は、富山県射水市の射水市民病院の事案で、主治医らが、がんなどの末期患者七人から人工呼吸器を取り外した後、患者が死亡したというものです。病院が警察署に届け出た報告書や、この事案を報じた新聞記事などによると、二〇〇〇年から二〇〇五年にかけて、家族の要請や同意によって、五〇代から九〇代のがんなどの末期患者から、主治医らが人工呼吸器を取り外しました。[8][9] その後、二〇〇八年七月、富山県警が主治医らを書類送検しましたが、二〇〇九年一二月、富山地検が嫌疑不十分で不起訴処分としました。[10]

川崎協同病院事件や射水市民病院の事案では、末期状態等の患者の生命維持治療を医師が中止したことで、報道を通じて社会的に大きな問題となったり、警察に逮捕・書類送検されて法的に問題となったりしました。これらの事件や事案は、医療界にも大きな衝撃をもたらしました。医療従事者の中には、治療中止によって法的責任を問われたり、報道によって社会的責任を問われたりすることを恐れる声が広がったのです。そして、医師による治療中止の適法性の要件を明らかにすることが、喫緊の検討課題となったのです。

こうした生命維持治療の差し控えや中止は、法的、倫理的に許されることなのでしょうか。冒頭でお話した、救急隊による蘇生措置の中止は、生命維持治療の中止をめぐる社会問題の一つの側面です。本章では、今日の日本で大きな議論となっている「生命維持治療の中止」に着目してお話したいと思います。まず、日本で医師の治療中止行為が法的に問題視され最高裁まで争われた川崎協同病院事件について詳しく説明します。次いで、すでに治療中止を容認する法律を有している欧米諸国の中でも、米国と英国が世界に先駆けてどのような経緯で法制度を整えてきたのかを中心にお話し、日本との比較を行いたいと思います。

## 2　川崎協同病院事件

### (1) 事件のあらまし

図9－2を見てください[11]。二〇〇二年に発覚した川崎協同病院事件では、一九九八年、気管支喘息の発作で心肺停止状態となった男性患者（五〇代）が、病院搬送後に心肺蘇生を施されたものの昏睡状態となりました。主治医は、患者の家族からの「要請」によって、患者から気管内チューブを抜管し（治療中止）、さらに、准看護師に指示して筋弛緩剤を静脈注射させた結果、患者は死亡しました（積極的安楽死）。

表9－1を見てください。第七章でお話した東海大病院事件と、本章で取り上げる川崎協同病院事件は、医療行為の一連の経過を見ると、両方とも治療中止とそれに続く積極的安楽死が含まれている点で共通しています。しかし、両者で異なるのは、東海大病院事件では、医師の積極的安楽死のみが罪となる事実として起訴の対象となったのに対し、川崎協同病院事件では、積極的安楽死とその前に行われた治療中止の両方が起訴の対象となり、法的に問題となったという点です。ただし、東海大病院事件でも、起訴された行為ではない治療中止についても、法的許容要件を満たしていなかったと判決文で傍論として述べられています。

川崎協同病院事件が大々的に報道され、大きな社会問題となったのは、この事件の裁判が、治療中止が適法か否かを焦点に、最高裁まで争われたためです。

### (2) 裁判所の判断

川崎協同病院事件において殺人の罪に問われた医師の行為について、①横浜地裁、②東京高裁、③最高裁の三つの裁判所がどのような判断をしたのか、順にお話しましょう。

> 川崎協同病院事件
>
> 1998 年、気管支喘息の重積発作に伴う低酸素性脳損傷で意識不明となった患者から、家族の要請に基づき、主治医が気管内チューブを抜き取った（治療中止）。
>
> その後、鎮静剤を投与しても患者の苦しそうな呼吸を鎮められなかったため、看護師に指示して筋弛緩剤を注入させた後、患者は死亡した（積極的安楽死）。
>
> 病院は 2002 年 4 月に会見を開いて事案を公表。同年 12 月、主治医が逮捕、殺人罪で起訴された。起訴事実は、気管内チューブを抜き取った「治療の中止」とその後に筋弛緩剤を投与した「積極的安楽死」行為であり、裁判では主に、最初の治療中止行為の違法性が争われた。

**図 9－2　川崎協同病院事件の概要**

**表 9－1　二つの事件において起訴の対象となった行為の比較**

| | 生命維持治療の中止 | 積極的安楽死 |
|---|---|---|
| 東海大病院事件 | なし | あり |
| 川崎協同病院事件 | あり | あり |

#### ①第一審＝横浜地裁の判断（二〇〇五年）

まず、第一審の横浜地裁の判決では、医師の治療中止行為と積極的安楽死行為について、気管内チューブを抜管した後も穏やかに死に至らないという予期せぬ展開から、後者の積極的安楽死まで行われるに至ったという経過はあるものの、被害者を死亡させるという故意の連続性は維持されており、治療中止から積極的安楽死に至る行為全体を殺人行為に当たるものと解することが相当であるとの判断が示されました[12]。

そのうえで、裁判で主に論じられたのは、医師による治療中止行為について殺人罪が成立するかどうか、という点でした。

地裁の判決文を見ると、治療中止が一般的に許容される根拠として、回復の見込みがなく、死が差し迫っていることを前提とする「患者の自己決定権」と、「医師の治療義務の限界」の二点が挙げられています（図9－3）。

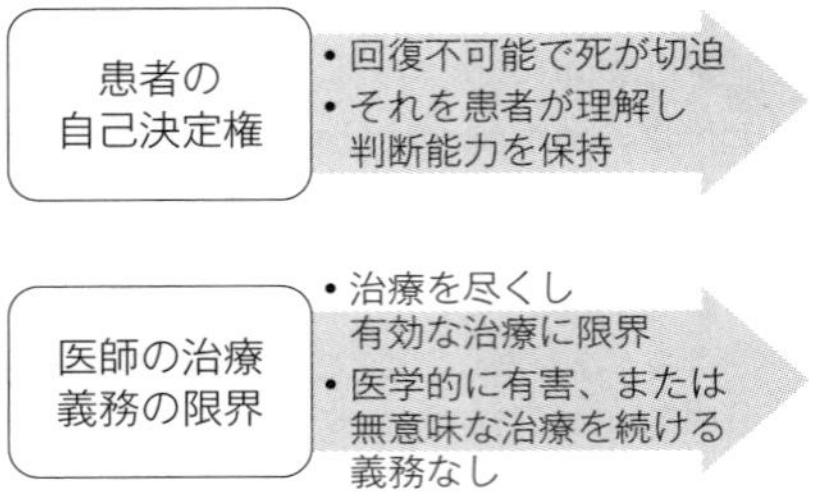
患者の自己決定権
・回復不可能で死が切迫
・それを患者が理解し判断能力を保持
医師の治療義務の限界
・治療を尽くし有効な治療に限界
・医学的に有害、または無意味な治療を続ける義務なし

**図9－3　横浜地裁が示した治療中止が許容されるための二つの根拠**

まず、前提となる、回復の見込みがなく、死が差し迫っているという点について、横浜地裁は「『回復不可能で死期が切迫している場合』に当たると解することはできない」と判断しました。なぜなら、この事件では、判断するための十分な検査などが尽くされておらず、まずは昏睡から脱却することを目標に最善を尽くして治療を続けるべきであったと考えられたためです。そのうえで、患者の自己決定については、患者の意識が回復していないため、事前の意思表示や家族等による患者の意思の推測などから検討する必要がありますが、「患者本人の意思について確認していないのみならず、その前提となる家族らに対する患者の病状・余命、本件抜管行為の意味等の説明すら十分にしていなかった」と指摘しました。そして、患者本人の意思についても「患者本人に治療中止の意思があったことを窺わせるような事情はなく、前記要件をみたしていないことは明らか」だと判断しました。

他方、治療義務の限界については、「抜管行為は、治療義務の限界を論じるほど治療を尽くしていない時点でなされたもので、早すぎる治療中止として非難を免れ」ず、「治療中止も許容されないことが明らかである」と結論付けました。被告人の医師には、懲役三年執行猶予五年の刑が言い渡されました。被告人側はこの判決を不服として、控訴しました。

②控訴審＝東京高裁の判断（二〇〇七年）

続く控訴審の東京高裁は、治療中止が許容される根拠として「患者の自己決定権」と「治療義務の限界」を用いた第一審のアプローチを批判しました(13)。

まず、患者の自己決定権については、終末期に患者自身が治療方針を決めるということは、憲法上保障された自己決定権と言えるかどうかという基本的な問題があると指摘しました。患者がいったん治療中止を決定したら、医師がすぐに患者の決定に拘束されるとまで言えるのか疑問がある、としたのです。また、自己決定権は死を選ぶ権利ではなく、治療を拒否する権利であり、医師は治療を中止するだけであって、それによって患者の死をもたらすことを意図しているわけではないという解釈についても、「やや形式論であって、実質的な答えにはなっていない」と指摘しました。さらに、家族による患者の自己決定の代行や患者意思の推定についても、患者の意思とは異なる、家族の希望や思いが決定や推定に反映される恐れがあり、「家族による自己決定」になってしまうため、否定せざるをえないなどと論じました。

次に、治療義務の限界については、どの段階を無意味な治療と見るのか、という問題を指摘しました。また、治療中止を不作為（行為をしないこと）とすることも、終末期医療を十分に捉えているとは言えないと論じました。

このような一般的な批判を展開しつつも、東京高裁は、この事件の解決に必要な範囲で前述の二つのアプローチを仮定して検討すると、患者の自己決定については、前提として患者の死が差し迫っていたとはいえず、患者本人の意思はわからないままであり、家族から「抜管してほしい」と明らかに要請されたとまでは認められないと判断しました。一方、治療義務の限界については、裁判過程で行われた専門家による鑑定によれば、治療が難しい状況であったものの、医学的に意味がないとまでは判定しませんでした。そのため、東京高裁は、治療義務の限界に達していたとは認めることはできないと結論付けました。

東京高裁は、結論としては横浜地裁と同様、「患者の自己決定に基づく」とも、「医師の治療義務の限界に達していた」とも認められない、と判断しました。横浜地裁の判断と異なる大きな特徴は、治療中止（判決文では「いわゆる尊厳死」と表現）の問題を解決するには、法律を制定する、あるいは、それに代わるガイドラインを策定する必要性があることに言及した点です。そして、この問題は国を挙げて議論・検討すべきものであって、司法が抜本的な解決を図るような問題ではないとしたのです。

ただ、東京高裁は、家族に対する医師の説明は十分であるとは言えないものの、家族への説明に配慮を欠いていたとも言えないこと、医師が家族の真意を確認しないで独断で抜管を推し進めたわけでもないと指摘しました。そして、抜管が家族からの要請であることは否定できず、要請がなかったことを前提とする地裁判決の量刑判断は支持できないとして、地裁判決を破棄しました。被告人の医師には、懲役一年六カ月執行猶予三年の刑が言い渡されました。しかし被告人側はこの判決も不服として、最高裁に上訴しました。

### ③最高裁の判断（二〇〇九年）

最高裁は、控訴審の東京高裁の判断を支持する決定を行いました。[14] 最高裁の判断がなぜ注目されたのかというと、治療中止をめぐる初めての最高裁判断となるためでした。

最高裁が職権で判断したのは、気管内チューブを抜いた治療中止行為の違法性についてです。この点について最高裁は、余命を判断するための脳波などの検査は行われておらず、発症から二週間の時点で、回復可能性や余命について的確に判断する状況になかったと認められると判断しました。また、抜管は、患者の回復をあきらめた家族からの要請に基づいて行われたものの、患者の病状について適切な情報を伝えられたうえで要請がなされたわけではなく、患者の推定される意思でもないとして、法的に許されないと結論付けました。これにより、東京高裁が命じた懲役一年六カ月執行猶予三年の有罪判決が確定しました。

ただ、最高裁は、一般的な治療中止の許容要件にも、控訴審が指摘した法やガイドラインの必要性にも言及しませんでした。

## (3)法学者らの見方

以上の一連の裁判の判決・決定について、法学者らはどのような見解を示したのでしょうか。ここでは、主に最高裁決定が出された後に公表された法学者らの評価を見てみましょう[15]。

### ①治療中止と差し控えの相違

第一に、現在行っている生命維持治療を中止することと、まだ行われていない治療を差し控えることの間には相違があるのかどうかという論点です。この点に関して、日本の有力な法学者や生命倫理学者は、生命維持治療の中止と差し控えの間には道徳的に重要な違いがないとする考え方を支持しているという指摘があります[16]。例えば、刑法学者の井田良氏は「治療中止は基本的に不作為であるか、または不作為に準ずるものである」と述べています。そして、「ある病態にある患者に対し一定の延命治療行為を最初から差し控えることが適法であることは疑われておらず、その根拠は当該治療行為を行う法的義務が否定されるところに求められざるを得ない」と主張しています。そのうえで、「治療の差し控え」と「治療の中止」が法的に同じである限り、治療義務がないようなケースでは、治療を中止することが法的に許容される、として、治療中止が認められるケースもあると論じています[17]。

しかし、そのような見解に対しては、「『生命維持・延長に向けて因果を進行させないこと』と『生命維持・延長に向けて進行している因果を止め、生命短縮へと進行させること』は必ずしも同等とはいえないだろう」という批判もなされました[18]。

また、治療の差し控えと中止は法的に同じであり、いったん挿管したチューブを抜管するという行為は不作為であるとする考え方に対しては、「挿管という治療行為がある以上、挿管されていない場合とは状況が異なり、不作為と法的に同価値と説明することは困難」として、高裁判決と同様に治療中止を「終末期の患者の生命を短縮させる」積極的行為と解釈する主張もありました[19]。

②患者の意思の推定

第二に、最高裁決定は、家族などによる患者本人の意思の推定を許容しうると述べたものとしても解釈できるため、この患者の意思の推定をめぐる論点がありました。最高裁は、家族による治療中止の要請には、患者の推定的意思に基づいていることと、家族に対して患者の病状などについて適切な情報が与えられていることが必要と見ているのではないか、という見解があります[20]。つまり、適切な情報が伝えられた家族の明確な要請から、患者の推定的意思を導くことができるという可能性を否定していない、ということです[21]。また、甲斐克則氏も、最高裁決定の解釈として、被害者の病状などについて適切な情報を伝え、かつ抜管行為が被害者の推定的意思に基づいていれば、気管内チューブの抜管は許容されるという考え方も成り立ちうる、と述べています[22]。

これらの見解で述べられている「患者の推定的意思」、言い換えると、「患者の意思の推定」は、家族による代理決定ではなく患者本人の意思の追求を前提とするもの、ということが最高裁決定で明確に述べられています。

このように、本人の意思の追求を原則とすることは妥当であるという評価もなされています[23]。家族によって患者本人の意思の推定が許容されうるという点については、二〇〇七年に策定された厚生労働省の「終末期医療の決定プロセスに関するガイドライン[24]」(以下、厚労省のプロセスガイドライン)に示されている方向とも合致するという見解もあります[25]。

③治療中止を許容する根拠間の関係

第三に、事例判断の中で治療中止が許容されうる事柄として引用された「余命と回復不可能性」と「患者の推定的意思」との関係性が不明である、という点があります。最高裁決定は、少なくともいずれか一つは必須のものとされると解釈しているという見方があります[26][27]。しかし、これらが両方合わせて必要なのか、あるいは、これら一つでもあれば治療中止が許容されるのかどうか、また余命と回復可能性が患者の推定的意思の前提にあるのかなど、二つの判断要素の関係性について多くを読み取ることができず、その関係性は明らかではない、という主張も見られました。[23][26][27][28]

これらの論点を整理すると、①治療中止と差し控えの相違、②患者の意思の推定の是非、③治療中止を許容する根拠間の関係に関する法律家の評価のそれぞれについて、いくつかの解釈が存在し、必ずしも統一的な見解には至っていないのが現状です。

さらに重要なのは、最高裁は、治療中止が法的に許容されるための一般的な要件を示さなかったということです。最高裁のこの姿勢についても、一般的な許容要件を示すことによる解決よりも、さまざまな具体的なケースごとに判断して解決すれば良いとする見方がある一方、[29]次のような見解も見られます。

武藤眞朗氏は、治療中止の許容要件の明確化を立法等に委ねるべきかについては議論の余地がある、と述べています。というのは「法的安定性が確保され、医療現場の対応がしやすくなる反面、治療を中止し、生命を短縮することに司法機関が『お墨付き』を与えることには抵抗があるから」だと言います。[18]さらに、「立法化でより明確な『お墨付き』を与え、固定化することにも抵抗があるだろう」としています。しかし、武藤氏は、「生命短縮につながる治療中止を全面的に禁止するという道を選ばない限り」、基準を明らかにすることは必要、とも述べています。国会による立法か、裁判所による要件を明示した判例か、あるいは、国や学術団体のガイドラインか、それぞれ法やガイドラインの性格をよく理解したうえで、どのような形が望ましいのか、十分に議論する必要があると思います。

## 3　米国の取り組み

生命維持治療の中止については、米国が世界に先駆けて法制度を整えてきました。

米国ではすでに一九世紀末に、終末期の患者の治療中止を主張する論文が医学専門誌に掲載されています。[30]その後、

カレン・クインラン事件

1975 年 4 月、ニュージャージー州でカレン・クインランさん（当時 21 歳）が、原因不明の昏睡状態となって呼吸停止状態のまま救急搬送された。病院で蘇生措置が施され、人工呼吸器が装着された。その後、クインランさんは、遷延性意識障害にあると診断された。

クインランさんの友人によると、夕食の際にクインランさんは酒を飲んでいた。また、検査で、精神安定剤を服用していたことがわかったが、薬剤の量はごく少量で治療用の範囲内だった。1975 年、クインランさんの両親は、娘から人工呼吸器を取り外す命令を裁判所が出すよう求めて、州裁判所に提訴した。一審で訴えを退けられたことから、両親が州最高裁に上訴。1976 年 3 月、州最高裁は、クインランさんが望んでいると推定される治療中止を実行に移す裁量権を医師とクインランさんの家族に与える判決を出した。

図 9－4　カレン・クインラン事件のあらまし[34][35][36][37]

二〇世紀に入って、積極的安楽死の法制化を求める動きが出てきました。一九三八年には、英国の影響もあり、米国安楽死協会が設立されます[31]。安楽死協会は、積極的安楽死の法制化を目指して活動しますが、いずれの州でも法制化には至りませんでした。一九六〇年代になると、治療への同意や拒否に関する個人の権利を重視する動きに変化します。このころ、フロリダ州にリビング・ウィル法案が提案されたり、弁護士によってリビング・ウィルの書式の原型が提案されたりといった動きが相次ぎました[32]。

### (1) クインラン事件

このような状況において、一九七六年、世界的にも非常に有名な事件の判決が出されました。この事件は、カレン・クインラン事件と呼ばれ、今から四〇年以上前、遷延性意識障害となったクインランさんの人工呼吸器取り外しをめぐり、両親が裁判所に取り外しの許可を求めたものです（図９－４）。

この事件は日本でも報道され、日本にも少なからず影響を与えたと言えます。事件が起きた後、州最高裁の判決が出る少し前ですが、一九七六年一月に日本安楽死協会（現在の日本尊厳死協会）が設立されたのです[38]。

ニュージャージー州最高裁は、一九七六年三月、治療拒否権の根拠をインフォームド・コンセントや憲法上のプライバシー権に求め、患者に判断能力がない場合には、後見人が治療拒否を代行できるとする判決を出しました[39]。判決後、クインランさんから人工呼吸器が取り外されました。クインランさんはその後も生き続け、一九八五年、ナーシングホームで肺炎のため亡くなりました。事故にあってからおよそ一〇年が経過していました。

### (2) クルーザン事件

クインラン事件の判決からおよそ一一年後、遷延性意識障害の患者への治療中止をめぐって、再び大きな事件が起きました。クインラン事件では、昏睡状態から回復する見込みのない患者に対して、人工呼吸器のような高度な生命維持装置を中止することが許容されるかどうかが問題となりました。一方、クルーザン事件では、生存に不可欠な栄養・水分を人工的に補給するという基本的な医療措置を中止できるかどうかをめぐって、連邦最高裁まで争われました。[40][41] この事件が起きる前にも、人工栄養・水分補給の中止をめぐる裁判例はありましたが、この事件はとくに連邦最高裁まで争われたという点で耳目を集め、当時の日本でも報道されました[42]（図9－5）。

> **ナンシー・クルーザン事件**
>
> 1983 年、クルーザンさん（当時 25 歳）は、ミズーリ州で交通事故にあい、頭部を強打して遷延性意識障害となった。クルーザンさんの両親は、クルーザンさんに提供されていた人工栄養・水分補給を中止することが、娘の希望であろうと考え、1987 年、裁判所に対し、治療中止を許可するよう求めた。
>
> 一審は両親の訴えを認めたが、州最高裁は一審を破棄して訴えを却下。両親は連邦最高裁に上訴。連邦最高裁は 1990 年 6 月、判断能力のある人は望まない治療を拒否する自由を憲法上保障されていると判断。しかし、クルーザンさんが死を望んでいる事実を示す明確で説得力のある証拠がないとして、両親の訴えを退けた。

図９－５　ナンシー・クルーザン事件のあらまし[36][43][44][45]

連邦最高裁は、結論として、人工栄養・水分補給の中止を認めませんでした。クルーザンさんが事前に治療中止の意思を表明した文書が残っていないこと、また、明確で説得力のある証拠が不十分であることが理由でした。ただし、法廷意見として、仮定的ではありますが、判断能力のある人には、望まない治療を拒否する自由が憲法上保障されていること、判断能力のない人には、明確で説得力のある証拠があれば代理人によってその権利が行使されうるということを認めました[39][45]。

この事件には、続きがあります。裁判の後、友人たちの新たな証言により、両親は再審理を申し立てました。一九九〇年一二月、一審で両親の訴えを認めた州の裁判所は、友人たちの証言を明確で説得力のある証拠と認め、両親に人工栄養・水分補給を中止できる権限を与えました。判決を受け、クルーザンさんは体から栄養補給チューブが取り外され、一二日後に三三歳で亡くなりました。事故にあってからおよそ八年が経過していました。[46]

### (3) 判決がもたらした法的・倫理的影響

(1)と(2)で取り上げた二つの著名な事件がもたらした重要な影響は、主に、法的なもの二点と倫理的なものの、計三点にまとめられます。

法的な影響として考えられるのは、第一に、クインラン事件の州最高裁判決が出された半年後の一九七六年九月、カリフォルニア州が世界に先駆けて自然死法を成立させ、後に多くの州の法制化に影響を与えたということがあります。

この法律は、患者が治癒不可能なけがや病気を患って意思表明できなくなった場合に備えて、あらかじめ、生命維持措置の差し控え・中止を指示するための正式な手続きを定めたものです。[47][48] 同法における生命維持措置とは、生命機能を維持・回復する人為的手段を提供しても、死の瞬間を人為的に遅らせることだけに役立ち、これが提供されてもされなくても死が差し迫っている場合のあらゆる医療処置や侵襲を意味します。つまり、この州法は、手続きに用いられる「指示する書面」であるリビング・ウィルに法的な保証を与えたということです。

もう少し詳しく見てみると、カリフォルニア州は、州の医療・安全法典（California Health and Safety Code）の中で、次のような内容を規定しています。[48]

・すべての成人は、末期状態での生命維持治療の差し控え・中止を指示する指示書を作成できる
・指示書の継続期間は作成の日から五年

・証人二人の署名が必要
・本法に基づいて生命維持治療を差し控え・中止した医師または医療施設は、民事・刑事・職業倫理違反行為としての責任を負わない

カリフォルニア州の自然死法は、一九九四年に改正され、生命維持治療の差し控え・中止を行う患者が、末期状態だけではなく、遷延性意識障害である場合についても対象となりました[49]。カリフォルニア州法が制定された後、多くの州がこれと同様の法律を制定しました。

続いて、一九八三年には、同じカリフォルニア州が、将来、自分で判断できなくなった場合に備えて、あらかじめ、自分の代わりに治療方針を決めてもらう人を指名する「医療代理権」を法制化しました。これは、身上福祉のための持続的代理権授与法、持続的委任状法（Durable Power of Attorney for Health Care Act）などと呼ばれ、後に多くの州がカリフォルニア州法にならって法制化しました[50]。

米国では、二〇〇〇年までに、すべての州・特別区が、リビング・ウィルもしくは医療代理権、あるいはその両方を法制化しています[32][51]。

第二に、クルーザン事件が契機となり、一九九〇年に「連邦患者自己決定法」が制定された、ということがあります[39]。この連邦法の目的は、各州が認める患者の権利に関する知識を市民に普及させることでした[48]。連邦法は、病院や高度看護施設、在宅医療サービス、ホスピスプログラムなどに対して、次のような内容を義務付けました[52][53][54]。

・患者や入所者が新たに入院・入所する際、患者や入所者には事前指示を行う権利があり、そのような権利の行使を尊重するという施設の指針を書面で伝えること
・患者や入所者が事前指示を作成しているかどうか、カルテに書いておくこと

・患者や入所者が事前指示を作成しているかいないかをケア提供の条件としたり、あるいは差別したりしてはならないこと

・施設のスタッフや地域に事前指示に関する教育を行うこと

その後、州によって事前指示関連法の内容が異なることが市民の利益を損なう可能性があり、その内容を統一する必要性が指摘されました[55]。米国では、各州が任命した統一州法委員で構成される非営利・非法人組織National Conference of Commissioners on Uniform State Lawsや米国法曹協会が統一州法（案）を作成し、各州での採用を提案しています[56]。実際に、一九九三年、「統一医療決定法（Uniform Health Care Decisions Act）」が提案されました。この統一州法（案）は、誰が治療中止の決定を代理で行うかリビング・ウィルからはわからない場合に備えて、配偶者、成人した子ども、両親、成人したきょうだいの順で代理決定者となるリストを明示しました。

倫理的な影響としては、これらの法制化の結果として、治療の差し控えと中止の間には道徳的に違いがないという見解が定着した、という点が挙げられます。

カリフォルニア州が医療代理権を法制化した一九八三年、医療・生命倫理・行動研究の倫理的問題研究に関する大統領諮問委員会の生命維持治療を差し控える決定に関する報告書が出されました。その結論として、法から見ても公共政策から見ても、治療をそもそも開始しないことと、途中で中止することの間には道徳的重要性においていかなる違いも認められるべきではない、ということが述べられています[57][58]。

このような見解は、専門職団体にも見られます。一九八六年、米国医師会は、生命維持治療の差し控え・中止に関する医師会の当時の意見表明の中で、死が差し迫っている、あるいは昏睡状態から元に戻らない患者のケアについて、「（治療の差し控え・中止が許容される）延命目的での医療措置には、投薬治療や、人工的・（科学）技術的に提供される

呼吸器、栄養水分補給も含む」と明記しました。[59] また一九九二年には、医師会の医療倫理・司法問題評議会報告書の中で、人工呼吸器や腎臓透析、化学療法、抗生物質の投与、人工的な栄養・水分補給といった生命維持治療の差し控えと中止の間には道徳的に違いがないことが明記されました。[60] 医師会の意見表明はその後も修正が重ねられていますが、二〇一六年に改訂された医療倫理に関する行動規範においても、生命維持治療を差し控えたり中止したりすることの間には道徳的な違いはないことが示されています。[61]

このような動きを経て、米国では、治療中止と差し控えの間には、道徳的に重要な違いはなく、その差し控えが許容される状況ではその中止も許容されるという考え方が定着したのです。[62]

本節でお話してきたように、米国では、裁判の判決、各州法・連邦法の制定、専門職団体のガイドラインなどの積み重ねを通じて、生命維持治療の差し控え・中止が法的、社会的にも認められるようになりました。

## 4　英国では——ブランド事件

英国でも、遷延性意識障害の患者の生命維持治療の中止をめぐる、大きな事件がありました。ブランド事件です。[63][64]

一九八九年、アンソニー（トニー）・ブランドさん（当時一八歳）は、ヒルズボロの悲劇として知られるサッカースタジアム観客席での群集事故で肺が押しつぶされ、遷延性意識障害になりました。そして、このような状態のまま三年の月日が経ちました。

ブランドさんはこのような状態になった場合に治療をどうするかといった事前指示を行っていませんでした。しかし、治療を継続することに利益が見いだせないとして、ブランドさんの家族も主治医らも治療を中止することが適切だと考えていました。ただ、病院は、治療中止によって刑事責任を問われるかどうか不安があったため、裁判所にブランドさんの人工栄養・水分補給の中止命令を出すように求めて確認訴訟を提起しました。

この事件は最終的に貴族院（現在の最高裁）で審議されました。一九九三年、貴族院は、「生命維持治療の中止は不作為であり、人為的に患者の生命を延長する治療を継続することが患者の最善の利益とは言えないのであれば正当化されうる」などとして、治療中止を求める病院の訴えを認めました。これは、遷延性意識障害の患者の生命維持治療の中止を認めた貴族院として初めての判決でした(65)。判決は、治療中止が合法とされる根拠として、まず、患者の自己決定権を挙げ、第二に、意思表明できない、あるいは意思表示がない場合に、医師の治療義務の限界を挙げました(65)。そして、人工栄養・水分補給も生命維持治療の一部とみなされ、治療中止の対象となることが示されました。判決後、ブランドさんは、人工栄養・水分補給を中止され、まもなく亡くなりました。

判決後の一九九九年、英国医師会は、生命維持治療の差し控え・中止の決定に関するガイドラインを策定し、治療の差し控えと中止の間には道徳的な違いがないと宣言しました(63)。二〇〇七年に策定された第三版では、ブランド事件の判決を引用して、心理的には一度始めた治療を中止するよりも始めないことの方がたやすいものの、中止と差し控えの間には、法的にも道徳的にも違いがないと明言しています(66)。

また、法律面での整備も進められました。二〇〇五年、判断能力がなくなった場合に、本人の意思決定を支援するために作られた、意思能力法が制定されました（意思能力法については第三章を参照）。これは特定の意思決定を自分で行うことができない成人に代わって決定したり、行動したりするための法律、すなわち、成年後見に関する法律です。治療を拒否する事前の意思決定、医療、介護、福祉など身上福祉に関する代理権なども定めています(67)。

## 5　事前指示の法制化をめぐる現状

ここまで、米国や英国の取り組みを中心に、治療中止や事前指示に関する歴史的経緯について概観しました。諸外国においては、どのような国や地域が事前指示に関連する法律を制定しているのでしょうか。

図9-6を見ると、事前指示を法律で規定している国や地域は、主に北米と欧州に集中していることがわかります。また、オーストラリアの一部州・地域や、アジアのシンガポール、タイ、台湾、韓国も事前指示に関連する法律を制定しました。日本には関連法はありません[69]。

その他、例えばフランスの法律は、治療中止を考慮する時点から三年以内に作られた患者の事前指示書があれば、医師はこれを「考慮」して治療を中止することができるという規定にとどまっています[70]。またニュージーランドは、コモン・ロー（慣習法・判例法）に従って事前指示を使用できる、という規約があるという状況です[71]。

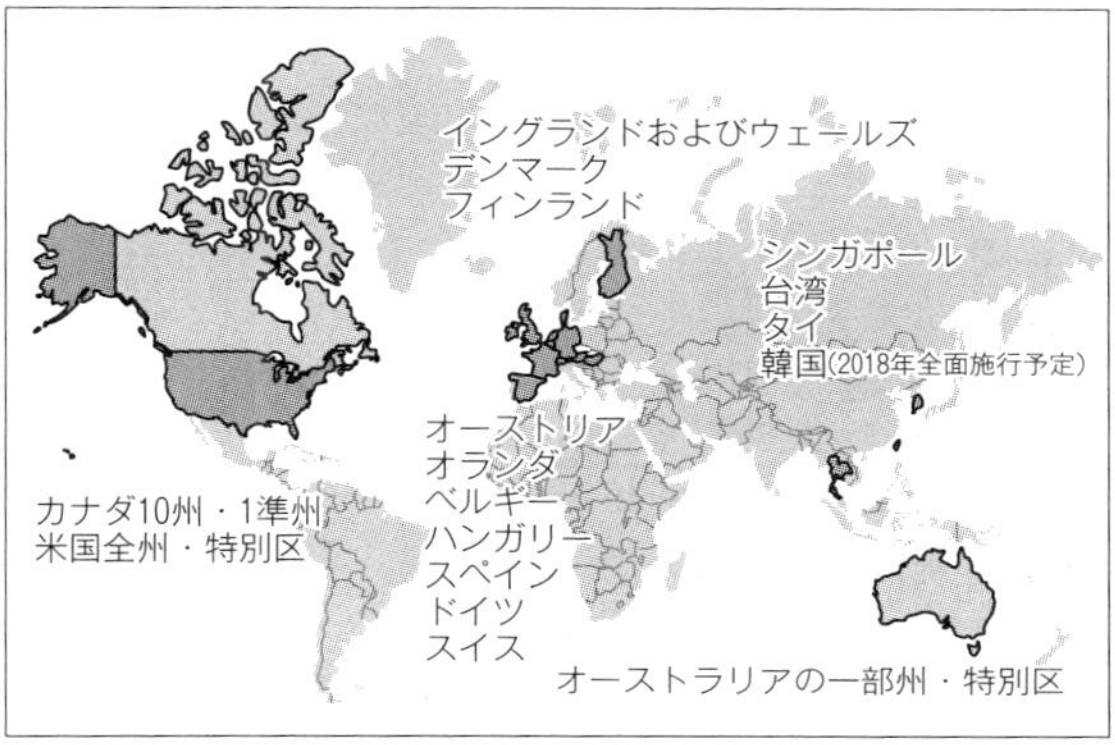

イングランドおよびウェールズ
デンマーク
フィンランド
シンガポール
台湾
タイ
韓国(2018年全面施行予定)
オーストリア
オランダ
ベルギー
ハンガリー
スペイン
ドイツ
スイス
カナダ10州・1準州
米国全州・特別区
オーストラリアの一部州・特別区


図9-6　事前指示関連法を有している主な国・地域[68]

近年の動きとしては、二〇一六年に韓国で「ホスピス・緩和医療の利用と終末期患者の延命医療の決定に関する法律」が制定され、二〇一八年に全面施行される予定です。また、台湾でも、すでに二〇〇〇年に「安寧緩和医療法」が作られていますが、二〇一六年、「患者自主権利法」が制定され、患者の自己決定に従い、回復できない昏睡状態、遷延性意識障害、重度の認知症、その他の耐え難い苦痛のある患者からの生命維持治療の差し控え・中止が認められるようになる予定です[72]（二〇一九年施行予定）。

## 6　日英米の経験から考える

### 日本と英米の経緯の比較

本章の締めくくりとして、これまでお話した日本と英米の議論の違いを

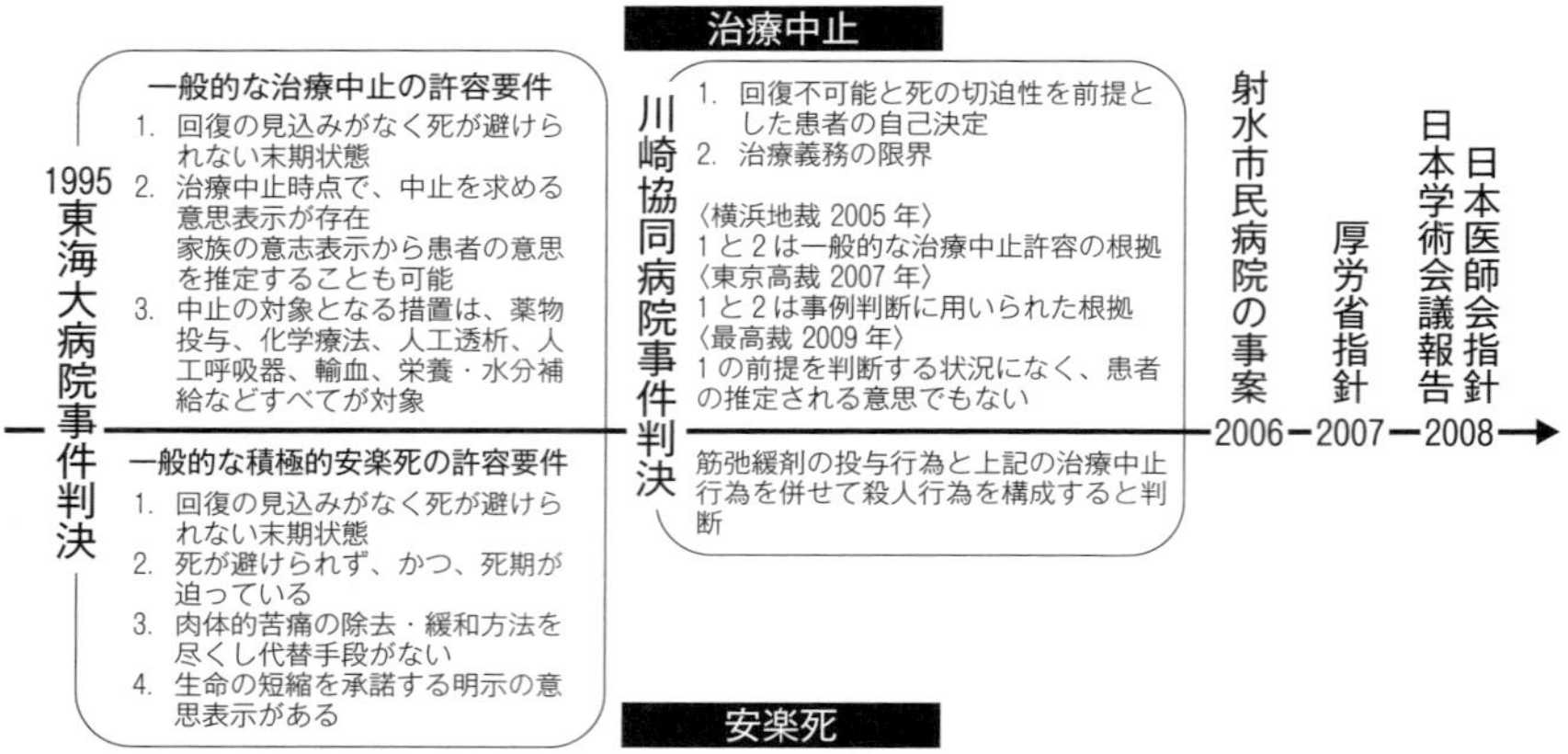
治療中止
一般的な治療中止の許容要件
1. 回復の見込みがなく死が避けられない末期状態
2. 治療中止時点で、中止を求める意思表示が存在
家族の意志表示から患者の意思を推定することも可能
3. 中止の対象となる措置は、薬物投与、化学療法、人工透析、人工呼吸器、輸血、栄養・水分補給などすべてが対象
1995
東海大病院事件判決
一般的な積極的安楽死の許容要件
1. 回復の見込みがなく死が避けられない末期状態
2. 死が避けられず、かつ、死期が迫っている
3. 肉体的苦痛の除去・緩和方法を尽くし代替手段がない
4. 生命の短縮を承諾する明示の意思表示がある
川崎協同病院事件判決
1. 回復不可能と死の切迫性を前提とした患者の自己決定
2. 治療義務の限界
〈横浜地裁 2005 年〉
1 と 2 は一般的な治療中止許容の根拠
〈東京高裁 2007 年〉
1 と 2 は事例判断に用いられた根拠
〈最高裁 2009 年〉
1 の前提を判断する状況になく、患者の推定される意思でもない
筋弛緩剤の投与行為と上記の治療中止行為を併せて殺人行為を構成すると判断
射水市民病院の事案
2006
厚労省指針
2007
日本医師会指針
日本学術会議報告
2008
安楽死

図９－７　日本における事件と治療中止および積極的安楽死に関する事件・事案とガイドライン制定の流れ

明確にしたいと思います。まず、日本における事件やガイドライン制定の流れを示した図９－７と、日本と米国を比較したこれまでの裁判や法律の流れをまとめた表９－２を見てください。

表９－２を見ると、米国は、日本と比べて早い時期に生命維持治療の中止に関する裁判が提起され、その解決を図るとともに、法律や専門職団体のガイドラインが整えられてきたということがわかります。

川崎協同病院事件の東京高裁判決では、社会的な合意形成を背景とした法やガイドライン策定による解決の必要性が言及されました。しかし、厚生労働省や学会などがガイドラインを作成したものの、二〇一三年の国の調査では、医師の三割、看護師の四割、介護職員の五割がガイドラインを知らないと回答しました[74]。

また、二〇一二年に超党派の国会議員連盟が公表した関連法案は、現在まで国会に提出されていません。日本は米国や英国等と比べると、生命維持治療の中止に関する制度設計が遅れているように思います。この点については、最終章の第一〇章で詳しくお話します。

## 日本と英米の議論の違い

最後に、生命維持治療の中止をめぐる日本と英米の議論の具体的な違いについて、三点に分けてお話したいと思います。

第一に、米国各州の法律では、治療中止できる対象を終末期の患者

表9－2　日本と英米における生命維持治療の中止に関する裁判や法律の流れ(72)(73)

| | 米国 | 英国 | 日本 |
|---|---|---|---|
| 1970年代 | 1976年<br>クインラン事件ニュージャージー州最高裁判決（第3節(1)）<br>カリフォルニア州がLWを規定した自然死法制定＊1 | | |
| 1980年代 | 1983年<br>カリフォルニア州がDPA＊2法制定<br>1986年<br>米国医師会がANH＊3はLST＊4の一部とする見解 | | |
| 1990年代 | 1990年<br>クルーザン事件連邦最高裁判決（第3節(2)）<br>1990年<br>連邦法「患者の自己決定法」制定<br>1993年<br>統一州法案「医療決定法」提案 | 1993年<br>ブランド事件判決（第4節）<br>1999年<br>英国医師会がLSTの差し控え・中止指針（第4節） | 1991年<br>東海大病院事件発生＊5<br>1992年<br>東海大病院事件で医師を起訴（殺人罪）<br>1995年<br>東海大病院事件横浜地裁判決：<br>医師有罪、積極的安楽死・治療中止の許容要件示す |
| 2000年代 | 2000年までに全州・特別区でLW and/or DPA法制化 | 2005年<br>2005年意思能力法制定（第4節）<br>2007年<br>同法施行 | 2002年<br>川崎協同病院事件で医師を起訴（殺人罪）（第2節(1)）<br>2005年<br>川崎協同病院事件横浜地裁判決（第2節(2)①）<br>2006年<br>富山・射水市民病院で呼吸器取り外し事案公表<br>2007年<br>川崎協同病院事件東京高裁判決（第2節(2)②）<br>2007年<br>厚労省が終末期医療の決定プロセスに関する指針<br>2009年<br>川崎協同病院事件最高裁決定（第2節(2)③） |
| 2010年代 | | | 2012年<br>超党派の国会議員連盟が「尊厳死」法案公表 |

＊1　LWはリビング・ウィルを指す。　　＊2　DPAは持続的代理権を指す。

＊3　ANHは人工栄養・水分補給を指す。

＊4　LST（Life Sustaining Treatment）は生命維持治療を指す。

＊5　東海大学医学部付属病院（神奈川県伊勢原市）で、末期状態のがん患者に塩化カリウムなどを注射して死なせたとして、医師が殺人罪に問われた事件。詳細は第七章を参照。

に限定していませんが、日本では、主に終末期に限定した議論となっているという点があります。これは、日本における生命維持治療の中止に関する議論は終末期という死がある程度差し迫った段階に限定されているため、英米のように遷延性意識障害や、ALSなどの難病患者の、死期が必ずしも迫っていない段階での治療中止は念頭に置かれていない、ということです。しかし、「終末期」の定義をめぐっては多様な理解があり、そもそも治療中止の議論を終末期に限定すべきかどうかについても慎重に検討する必要があると思います。

筆者らは、米国全州・特別区の法律を調べ、どのような場合に事前指示が効力を持つのかを検討しました。その結果、判断能力を失っていることが前提状況となっていること、そのうえで、①病気やけがで終末期の状態にあること、②遷延性意識障害や昏睡状態などにあること、③病気やけがなどが回復不可能であること、④ある特別な状態、限定された状態にあること、⑤事前指示の中でも代理人指示の場合、事前指示をする人が自分では決めたくないと考えていること、⑥治療のリスクがベネフィットを上回っていること――などいずれかが要件となっていることがわかりました。[75] 英国の意思能力法も、終末期に限定していません。

一方、日本では、東海大病院事件の判決や川崎協同病院事件の一連の裁判を見ると、治療中止が許容されると判断するには、死が差し迫っていることが前提となっています。二〇一二年に日本の超党派の国会議員連盟によって公表された「終末期の医療における患者の意思の尊重に関する法律案（仮称）」（いわゆる『尊厳死』法案）でも、患者が終末期の状態にあると判断されることが条件として規定されています（「尊厳死」法案の内容や問題点については、最終章の第一〇章で取り上げます）。しかし、米国や英国で対象とされる遷延性意識障害や判断能力の喪失といった点については言及されていません。

第二に、英米では、治療中止と差し控えの間には法的、道徳的な違いはないという考え方が定着していますが、日本では差し控えは良いがいったん始めると中止できないという考え方が根強くある、という点があります。

日本の医療現場では、生命維持治療の中止は、治療を開始しない場合よりも倫理的に一層困難であるという考え方が根強く、[16][76]治療の差し控えは受け入れられても、中止は「受け入れがたい」といった考え方があるようです。例えば、救急医を対象にしたインタビュー調査（二〇〇六〜二〇〇七年）では、終末期の患者における人工呼吸器の中止を通常の臨床上の選択肢としていた医師はおらず、その要因として、中止した場合の刑事訴追される恐れや報道の問題、人工呼吸器の中止を作為と捉え、余命を縮めるのを避けたいといった医師の心理的な障壁などがあることがわかりました。[77]また、刑法学者の中には、医療実務においては、「治療不開始という不作為は犯罪ではないが治療中止は犯罪であるから、一度治療を始めてしまうと二度と止めることはできない」という認識が定着していると指摘する人もいます。[78]

ただ、近年は、冒頭の新聞記事にあるように、日本臨床救急医学会による救急隊の蘇生中止手順（二〇一七年）や、日本老年医学会による高齢者の人工栄養・水分補給の提供、差し控え・中止等の意思決定プロセスに関するガイドライン（二〇一二年）が作られるなど、学会を中心に、患者とその家族とのコミュニケーションを図ったうえでの治療中止のあり方を積極的に提示する動きも見られています。このような動きが、どの程度医療現場に浸透しているかは明確ではありませんが、今後、医療従事者の意識が徐々に変わっていく可能性もありそうです。

本書でくり返しお話ししてきたように、どのような医療を受けたいか、あるいは、受けたくないか、私たち市民が自分の考えを明らかにすることは大切なことです。ただ、第一の点・第二の点を考えると、病気の種類や病状などによって、あるいは、医療機関や主治医によって、必ずしも自分の希望が通らないということがあるかもしれません。こうした現状があることを理解したうえで、自らの終末期のあり方についてよく考える必要があるのではないかと思います。

第三に、英米では訴訟が治療中止の法制化につながりましたが、日本ではそのような動きにつながっていないということがあります。

英米では、クインラン事件やクルーザン事件等のように、「宣言的判断、宣言（的）判決（declaratory judgment）」[79]

によって、殺人罪の刑事訴追や医療過誤訴訟が生じる可能性をあらかじめ排除し、紛争の芽を摘む救済処置をとることができるのです[80]。このような、治療中止を容認するよう裁判所に判断を求める事案を重ねた上で、法制度や職能団体の指針の整備が行われてきました。米国ではクインラン事件やクルーザン事件を契機に、米国各州で自然死法や持続的代理権法の制定につながり、患者の自己決定法という連邦法の制定にもつながりました。また、英国でも、ブランド事件の後、治療拒否権と医療代理権などを定めた二〇〇五年意思能力法が作られました。

一方、日本では、東海大病院事件で、「傍論」でありながら治療中止の許容要件が示された後、川崎協同病院事件の東京高裁判決でも、治療中止の問題を解決するには、法律の制定か、ガイドラインの策定が必要との見解が示されました。しかし、その後、「尊厳死」法案は国会で一度も議論されていません。

また、日本では、このような治療を中止する前に治療中止をしても良いという裁判所の判断を求めて提訴するという、英米のような宣言的判決を求める提起は現在まで行われていません。こうした状況を鑑みると、この問題が抜本的に解決されたとは言えないのが現状です。

最終章の第一〇章では、こうした状況を打開するための議論のたたき台として、「尊厳死」法案の概要と問題点について諸外国の法律と比較しながら検討し、日本における終末期医療の今後の在り方についてお話したいと思います。

# 第一〇章　「尊厳死」法案を考える

第九章でもお話したように、近年、日本国内でも、病気などの末期状態の患者に対する生命維持治療の差し控え・中止を法制化しようという動きがあります。

記事10－1を見てください。この新聞記事は、超党派の国会議員連盟が二〇一二年に提案したいわゆる「尊厳死」法案に関するものですが、この法案がこれまで国会で一度も議論されず、五年経った現在も宙に浮いたままになっている、という状況を

私たちの最期は　～③～

第9部　解探る政官学

## 宙に浮く尊厳死法案

尊厳死の法制化を目指す超党派の国会議員連盟が、法案をまとめ上げたのは二〇一二年だ。

医師が人工呼吸器などの延命措置を中止しても、刑事、民事、行政上の責任を免除するとの内容。医師の独断で患者の命が左右されないよう、患者本人が正常な判断ができる間に意思を書面にしていること、二人以上の医師が判断に参加することを条件に付けた。

だが五年たった今も法案は宙に浮いたままだ。

「いろんな立場や思いがあり、各党とも党内合意がなかなか得られない。機が熟さない」と議連会長で民進党参院議員の増子輝彦(てるひこ)。

人の生死の在り方を法律で規定することに賛否は分かれ、特に障害者や難病患者の支援団体から「命の切り捨てにつながりかねない」との声が上がった。議連は「障害者の尊厳を害することのないように留意しなければならない」との条文を加え、「本人が望まなければ法律は適用しない」と繰り返し説明した。

増子は「これだけ速いスピードで社会の高齢化が進んでいる。国会も責任を果たす必要がある」と話すが、法案提出の見通しは立っていない。

議連と伴走する形で法制化を目指してきたのが日本尊厳死協会（東京）。設立は一九七六年で、自らの意思で無用な延命措置を受けず、自然な死を迎えたいと願う市民約十一万人が入会する。終末期医療を巡って医師が刑事責任を問われるたびに関心が高まり、会員数を伸ばしてきた。

意思表示ができなくなった場合に備えて書面に残す「リビングウイル」の普及も呼びかけてきた。

だがここに来て、理事長の岩尾總一郎(そういちろう)は「議連の現法案のままで法制化を求めるのはやめよう」と考えるようになった。「今となってはあの法案では不完全。社会情勢に内容がそぐわなくなってきた」。この五年間にも高齢化はさらに急速に進み、認知症患者や身寄りのない独居高齢者が増加。終末期での本人の意思確認が困難を極めるケースが増えている。

「尊厳死が本当に自らの意思なのか、時間がたっても気持ちが変わっていないか。第三者が患者の尊厳を守る仕組み作りが必要。時代に合った法案にしないといけない」

岩尾は厚生労働省勤務が長く、最後は医政局長を務めた。岩尾の古巣は終末期医療にどう対応しているのか。（敬称略）

超党派の国会議員連盟が2012年にまとめたものの、国会提出に至っていない尊厳死法案

記事10－1　2017年4月22日付
東京新聞朝刊（共同通信配信）

表 10－1　医師の行為が問題視された事案(1)

| 発生場所 | 医師の行為 | 事案の発生時期 | 事案の概要 | 刑事責任追及の有無 |
|---|---|---|---|---|
| 東海大学医学部付属病院 | （治療行為の中止）積極的安楽死 | 1991 年 4 月 | 末期状態の患者から医師が点滴等を取り外し、薬剤を注射後、患者が死亡 | 医師：殺人罪 |
| 国保京北病院 | 積極的安楽死 | 1996 年 4 月 | 末期患者に薬剤を点滴投与後、患者が死亡 | 医師：不起訴処分 |
| 川崎協同病院 | 治療行為の中止 積極的安楽死 | 1998 年 11 月 | 昏睡状態の患者から医師が気管内チューブを抜管し、薬剤を投与後、患者が死亡 | 医師：殺人罪 |
| 北海道立羽幌病院 | 治療行為の中止 | 2004 年 2 月 | 心肺停止状態の患者から医師が人工呼吸器を取り外した後、患者が死亡 | 医師：不起訴処分 |
| 射水市民病院 | 治療行為の中止 | 2000 年 9 月－2005 年 10 月 | 末期状態の患者 7 人から医師が人工呼吸器を取り外した後、患者らが死亡 | 医師：不起訴処分 |
| 和歌山県立医科大学附属病院紀北分院 | 治療行為の中止 | 2006 年 2 月 | 医師が脳死状態と判断した患者から人工呼吸器を取り外した後、患者が死亡 | 医師：不起訴処分 |

説明したものです。

この法案はどのような内容で、どのような問題があるのでしょうか。本書の最終章となる本章では、この法案が提案された背景と主な内容を説明し、法案が抱える課題について、同じような法律をすでに有している近隣の台湾や韓国の法律と比較しながらお話したいと思います。そのうえで、法制化をめぐる議論について考えたいと思います。

## 1　「尊厳死」法案提案の背景

### 治療中止行為を問題視する事案の発生

「尊厳死」法案が提案された背景には、終末期にある患者の治療を中止した医師の行為が、法的、社会的に問題とされた事案が相次いだことがあります。表10－1を見てみましょう。

主に二〇〇〇年代に入ってから、終末期の状態にある、あるいは、昏睡状態にある患者の治療を中止した医師が、警察に逮捕されたり、書類送検されたりした事案が相次ぎました。表10－1で色を付けた、上から三番目の川崎協同病院事件（詳しくは第九章）では、医師による積極的安楽死だけでなく、治療中止行為も罪に問われ、医師の有罪が確定しています。こうした事件や事案が相次ぎ、医療従事者の間に生命維持治療を中止したら刑事責任を問われるかもしれないという不安が広がったのです。

## 国のガイドライン作成

実は、「尊厳死」法案が提案される五年ほど前の二〇〇七年、超党派の国会議員連盟が別の法案「臨死状態における延命措置の中止等に関する法律案要綱案」を提案していました。(2) この法案は、適切な治療をすべて行っても回復の可能性がなく、かつ、死が差し迫っている「臨死」状態の患者の意思に基づき、医師は患者の生命維持治療を中止できるというものでした。ただ、この法案は国会に提出されることなく立ち消えとなりました。

同じ年、厚生労働省は、終末期医療に関するガイドラインを策定しました。「終末期医療の決定プロセスに関するガイドライン」です。(3) このガイドラインは二〇一五年に人生の最終段階における医療の決定プロセスに関するガイドラインと名称が変更されましたが、内容は同じです。国によるこのガイドライン策定と並行して、学術団体などが報告書やガイドラインを公表しました。同じ二〇〇七年一一月、日本救急医学会が「救急医療における終末期医療に関する提言（ガイドライン）」を公表しました。(4) 翌年二〇〇八年には、日本学術会議が「対外報告 終末期医療のあり方について――亜急性型の終末期について」を、(5) そして、日本医師会が「平成一八・一九年度 生命倫理懇談会答申 終末期医療に関するガイドラインについて」を公表しました。(6)

ここで、厚労省のプロセスガイドラインの概要を見てみましょう。

〈医療およびケアの方針の決定手続〉

1．患者の意思が確認できる場合

・患者と医療従事者が十分に話し合い、患者が意思決定を行い、その合意内容を文書にまとめておく

・患者が拒否しない限り、決定内容を家族にも知らせることが望ましい
2. 患者の意思が確認できない場合
・家族によって推定される患者の意思を尊重し、患者にとって最善の治療方針をとる
・推定できない場合、医療・ケアチームは家族と話し合い、患者にとっての最善の治療方針をとる
3. 複数の専門家で構成される委員会の設置
・治療方針の決定が困難な場合、患者と医療従事者の合意が得られない場合、家族の意見が異なる場合など、複数の専門家で構成される委員会を設置し、治療方針の検討・助言を行うことが必要

このように、厚労省のプロセスガイドラインでは、医療およびケアの方針の決定手続について、患者の意思が確認できる場合とそうでない場合にどのような手順（プロセス）を踏んで決定を行うかということが述べられています。(7)ただしこのガイドラインは、意思決定の具体的な内容には踏み込んでおらず、治療の差し控え・中止に何らかの法的根拠を与えるというものではありません。このガイドラインを作成した厚労省の検討会においても、このガイドラインでは何をすれば刑事責任を問われないのか、あるいは、何をすれば法的に許容されるのかという点は論じていない、ということが座長によって明言されています。(8)

このようなプロセスガイドラインが作られたことは大変重要で意味のあることだと思います。しかし、作成した厚労省が医療従事者や一般市民を対象に行った意識調査（二〇一三年）では、「ガイドラインを知らない」と回答した医師が三割、看護師で四割、介護従事者で五割おり、このガイドラインが適切に理解され、運用されているかどうかは定かではありません。(9)ただ、厚労省も、このように周知徹底されていない状況を黙認しているわけではありません。例えば、二〇一五年三月、「『人生の最終段階における医療』の決定プロセスに関するガイドラインをご存知ですか？」というリーフレットを作り、全国約八〇〇〇カ所の病院などに送付して周知しています。(10)

## 生命維持治療の中止に関する日本の現状

生命維持治療の中止をめぐる日本の状況について、まずは、時系列で事実を整理したいと思います。図10－1を見てください。

一九九〇年代から二〇〇〇年代にかけて、社会における医療不信や絶対的な安全志向の高まりが顕著であった、ということが一つの背景となっています。表10－1で述べた治療中止などの事件だけでなく、医療関連の民事訴訟や刑事事件として立件送致・送付された医療事故について、報道機関が大きく報道したということがありました。[11][12] 例えば、誤って消毒液を点滴された患者が死亡した都立広尾病院事件（一九九九年）、腹腔鏡手術を受けたがん患者が死亡した東京慈恵会医科大学附属青戸病院事件（二〇〇二年）など、みなさんもニュースで見たり聞いたりしたことがあったのではないでしょうか。

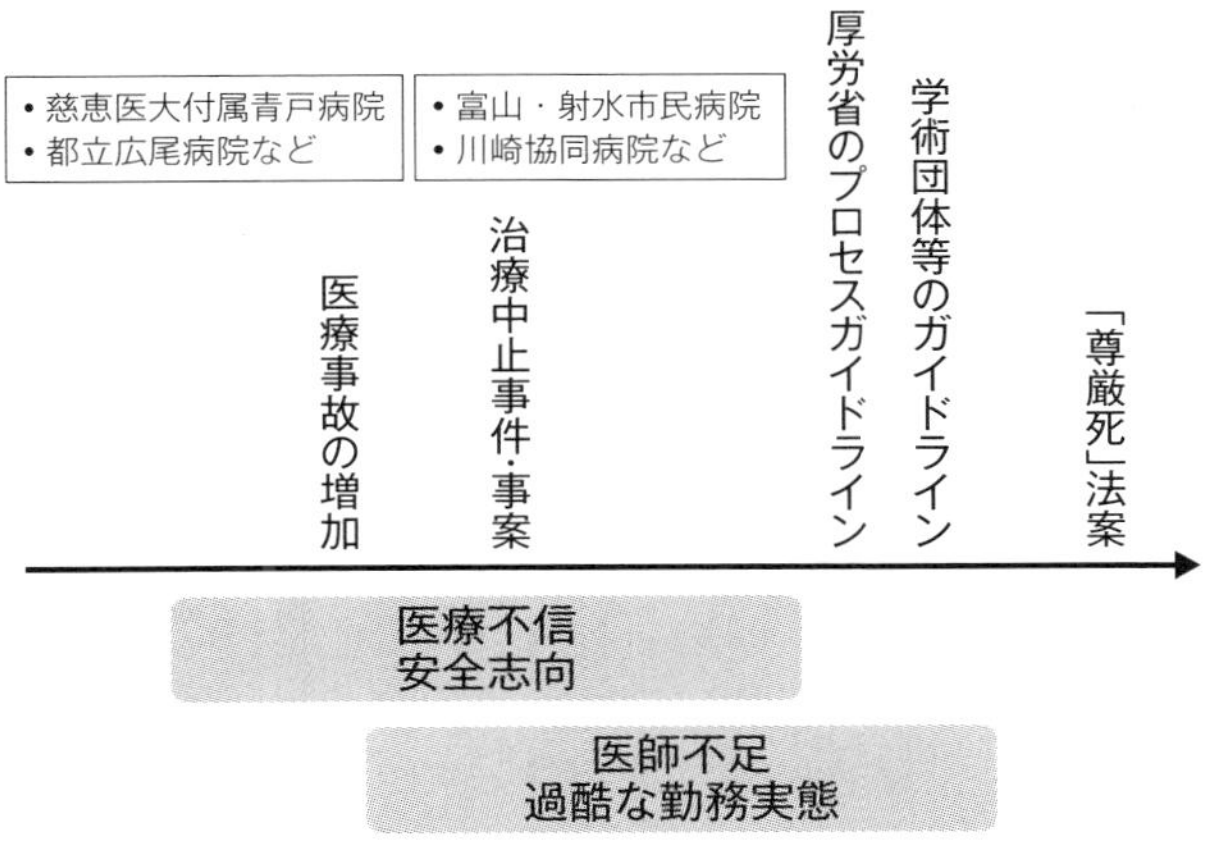


図10－1　医療における生命維持治療の中止に関する事実関係の整理

同じ時期、医師による治療中止の事案でも、二〇〇二年に川崎協同病院事件、また二〇〇六年には射水市民病院の事案（後に嫌疑不十分で不起訴処分）が発覚し、世間の耳目を集めました。二〇〇六年といえば、小松秀樹氏の著書『医療崩壊――「立ち去り型サボタージュ」とは何か』（朝日新聞社）が公刊された年です。このころ、医師不足や医療従事者の過酷な勤務実態が医療従事者らの口からも次々と明らかにされ、世の中で大きな問題となっていました。

このように医療事故が社会的に注目される中、治療中止によって医師が刑事責任を問われたり、社会的に大きな問題とされたりする可能性があることに対しても医療従事者の間に不安が広まりました。これを受けて、二〇〇七年に、厚労省のプロセスガイドラインが策定されたのです。

しかし、ガイドラインには、治療中止に至るまでの明確な手順が示されているわけではありません。法律による裏付けのないガイドラインは、その性格上、適法であるという法的根拠にはなりえません。実際、法学者の意見として、医療実務では、治療中止は犯罪であるから、一度治療を始めると二度と止めることはできないという認識が定着している、という指摘や、ガイドラインで治療中止の手続の進め方を詳細に示したとしても、医師らの行為の免責条件や手続きを法律で明記しないと、結果的に患者の命を短縮させる措置を取ることには慎重にならざるをえない、という見方もあります。(13)(14)

また、読売新聞と立命館大学の病院調査（二〇〇八年）によると、厚労省のプロセスガイドラインのルールによって捜査対象になりにくくなったという見方をしている病院は一割で、変わらない・わからないという回答はあわせて七割近くありました。(15)手順に違反すれば刑事訴追されやすいという見方も一割ありましたが、「指針に沿っても警察が捜査する可能性はあり、延命を中止できない」という不安も寄せられたそうです。(16)

さらに、ガイドラインが出された二年後の二〇〇九年、川崎協同病院事件の最高裁決定が出されました。この決定では、被告人の医師が治療中止行為も含めて殺人罪を認定されたことから、医療現場では、治療中止行為の適法性について困惑が広がりました。

こうした状況を受けて、二〇一二年、超党派の国会議員連盟が「尊厳死」法案を公表するに至ったのです。

こうした時系列による整理から、日本の現状として二つのことを指摘できます。

第一に、医療現場が萎縮して、治療中止のためらいや過剰な差し控えにつながっている可能性があるということです。というのは、病院や医療従事者が民事訴訟で訴えられたり、刑事事件で責任を追及されたりする恐れがあるからです。また、訴訟や立件に至らないまでも、報道機関によって大々的に報道されたり、インターネット上で批判されたりする恐れもあることが、医療現場における医療従事者の萎縮につながっている可能性があります。

そのような萎縮効果によって、医療従事者が有益でないと考えている治療でさえも中止することをためらったり、いったん治療を始めると途中で中止できなくなるため、生命維持治療が患者の利益になると考えられる場合でも行わないといった過剰な差し控えにつながったりする恐れがあります。またそれが、結果的に患者の意思を尊重しないことにつながる、ということも言えます。

第二に、日本では、生命維持治療の中止が、刑法や医師法などの法律で明示的に許容されているわけでも、禁止されているわけでもなく、法的にあいまいな状態にある、ということです[17]。治療中止の違法性が示された判決や、不起訴になったものの警察が動いた事件はいくつかある一方で、一定の要件をクリアすればいったん始めた生命維持治療を中止することを許容する法律はなく、また裁判所で治療中止が適法と認められた判例もないのが日本の現状だと言えます。

確かに、第七章でお話した、東海大病院事件の横浜地裁判決は、治療中止が許容される要件として、患者の状態が回復不能で死が切迫していること、患者の意思表示があることの二点を示しました。これをもって一定の条件のもと、治療の中止が許容されているという見方もできますが、一方で、これは地裁判決にすぎず、しかも、被告人が罪を問われたのは積極的安楽死の行為でしたので、司法の任務からすれば傍論であり参考程度にしかならないという指摘があることも事実です。

このような背景事情から、一定の要件に従って治療を中止しても、法的責任を問われることはないことを明確に担保するような法律の必要性が指摘されたのです。

## 2　「尊厳死」法案のポイント

　このように、治療中止が法的にあいまいな状況において、冒頭でお話した「尊厳死」法案が超党派の議員連盟によって提案されました。この「尊厳死」法案の内容は、ある意味では、日本における生命維持治療の中止に関して何が問題になっているのかについて、一つの考え方を示していると言えます。そこで以下では、この「尊厳死」法案の内容を詳しくお話したいと思います。

　この法案には二案あり、一つは医師による治療の差し控え（不開始）のみを免責の対象にしているものです。後から提案されたもう一つのものは、治療の差し控えだけでなく治療を中止した医師の行為についても免責するという内容です。本章では、主に後に提案された第二案についてお話します。図10－2を見てみましょう。

|  |  |
|---|---|
| 5条 | 終末期の定義 |
| | • 患者が、適切な治療を受けても回復の可能性がなく、かつ、死期が間近と判定された状態にある期間 |
| 6条 | 終末期の判断 |
| | • 2人以上の医師の判断が一致している |
| 7条 | 生命維持治療の不開始・中止 |
| | • 医師は、患者の書面等による希望、終末期判定により、生命維持治療を不開始または中止することができる |
| 9条 | 医師の免責 |
| | • 第7条に従い、生命維持治療を不開始・中止した医師の免責を規定 |

**図10－2　法案の主なポイント(18)**

　この法案は、一三条で構成されており、法律の趣旨、理念、国や地方公共団体の責務、医師の責務、定義、終末期の判定、延命措置の中止等に関わる医師の免責などが規定されています。本章では、この法案の主な柱である次の三点についてお話します。次節で見るように、これらは論争の的になっている点でもあります。

### ①終末期の定義と判断（第五条、第六条）

　まず、図10－2の上から一つ目と二つ目を見てください。終末期の定義と、患者が終末期にあるかどうかの判定に関する規定です。具体的には次の条文となっています。

（定義）

第五条　この法律において「終末期」とは、患者が、傷病について行い得る全ての適切な医療上の措置（栄養補給の処置その他の生命を維持するための措置を含む。以下同じ。）を受けた場合であっても、回復の可能性がなく、かつ、死期が間近であると判定された状態にある期間をいう。

（終末期に係る判定）

第六条　前条第一項の判定（以下「終末期に係る判定」という。）は、これを的確に行うために必要な知識及び経験を有する二人以上の医師の一般に認められている医学的知見に基づき行う判断の一致によって、行われるものとする。

（傍線はいずれも引用者）


ここでは「終末期」を傷病から回復する可能性がなく、かつ、死期が差し迫っていると定義しています。またこの判定には、知識や経験を持ち合わせている二人以上の医師の判断が一致することが要件となっています。

## ②医師の免責（第七条、第九条）

次に、図10－2の下の二つを見てみましょう。一定の条件を満たした場合に医師が生命維持治療の差し控え・中止をできることと、そうした医師の行為は免責されるという規定です。

（延命措置の中止等）
第七条　医師は、患者が延命措置の中止等を希望する旨の意思を書面その他の厚生労働省令で定める方法により表示している場合（当該表示が満十五歳に達した日後にされた場合に限る。）であり、かつ、当該患者が終末期に係る判定を受けた場合には、厚生労働省令で定めるところにより、延命措置の中止等をすることができる。

（免責）
第九条　第七条の規定による延命措置の中止等については、民事上、刑事上及び行政上の責任（過料に係るものを含む。）を問われないものとする。

第七条は、生命維持治療の差し控えや中止を希望する患者の意思表示があることと、①の終末期の判定がなされたことによって、医師が治療を差し控え・中止できるという規定です。そして、第九条は、この法律に基づいて治療を差し控え・中止した医師の行為について、民事、刑事、行政いずれの責任も問われない、と明言しています。つまり、この規定により、これまであいまいであった医師の行為に関する法的状況が明確になると言えます。

### ③家族等の役割（第二条）

最後に、治療の差し控え・中止に関する家族の役割についてお話しします。家族の役割について直接規定した条項はありませんが、第二条の基本理念には、次のように述べられています。

（基本的理念）
第二条　終末期の医療は、延命措置を行うか否かに関する患者の意思を十分に尊重し、医師、薬剤師、看護師その他の医療の担い手と患者及びその家族との信頼関係に基づいて行われなければならない。（傍線は引用者）

このように終末期医療における生命維持治療の差し控え・中止については、医療従事者、患者とその家族との信頼関係に基づいて行われなければならないことが述べられています。この文言からは、治療上の意思決定に関して家族が一定の役割をもつことが示唆されます。とはいえ、家族にどのような役割があるのか、例えば、家族による治療方針への同意や患者の意思の推定は認められるのか、といった点には言及していません。また、家族以外の患者の代理人による意思決定をどう位置づけるかといった点についても法案では言及がありません。

## 3 「尊厳死」法案の課題

次に、超党派の国会議員連盟による法案についてどのような課題があるのか、第2節でお話したポイントごとに考えてみましょう。

### ①終末期の定義と判断

この点に関しては二つの問題が考えられます。第一に、終末期の定義があいまいである、という点があります。これはつまり、法案の定義にある「死が間近である」という状態が、いったいどのような状態を指すのか、さまざまに解釈できるということです[19]。数時間あるいは数日以内に死亡することが予想されるという、かなり限定された範囲であるという解釈もできます。一方、人工呼吸器や胃ろうなどを利用している重度の身体障害者まで含まれるという、広い範囲であると解釈できるという見解もあります[20]。

終末期とは何かを定義することにはさまざまな議論があり、実はそう簡単ではありません。そのため、例えば、厚労省のプロセスガイドラインでは、あえて終末期（二〇一五年の改訂以降は「人生の最終段階」）の定義が行われていません。その代わりに、このガイドラインの解説には、終末期にはさまざまな場合があり、医療・ケアチームが適切に判断することとだけ述べられています[21]（図10-3）。

この厚労省のプロセスガイドラインの解説で言及された「終末期の多様性」に踏み込んで検討したと言えるのが、日本学術会議の終末期の分類です[5]（図10-4）。この分類は、日本救急医学会や日本老年医学会の定義を取り入れて作られたもので、参考になると思います。

人生の最終段階には、がんの末期のように、予後が数日から長くとも2-3カ月と予測が出来る場合、慢性疾患の急性増悪を繰り返し予後不良に陥る場合、脳血管疾患の後遺症や老衰など数カ月から数年にかけ死を迎える場合があります。
どのような状態が人生の最終段階かは、患者の状態を踏まえて、医療・ケアチームの適切かつ妥当な判断によるべき事柄です。

**図 10－3　終末期の多様性に言及した厚労省のプロセスガイドラインの解説**

| 終末期の分類 |
|---|
| **急性型** |
| 救急医療など |
| ◦脳死と判断されている |
| ◦生命維持が人工装置に依存、臓器の機能不全が不可逆的 |
| ◦数時間〜数日以内の死亡が予測される |
| ◦積極的治療の開始後、回復不能な疾患末期と判明している |
| **亜急性型** |
| がんなど |
| ◦おおむね半年あるいは半年以内の予後判断 |
| **高齢者等の慢性型** |
| 悪性腫瘍、脳卒中、認知症、呼吸不全など |
| ◦症状が不可逆的かつ進行性、好転や進行の阻止が期待できず、近い将来の死が不可避（個別疾患ごとの検討が必要） |

**図 10－4　日本学術会議の終末期の分類**

このように、終末期は、疾患や状態、個人によって多様であり、一義的に定義することが難しいという意見も多くあります。厚生労働省の終末期医療のあり方に関する懇談会（二〇〇八〜二〇一〇年）でも、「どういうふうなものが終末期かという定義をきめることはなかなか難しい」とか、「終末期というのは、どういう状態を想定するかによって、それに対する対応が異なってくる。整理が必要」「終末期の定義をどうするのか、生を支えていく体制をどうするかも含めて、もっと議論を深めていかなければならない」といった指摘があり、議論のあるところです[22]。

第二に、法案では、誰が終末期の判断をするのかがあいまいであるという点があります。「これ（終末期に係る判定）を的確に行うために必要な知識及び経験を有する二人以上の医師」と条文にはありますが、そこでは判定に関わる医師が主治医である必要があるかどうかについては触れられていません。病気の経過や患者の様子を見てきた主治医の意見が大切なのは言うまでもありません。しかし、客観性を担保するには、主治医以外の医師の判断も必要という批判にも応えることが重要だと考えられます。

さらに、疾患や状態によっては、終末期にあると判断することが難しい場合も想定されます。判断が難しい場合の対応や、意見が分かれた場合の解決のための倫理委員会への言及もありません。倫理委員会などの役割を明らかにして、積極的に活用することも考える必要があるように思います。

### ②医師の免責

次に、医師の免責規定について、患者の意思と終末期の判定があれば、治療を差し控え・中止する医師のあらゆる行為をあらかじめ免責して良いのかどうかという問題があります。法律に基づいて生命維持治療を差し控えたり中止したりする医師の行為について、あらかじめ民事上、刑事上、行政上の責任をすべて免ずると規定することは、日本の刑法体系上ほとんど例がなく、刑法体系上の大きな原則の変更であり、法理論・法解釈上の検討が必要ではないかという指摘もあります(23)。

もっとも、この免責規定は、日本の法案だけに見られる規定ではありません。例えば米国では、多くの州が医療従事者や代理決定者の免責事項を明記した事前指示関連法を制定しています(24)。一方、後で述べる台湾や韓国の法律のように、医師の免責について明示的に規定せずにすませている場合もあります。

もし、日本の刑法体系になじまないという場合、どのような形なら問題とならないのか、また、どうすれば医療従事者・患者双方にとって使いやすい制度となるのか、他国の制度等も踏まえてよく考える必要があると思います。

### ③家族等の役割

最後に、家族等の役割について、法案の条文からは、どのような場合にどのような手続きを経て家族が意思決定に参加できるのかがわからないという問題があります。家族に限らず、この法案には、判断能力のない患者に代わって治療方針に同意する権限を与えられた医療代理人に関する規定もありません。この点は、第三章でお話したように、成年後見制度を作る際に「時期尚早」として見送られた経緯があります。

しかし、実際の医療現場では、患者の治療方針を家族に決めてもらうということが「慣行」として行われています。[25][26]このような慣行は、法的に明確な根拠があって行われているわけではなく、あいまいな状況で行われているということが言えます。ですので、家族がどのような役割を果たせるのか、また、家族以外にその役割を担う可能性のある人（事実婚・同性婚などのパートナーや友人など）についてはどう考えるのか、法案に関する議論に取り込む必要があると思います。

## 4　アジア諸国の動向——台湾・韓国では[27]

これまで、日本の「尊厳死」法案についてお話してきました。次に、国内における議論の参考にするため、アジア諸国の状況について概観したいと思います。第九章で詳しく見たように、米国の一部州では一九七〇年代、事前指示の法制化が実現しましたが、アジアでも二〇世紀終わりごろから一部の国々で法制化が実現しました。一九九六年にはシンガポール、二〇〇七年にはタイが事前指示に関する法律を成立させています。[28][29]そして、台湾は二〇〇〇年に安寧緩和医療法を制定した後、二〇一六年には患者自主権利法を成立させました（二〇一九年施行予定）。同じ二〇一六年、韓国もホスピス・緩和医療および終末期患者の延命医療の決定に関する法律を成立させました（二〇一八年全面施行予定）。

ここでは、特に、近隣の台湾と韓国における法制化の背景を概観した後、日本の法案でお話した三つのポイントについて、それぞれの法律の内容を検討したいと思います。

## 台湾

### 法制化の背景――「終末期退院」

台湾で安寧緩和医療法が制定された背景には、この国に根付いている「終末期退院」という慣行があります。これは、患者が病院等で危篤状態になった場合、その家族が患者を自宅で看取ることができるよう、患者を退院させて病院から自宅に搬送するという慣行です[30]。終末期退院は、台湾の医療法でも規定されていて、本人または家族がその意思を文書で示していれば退院できるようになっています。

安寧緩和医療法は、二〇〇〇年に制定されたのち、これまでに三度改正されています。制定当初は治療の差し控えのみが認められていました。二〇〇二年の改正では、患者本人の事前指示があれば、治療中止もできるようになりました。二〇一一年の改正では、事前指示がない場合、家族全員の同意と医療機関の倫理委員会の審査を要件に、治療中止ができるようになりました。その後、二〇一三年の改正では、事前指示がない場合の治療中止要件が緩和されました。倫理委員会の審査要件が削除されると同時に、家族一人の同意で足りることになったのです。

### ①終末期の定義・判断

次に、日本の法案でお話した三つのポイントについて見てみたいと思います。第一に、台湾の法律では終末期の定義はなされていませんが、その代わりに「末期患者」について次のように定義されています。

> 第三条　用語の定義
> 二　末期患者とは、重傷、重病に罹り、医師によって治癒不可能と診断され、かつ医学的証拠から病状の進行によって近いうちに死に至ることが不可避の者である。

このように、重い病気やけがが治らないことと、死が間近で避けられないということの二点によって「末期患者」

が規定されています。また終末期の判断については、二人以上の医師が「末期患者」であることを判断し、事前指示書があることが要件となっています（第七条）。ですので、この点はおおむね日本の法案と同じような内容となっています。

**表10－2　最も近親にあたる親族の区分（台湾）**

| | 家族・親族の区分 |
|---|---|
| 1 | 配偶者 |
| 2 | 成人した子ども、成人した孫 |
| 3 | 父母 |
| 4 | きょうだい |
| 5 | 祖父母 |
| 6 | 曽祖父母、または、三親等の傍系血族 |
| 7 | 一親等の直系姻族 |

### ②医師の免責

第二に、台湾の法律では、日本の法案と異なり、医師の免責については規定がありません。そのかわり、次の規定のように、生命維持治療を差し控えたり中止したりすることができる、とだけ述べられています。これは、実質的には、法に基づいた治療の差し控えや中止が実施可能だということです。

> 第七条　心肺蘇生術または延命治療を差し控える要件
> 五　第一項から第四項の規定によって心肺蘇生術または延命治療を差し控える要件を満たす末期患者に対し、（*医師は、）すでに行われている心肺蘇生術または延命治療を中止または取り外すことができる。（*この条文に主語がないため、筆者らが加筆した）

### ③家族等の役割

第三に、台湾の法律では、日本の法案とは異なり、⑴医療代理人の指名ができること（第五条）、⑵治療の選択や医療代理人を指名した事前指示がない場合、患者本人に最も近い家族や親族が本人に代わって同意できること、が明記されています（第七条）。「最も近い家族や親族」とは、次のような人たちです（表10－2）。

さらに、終末期の患者の治療方針を決める際、事前指示がなく、表10－2に挙げた近親者もいない場合には、「安寧緩和医療コンサルテーション」を実施して、患者の最善の利益に基づく医学的判断を行うことによって治療を差し控え・中止できるという点も明記されています。安寧緩和医療コンサルテーションとは、緩和医療の専門医に来てもらい、担当医と一緒に診断するということです[31]。

## 韓　国

### 法制化の背景——二つの裁判

韓国では、法律が制定される背景として、ソウル市内の病院で起きた二つの著名な裁判がありました。ボラメ病院事件とセブランス病院事件です。

ボラメ病院事件は、重度の頭蓋内出血の男性患者（五〇代）の家族の要請に基づき、患者の自宅で患者の人工呼吸器を取り外した医師らが殺人幇助の罪に問われ、有罪が確定したという事件です[32][33]。医療チームは家族に対し、手術で血腫を取り除き、患者の状態は改善されつつあることを説明しましたが、家族は経済負担を理由に患者を退院させると主張しました。主治医らは家族に対し、退院させないよう引き止め続けましたが、最終的に退院を許可したのです。患者は自宅に搬送され、付き添った医師の手で人工呼吸器が取り外され、五分後に亡くなりました[33]。その後、患者の家族が警察に異状死の届出を行ったところ、事件となったのです[34]。

この事件に関して、二〇〇四年、韓国大法院（日本の最高裁にあたる）は、医師に対し、殺人幇助罪を認定し、懲役一年六カ月執行猶予二年の有罪判決を出しました。判決は、医療行為の中止が患者の死亡という重大な結果を招く場合、たとえ患者の家族が退院を要求したとしても、患者の治療を継続する義務があったと指摘し、患者を保護する義務はなくならないと判断しました。

それまでは、患者の家族の意向は、治療に関する意思決定の重要な根拠として一般的に受け入れられていました。しかし、この判決によって、家族の意向を尊重することは、必ずしも患者を自律的な個人として扱うことにはつながらず、医師らが刑事責任を問われる可能性が生じることが示されました。そのため、医師らは、たとえ家族の要請があったとしても、患者の最善の利益を考慮する必要があるということを認識せざるをえなくなったのです[35]。そしてこのことで、それまで慣習的に行われていた家族の意向の尊重と、患者の最善の利益の重視の間で、医療界に大きな混乱が生じることになりました。

その後に起きたセブランス病院事件は、検査中に心停止して遷延性意識障害となった女性患者（七〇代）の家族が、患者の人工呼吸器を取り外すよう、病院を相手取り裁判所に提訴したというものです[36]。

この事件に関して、韓国大法院は家族の訴えを認め、患者の意思（家族の証言によって推定される）に反した治療は憲法が保障する幸福権に反すると判断しました。判決は、生命維持治療を中止する法的根拠として、回復不能で死が間近な段階にあること、患者の意思表示があること（患者の意思の推定を含む）の二点を挙げました。さらに、憲法が保障する幸福権を支えるための法制度や臨床倫理コンサルテーションサービス[37]、事前指示の必要性に言及しました[32]。

これらの訴訟の結果を受ける形で、医師会など専門職団体による指針が作られ、国による社会的な合意形成を促す取り組みが行われました。そして、二〇〇六年以降、国会で治療中止に関する法案が何度か議論され、二〇一六年、ホスピス・緩和医療および終末期患者の延命医療の決定に関する法律が成立したのです。

①終末期の定義・判断

次に、日本の法案でお話した三つのポイントについて見てみましょう。第一に、韓国の法律の特徴として、終末期を二段階で定義しているという点があります。

医師は、患者が図10－5①の末期にあると考えた場合、患者とその家族に対して、ホスピスの選択と利用手順に関する説明をしなければなりません（第二七条）。これは、患者にホスピス・緩和ケアを提供することが考えられる時期と言えます。そして、②の終末期（臨終過程）は、①から症状が悪化し、回生・回復可能性がなく、症状が急激に

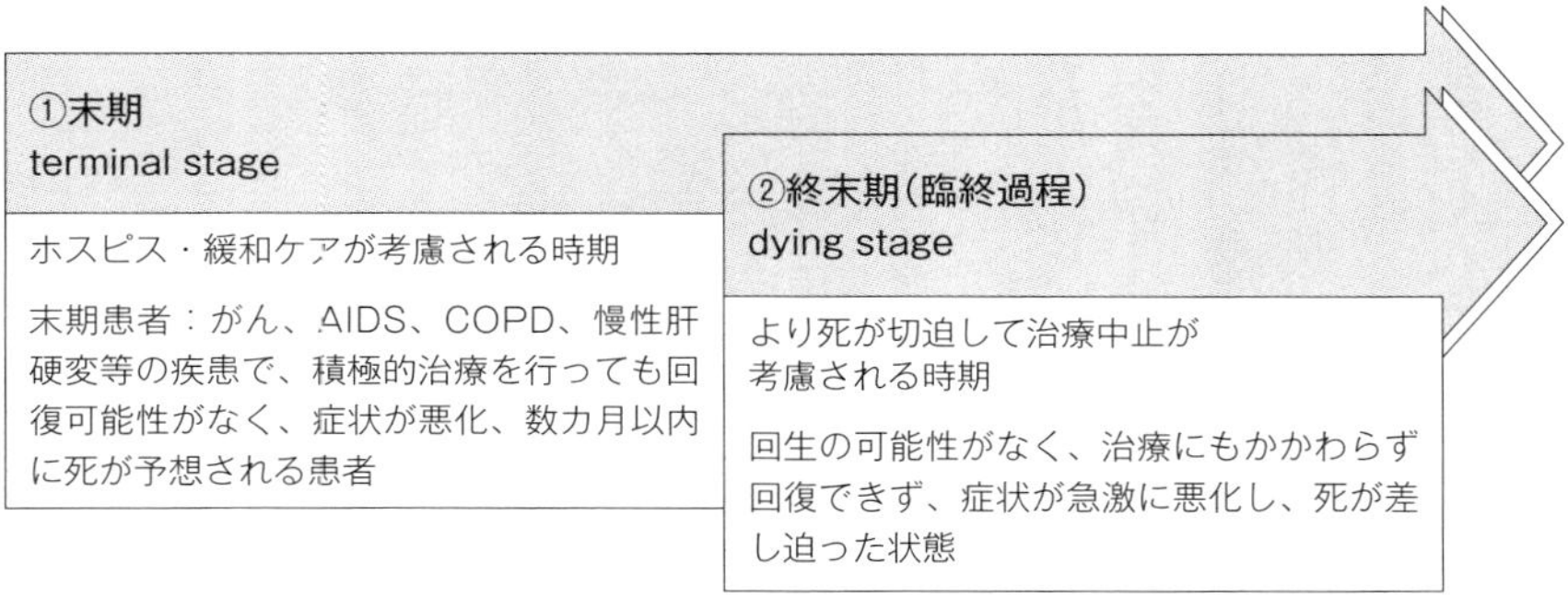
①末期
terminal stage
ホスピス・緩和ケアが考慮される時期
末期患者：がん、AIDS、COPD、慢性肝硬変等の疾患で、積極的治療を行っても回復可能性がなく、症状が悪化、数カ月以内に死が予想される患者
②終末期（臨終過程）
dying stage
より死が切迫して治療中止が考慮される時期
回生の可能性がなく、治療にもかかわらず回復できず、症状が急激に悪化し、死が差し迫った状態

**図10－5　韓国の法律における終末期の定義**

＊なお、図中のAIDSは後天性免疫不全症候群、COPDは慢性閉塞性肺疾患の略語。

悪化し、死が差し迫った状態を指します（第二条）。終末期に入ったかどうかの判断は、担当医と専門医によって行われます。このように、韓国の法律では、二つの段階的な選択肢、つまり、ホスピス・緩和ケアを受ける段階の選択肢と、さらに病状が進行した場合の治療中止の選択肢に着目して、末期と終末期という二つの状態の定義と判断が区別されていると言えます。

②医師の免責

第二に、台湾の安寧緩和医療法と同様、韓国の法律も、医師の免責について明示的な規定はありません。ただし、第一五条では、終末期にある患者の意思表示もしくは家族の陳述がある場合、担当医は生命維持治療の差し控え・中止ができる、と規定されています。これは、台湾の法律と同様、実質的に担当医は、法に基づき治療を差し控え・中止することが許されるということです。

> 第一五条（延命医療中止等の決定の履行対象）
> 担当医は、終末期患者が次の各号いずれかに該当する場合においてのみ延命医療中止等の決定を履行することができる。
> 1　第一七条により延命医療計画書、事前延命医療意向書または患者家族の陳述を通して患者の意思とみなされる意思が延命医療中止等の決定を望むものであり、終末期患者の意思に反しない場合
> 2　第一八条により延命医療中止等の決定があるものとみなす場合

③家族等の役割

第三に、日本の法案と異なり、韓国の法律には、患者の意思表示である事前指示書がなく、患者が意思表明できない場合、患者の家族が、1．患者の意思の推定、あるいは、2．患者に代わって決定すること、と明記されています。この「家族」とは、具体的には、配偶者、直系卑属（自分を中心にして下の世代にあたる直系、子や孫など）、直系尊属（自分を中心として上の世代にあたる直系、父母や祖父母など）のことであり、これらがいない場合はきょうだいが「家族」になります（表10－3）。

表10－3　家族の区分（韓国）

| | 家族の区分 |
|---|---|
| 1 | 配偶者 |
| 2 | 直系卑属（子や孫など） |
| 3 | 直系尊属（父母や祖父母など） |
| 4 | 1～3に該当する人がいない場合は兄弟姉妹 |

韓国の区分と比べた場合、台湾では、三親等の傍系血族（曾祖母、おじ・おば、いとこ、甥・姪、曾孫）や一親等の直系姻族（配偶者の父母、子の配偶者）も区分に入っていて、台湾の方が対象となる親族の範囲が広いと言えます。

1の患者の意思の推定には、これらの患者家族の二人以上の一致する陳述および担当医・専門医の確認が求められ、2の代理決定には患者家族の全員の合意および担当医・専門医の確認が必要とされています。

表10－4は、本節でお話した台湾と韓国における裁判や法制度、指針制定の流れを示したものです。

なお、台湾では、本節でお話した安寧緩和医療法に加え、新たに患者自主権利法が二〇一六年に公布されました。この法律の特徴は、安寧緩和医療法に比べて治療中止の対象となる患者の範囲が拡がったことです。患者自主権利法では、終末期の患者だけではなく、回復できない昏睡状態、遷延性意識障害、重度の認知症の患者や、耐え難い苦痛が強いられ、かつ、治療法がないと判断された難病の患者についても、患者本人の事前指示があれば、人工栄養・水分補給を含めた治療の差し控え・中止ができることが定められました（第一四条）[39][40]。また、前述のように、安寧緩和医療法にはそうした治療を差し控え・中止した医師の免責規定はありませんでしたが、新たな患者自主権利法では、

表 10－4　台湾と韓国における生命維持治療の中止に関する裁判や法律の流れ
(27)(30)(32)(33)(35)(36)(38)

| | 台湾 | 韓国 |
|---|---|---|
| 1980 年代 | 1986 年<br>医療法制定、同法第 52 条で終末期退院の慣行を法制化<br>1989 年<br>行政衛生署が延命治療の差し控え・中止導入に反対する公式見解 | |
| 1990 年代 | 1995 年<br>国立台湾大学附属病院が公立病院で最初のホスピス病棟設置<br>1996 年<br>行政衛生署が条件付きで、延命治療の差し控え・中止を違法ではないとする見解 | 1997 年<br>ボラメ病院事件発生<br>1998 年<br>ボラメ病院事件一審判決 |
| 2000 年代 | 2000 年<br>延命治療の差し控えに関する安寧緩和医療法成立<br>2002 年<br>安寧緩和医療法改正<br>2008 年<br>高雄広聖病院事件で最高法院（最高裁）判決<br>末期がん患者への気管内挿管の差し控えは適切であったとする高等裁判所の判断を支持、医師の無罪確定 | 2002 年<br>ボラメ病院事件第二審判決<br>2001 年<br>大韓医師協会、生命維持治療の「見合わせ」に関する意思決定過程「医師倫理指針」公表<br>2004 年<br>ボラメ病院事件大法院（最高裁）判決<br>2006 年<br>議員らが医事法改正案を提案<br>大韓医師協会「医師倫理指針」改正<br>2008 年<br>セブランス病院事件<br>2008 年<br>ホスピス・緩和医療に関する法律案を国会に上程<br>2009 年<br>セブランス病院事件大法院判決<br>2009 年<br>大韓医師協会、大韓医学会、大韓病院協会が「延命治療中止に関する指針」公表<br>2009 年<br>尊厳死法案を国会に上程 |
| 2010 年代 | 2011 年<br>安寧緩和医療法改正<br>2013 年<br>安寧緩和医療法改正<br>2016 年<br>患者自主権利法成立、2019 年施行予定 | 2012 年<br>自然死法案を国会に上程<br>2015 年<br>終末期決定法案、ホスピス・緩和ケア法案提案<br>2016 年<br>ホスピス・緩和ケアの利用と臨終の過程にある患者の延命医療の決定に関する法律が成立、2018 年全面施行予定 |

医師が刑事責任を問われないことが明記されています(39)。

ここまで、日本の「尊厳死」法案のポイントと課題についてお話し、また日本の近隣の台湾や韓国の法律制定の背景や法律の内容についても説明しました。筆者らは、必ずしも現状の日本の「尊厳死」法案をそのまま法制化するべきだと考えているわけではありません。しかし、この法案の何が問題なのかを考えることによって、日本の終末期医療の課題を考えることにつながるのではないかと思っています。また、アジア諸国の中でも同じような法律を作っている国・地域がありますので、その背景事情や法律の内容を日本の議論と比較しつつ検討することは、これからの日本の終末期医療のあり方を考える一助となるのではないかと考えています。

## 5　法制化は必要か？

最後に本節では、ここまでの議論も踏まえて、日本国内で提起された法制化をめぐる議論についてお話したいと思います(41)。

まず、法制化は必要ない、あるいは、法制化されると困るという意見の例は表10－5①の通りです。

例えば、法学者の樋口範雄氏は、二〇〇七年以降、厚労省や学会などがガイドラインを作ったこともあり、終末期医療における生命維持治療の中止事案で警察が介入した事例は（自分の知る限り）ない、と述べています(42)。また、日本弁護士連合会（日弁連）は、会長声明の中で、患者を医療の主体としその権利を守る視点に立った「患者の権利に関する法律」の制定や、緩和医療・在宅医療・介護・救急医療の改善等がなされない中、現状では法制化を検討する基盤がないと主張しています(43)。障害者団体などからは、法律があると、人工呼吸器などを利用している障害者や高齢者に対して、生命維持治療の不開始・中止を選択するよう圧力がかかる危険性があるという懸念も示されています(44)。

その一方で、どちらかというと法制化は必要だという意見もあります（表10－5②）。厚生労働省の意識調査（二〇一三年）では、厚労省のプロセスガイドラインを知らないという医師が三割いました。ガイドラインが十分に認知されていなければ、ガイドラインがあるがゆえに医療現場で問題事例が生じていないとは主張できないように思います。

また、医療現場で問題事例が生じていないのは、医師が法的責任を問われるのを恐れて萎縮し、治療中止をしていないからだという説明もありうるでしょう。実際、岐阜県多治見市の県立多治見病院（倫理委員会の決定は二〇〇六年一〇月、報道による発覚は二〇〇七年一月）や千葉県鴨川市の亀田総合病院のケース（倫理委員会の決定は二〇〇八年四月、記者会見による発覚は二〇〇八年一〇月）では、治療中止を求める患者と家族の願いを受けて倫理委員会が治療中止を認めましたが、病院長は、法律が不透明であるという理由から中止を認めませんでした。[45] 多治見病院のケースは、厚労省のガイドライン（二〇〇七年五月）ができる前のことですが、亀田総合病院のケースは、ガイドライン策定されてからおよそ一年経った後に決断が下された事案です。[46] 亀田総合病院でプロセスガイドラインが十分に検討されたかどうかは報道等からでは明らかではありませんが、いずれにせよ、治療中止はまだ法的なグレーゾーンだという認識が払拭されていなかった可能性があります。

表 10－5① 法制化は必要ない、法制化されると困るといった意見の例

| 法制化は必要ない、困る |
|---|
| ・2007 年の厚労省指針策定以降、生命維持治療を中止した医師が新たに立件され、有罪判決を受けた事例はない |
| ・緩和医療、在宅医療・介護、救急医療を充実させることが必要 |
| ・患者の権利を十分に保障する体制がないまま法制化すれば、社会や（看取りの）文化に悪影響を与えかねない |
| ・法律が、障がい者や高齢者に死の選択を強いる恐れがある |

表 10－5② 法制化が必要という意見の例

| 法制化は必要 |
|---|
| ・厚労省のガイドラインを知らない医師が三割おり、指針が適切に運用されているかわからない |
| ・医師が法的責任を問われるのを恐れて、治療を中止しなくなっている可能性もある |
| ・プロセスガイドライン策定後も、治療中止は法的なグレーゾーンにあるという認識が払拭されていない |

＊注 27 の文献を参照。

これらのことからわかるのは、法制化が必要かどうかを知るためには、より踏み込んだ医療現場の実態調査が必要ということだと思います。

## 問題点の整理

このように、法制化の必要性については意見が分かれていますが、法制化の是非をめぐる議論においては、もう少し問題を整理して検討する必要があると思います。最後に、三つの問題点を指摘したいと思います。

①ガイドラインと法律の在り方

まず、厚労省がすでに策定しているガイドラインや学会などのガイドラインで本当に十分なのか、という問題です。この問題には、いくつかのガイドラインの間で整合性はとれているのか、法的拘束力を持たないガイドラインでも刑事責任を問われない根拠になるのか、といった運用に関する点が含まれます。

刑法学者の辰井聡子氏は、行政や学会ガイドラインは、医学的に適正な医療を実践するための規範を示し、それを遵守した場合は刑事責任が発生しないであろうと言える状況を作るものであるという点で、法的にも重要な役割を担っていると述べています。ただ、学会等のガイドラインが定める実体的・手続き的要件を、そのまま法律上の正当化の判断基準として採用することはできないとも述べています[47]。辰井氏は、刑法の他に、終末期医療における適正な手続きを明らかにし一定の手続違反に制裁を科す特別法と、および具体的な指針を示す行政・学会ガイドラインが一揃い整うことで、役割分担が確立されると主張しています。

そのような全体像を考えた場合に、超党派の国会議員連盟によって提案されている「尊厳死」法案のような特別法に何が求められるのかといった点や、刑法との整合性等についても十分に検討する必要があるのではないかと考えます。冒頭の新聞記事で紹介したように、この法案は国会で一度も審議されておらず、五年間も店晒しとなっています。

法学者の中には、法制化の是非について一度も国会で議論されていないことこそが問題であり、法案をまずは国会に上程させることが強く望まれる、という主張も見られます[13]。

筆者らは二〇一五年、「尊厳死」法案の課題を考慮した試案を作成して公表しました[48]。この試案は一四条で構成され、台湾や韓国の法律も参考にしつつ、「尊厳死」法案で触れられていなかった患者の権利、事前指示に含まれる具体的な内容、医療に関する代理人制度、医療従事者の良心的拒否事項、倫理委員会等を規定しています。

また、すでに一部の医療機関では、終末期の患者の治療をどうするか、医療機関内で検討して指針を作成しているところもあります。こうした指針が、具体的で医療現場で運用しやすいものであるかどうか、定期的に内容を検討する必要があるかと思います。そして、病院内にとどまらず、病院のウェブサイト等で広く公表することも重要です。さらに、地域医療を担う診療所等とも連携して、指針を共有することも必要ではないかと考えます。

②治療中止の実態

次に、実際の医療現場では治療中止がどのぐらい行われているのか、という問題です。これまで、医療現場における生命維持治療の中止の実態を把握するための学術的な全国調査は行われていないと思います。データがすべてではありませんが、法制化の必要性について検討する際には、実態を把握するという作業も大変重要です。例えば、全数調査ではありませんが、欧州の六カ国の実態を調べた調査によると、スイス（ドイツ語圏）、オランダ、ベルギー、デンマークで調査対象となった死亡者の二割が、またスウェーデンでは一割、イタリアでは四％が、治療中止によって死亡していたという結果が公表されています[49]。日本でも国が音頭を取って大学等の学術機関と連携するなどして、実態を把握する必要があると考えます。

③人権尊重の視点

さらに、言うまでもありませんが、「尊厳死」法案を含む終末期医療の問題について考える際には、障がい者や難病患者、高齢者など、社会において自分の意見を伝えるのが難しいとされる人々の権利を十分に守ることもまた大切です。例えば、立法過程においてそうした人々やその家族が意見を表明する機会を保証するなどして、彼らの見解を法律に反映させるなどの取り組みが必要となるでしょう。現状の厚労省のプロセスガイドラインでも、社会的弱者はもちろん、家族などインフォーマルな介護者の権利尊重の視点を前面に押し出す記述があって良いように思います。この点はとても大切な点ですので、今一度、強調したいと思います。

# おわりに——日本の終末期医療への提言

良い終末期医療とは何か——。本書を通して、みなさんと一緒に考えてきました。ここでは、本書のまとめに代えて、これまでの章で述べてきた提言を、①議論するべき法・政策、②医療機関・医療従事者にできること、③私たち市民にできることに分けてお示ししたいと思います。なお、①は主に国に求められる課題ですが、中には地方自治体が行うべきものもあると考えています。

## ①法・政策レベルで議論するべきこと

・患者の意思表明である事前指示（リビング・ウィルや医療代理権）のあり方について、国の方針を示す。その方法として、終末期医療に関する国家戦略の策定、現状の厚労省のプロセスガイドラインの改定、新たな法律の制定など、あらゆる手段を除外せずに検討する（第一章、第二章、第三章、第一〇章）

・生命維持治療の中止を終末期に限定するべきか、差し控えはできるが中止はできない・しにくいという心理的な障壁への対応をどうするか、治療中止に関する一定のガイドライン策定や法律制定を検討する（第九章、第一〇章）

・患者や家族からの終末期医療に関する相談に対応するための医療・ケアチームの能力開発を支援する。支援に際し

て、医療機関の臨床倫理コンサルテーション体制の強化と合わせて検討することが望ましい（第三章）
・患者の意思を尊重した医療やケアを提供するために、医療と介護、行政（救急搬送体制含む）と医療機関、医療機関同士など、多方面の連携・調整を行う（第四章）
・死や死にゆくことについて考える、緩和ケアで使用される医療用麻薬を正しく理解する等、民間団体とも協力しつつ市民への啓発活動を行う（第一章、第五章）
・緩和ケアに携わる人員の確保やケアの質向上等、緩和ケアの提供体制を充実させる（第一章、第五章）
・現状では事実上行うことができない積極的安楽死や医師による自殺幇助も含め、終末期医療で取りうる選択肢全般について、他国の動向も参考にしながら、大局的に議論できる場を設ける（第六章、第七章、第八章）
・終末期医療の問題について検討する際に、障がい者や難病患者、高齢者など、社会において自分の意見を伝えるのが難しいとされる人々の権利を十分に守る手続きを担保する（第一〇章）
・患者を介護・看護している家族のニーズを把握し、社会心理的・経済的・身体的等、具体的な支援策を講じる（第四章）

②医療機関・医療従事者ができること

・地域の医療機関は、在宅医療を担う医療機関、各種サービス提供者、ボランティア等と協力し、地域住民に理解を求め、どのように最期を迎えるのかを考える意識向上を促す取り組みを継続的に行う（第一章）
・各医療機関は、終末期の患者の治療に関する指針を検討して作成し、広く公表する。そして、地域の診療所等とも連携して共有する（第一〇章）
・患者とその家族らと十分に話し合うための体制を整える（第三章、第四章）
・院内に臨床倫理コンサルテーションを担うチームを作り、さまざまな臨床倫理問題が発生した際に活用する（第三

章、第一〇章）

・患者とその家族に対し、病気の経過や回復可能性、治療法、世話の仕方等、正しい知識や情報を適切に伝える（第四章）

・看取りのケアに携わる人材育成のための教育・トレーニングを促進する（第四章）

③私たち市民にできること

・死後の財産管理や葬式の準備といった現状の一般的な「終活」にとどまらず、自分だったら人生の最期にどのような医療を受けたいか、あるいは受けたくないか、どこで過ごしたいか、心配なことは何か、などについてもよく考える（第一章、第三章）

・終末期医療についての自らの望みや、これまでに培われた価値観や人生観について考え、自分の考えや思いを家族ら大切な人、医療従事者らに伝え、話し合う（第二章、第三章）

・インターネット上にあふれる情報や、標準的な医療から逸脱して極端な主張を展開する書籍等に惑わされない。公的機関、専門的な医療機関や研究機関、専門知識を有する医療従事者や研究者などが発信しているネット情報や新聞記事、論文や報告書など、信頼できる情報源から情報を収集し、正しく理解する（第三章、第四章、第五章、第八章）

・さまざまなツールを利用して学ぶ。例えば、市民向けのセミナーやシンポジウム等に参加する。大学等の生涯学習講座を受講したり、関心のある人たちと勉強会を組織したりする（第五章）

・良い終末期医療が実現されるように、国や地方自治体、医療機関などに働きかける。例えば、手紙やメールで要望を伝えたり、直接話したりする（第三章）

最後に、本文では主題的に述べませんでしたが、メディアの報道に対する提言もここで述べたいと思います。主に次の三点があります。一つは、終末期医療は複雑になってきているため、尊厳死や安楽死といった言葉の意味を正しく理解して記事やニュースに使用する、ということです。二つ目は、終末期医療は個人の死生観によって考え方が異なるため、世論調査などで多数意見を明確にする一方で、少数意見にも目を配り、多様性を反映した記事づくりが求められます。三つ目は、有名人のエピソードや識者の見解をもとに、不正確であったり、不安をあおったりする情報を発信しないよう、記事やニュースを発信する過程で十分に精査・検討する体制を作るべきだと思います。

穏やかな死を迎えるにはどうしたら良いのか――。一〇章にわたって終末期医療の諸課題についてお話してきました。みなさんはどのようにお考えになったでしょうか？

答えはすぐに出ないかもしれません。それでも、本書を手にとって下さったみなさんは、「考える」という一歩を踏み出しているのではないでしょうか。みなさんが安心して、希望する人生の最期を迎えることができるような社会になるよう願いつつ、ここでお話を終えたいと思います。

# あとがき

子どものころ、死は、漠然としていて、夜中に一人目覚めたときにふと気づく、深い闇のように感じていました。それは、死がどのようなものかわからない、という恐怖感からの感覚だったのかもしれません。それがはっきりとした形になったのは、三〇歳を過ぎて、祖父母が亡くなったときでした。当時、私は新聞記者をしていましたが、治療選択をめぐる母の思いを聞き、自分のこととして考えなくてはならないと感じたのです。

人は誰でも死を迎えます。そしてそれは一度きり。当人にとっても、その当人との関係性においては家族や親しい友人たちにとっても、一度きりの死です。本書のもとになった朝日新聞デジタル「アピタル」での連載を始めるきっかけは、朝日新聞記者の岩﨑賢一さんにお声掛けいただき、そうした一度きりの死について、特に終末期の医療に着目して考えてみよう、ということでした。

朝日新聞の連載、および、本書の執筆にあたって、改めて気付かされたことがあります。それは、終末期医療について考えるということは、医療・福祉の側面だけを扱えばよいのではなく、それまでの人生で培われた人間関係や価値観、死生観にまで思いを致す必要がある、ということです。全編を通じて、死や死にゆくことについて、そして、治療選択を含む終末期の希望について、家族や親しい友人らと語り合うことの大切さをお話してきました。さらに、心配事や不安など自らの思いを医療従事者に話して、適切な情報や助言をもらいながら、自ら考えることの大切さにもふれました。死や終末期の医療を考えるということは、こうした人間関係を紡ぐということでもあるように思います。

ただ、死や終末期の医療について話すということには、さまざまな困難が伴います。今年四月に公表されたカイザー家族財団の意識調査でも、医療従事者との話し合いをしているという人は、調査対象の日本人の七%、米国やイタリア、ブラジルでも一〇%程度にとどまっていることがわかりました。[1] 諸外国の中には、このような状況を乗り越えようと、英国のDying Matters連合の意識啓発活動など、新たな取り組みを始めたところもあります。こうした諸外国の取り組みから学べることは少なくないと思います。

本書は、京都大学大学院准教授の児玉聡先生との共同執筆です。児玉先生は、私が二〇一〇〜二〇一二年、東京大学大学院医学系研究科公共健康医学専攻の医療倫理学分野で学んだ際、研究指導をしてくださいました。現在も、終末期医療のあり方について共同研究を進めており、児玉先生とのディスカッションや原稿のやり取りを通して、私の未熟な部分を補っていただいたように思います。

終末期医療というテーマはとても深く、幅広く、まだまだ伝えきれていない部分も多々あると思います。例えば終末期の医療費や子どもの終末期医療など、本書では十分に取り上げられなかった大切なテーマもあります。さらに、世界的な取り組みが必要とされる認知症ケアや、最近日本でも話題となっている、医師による自殺幇助や積極的安楽死の問題等、刻々と変わる世界の情勢を常に把握しながら継続して探究するべきテーマも多くあります。[2] そうした反省点はありますが、本書は、多くの重要な文献や最新の統計データ等の資料を引用することで、読者のみなさんが元の資料をたどれるように努めています。政策立案者や医療従事者、研究者といった各分野の専門家はもとより、私たち市民が死や終末期の医療を考える際の一助となれば幸いです。そして、本書を読んで、穏やかな終末期を過ごし、死を迎えるにはどうしたら良いのか、まずは考えることから始めようかという方が一人でもいてくだされば良いなあと願いつつ、執筆を終えたいと思います。

二〇一七年一一月

田中美穂

いわゆる生命倫理学という学問領域では、終末期医療と言えば従来は積極的安楽死の問題がよく論じられてきました。ですが、積極的安楽死が当分は合法化される見込みのない日本に住んでいると、どこか絵空事で、リアリティのない哲学的議論のように感じていました。ところが、日本では二〇〇〇年代に入ってから、本書で説明されているように治療中止の是非が社会問題化すると、急に終末期医療が実践的にも学問的にも切実な問題となりました。しかし、生命倫理学においては、まだまだ日本の喫緊の課題に取り組もうという考えをもってこの問題に取り組んでいる研究は少ないように思われます。その一因は、終末期医療が大きな広がりをもっているため、全体像を把握したうえで議論をすることが困難であるということがあります。本書は、そのような全体像を描き出したうえで、今後我々が日本でどのような議論をする必要があるかを示そうとしたものだと言えます。

本書の執筆に当たっては最新の文献を参照して可能なかぎり正確な記述になることを心掛けましたが、本書で扱った領域の広さからして不完全さが残ることは最初からある程度は予想されたことでした。その点については、読者の皆さまの批判を待ちたいと思います。とはいえ、本書が今後の優れた研究や実践の土台になれば、望外の喜びと言えます。

本書の成立については田中美穂さんが記している通りですが、私の視点で述べ直すと、二〇一五年秋からの朝日新聞デジタルの「アピタル」の連載から始まって、ほぼノンストップで二年近くこの本の執筆に協力してきました。一方は東京、他方は京都に在住しているため、研究相談はもっぱらメールにて行いました。私の感覚からすると田中さんは仕事が異様に速いため、毎週複数回のメールのやりとりが続きました。各章の内容について大まかな合意をしたあと、田中さんが書いて私がコメントしてまた田中さんが書き直すというのが基本的なプロセスでした。とりわけ、私のコメントに継ぐコメントに迅速かつ誠実に対応していただいたことに感謝しています。私の専門領域の哲学では一般的に共著文化があまりありませんが、本書はとても生産的な共同研究の結果だと思っています。

二〇一七年一一月

児玉　聡

＊＊＊

本書の執筆にあたり、お忙しい中、多くの方々に原稿をお読み頂き、貴重なご意見、ご助言をいただきました。富山大学名誉教授の盛永審一郎先生、京都大学医学部附属病院の佐藤恵子先生、京都大学大学院文学研究科修士課程の佐上芳春さん、東京大学医科学研究所の高島響子さん、東京大学大学院医学系研究科の山本由加里さんと大関令奈さん、立命館大学衣笠総合研究機構の鈴木崇志さん、英国の小児緩和ケア医の馬場恵さん、朝日新聞社の西村悠輔さん、訪問看護ステーション共茂の鮫島詩織さん、ありがとうございました。ここにお世話になった方々のお名前をすべて書くことはできませんが、皆様に支えられ、なんとか執筆を終えることができました。心より御礼申し上げます。

本書の執筆にあたって、筆者（田中美穂）の所属する日本医師会総合政策研究機構（日医総研）および日本医師会に多岐にわたりご支援いただいたことを感謝いたします。また、筆者の一人（児玉聡）は、本書に関連する研究を行うにあたり、以下の研究助成を受けました。京都大学の平成26年度「知の越境」の融合チーム研究プログラム（ＳＰＩ

RITS）および平成28年度国際シンポジウム助成、平成27年度国際高等研究所の研究プロジェクト、およびBrocher Foundationのフェローシッププログラム。記して謝意を表します。

また、本書の編集を担当してくださった勁草書房の土井美智子さんには、本書の章立てはもとより、読者にわかりやすい表現を心がけるよう、的確なアドバイスをいただきました。そして、原稿が完成するのを誰よりも楽しみに、そして辛抱強く待ってくださり、本当に感謝しています。

そして、筆者（田中美穂）が、いつか取材でお目にかかりたいと思っていた同窓生、漫画家でコラムニストの辛酸なめ子さん。お忙しい中、本書の趣旨を理解してくださり、軽やかで素敵なカバーイラストを描いてくださいました。本当にありがとうございました。

最後に、静かに見守り、時に励ましてくれたそれぞれの家族に感謝したいと思います。

本書は、二〇一五年一〇月～一二月に朝日新聞デジタル「アピタル」で連載した記事を大幅に加筆・修正したものです。

gov.au/publications/research-papers/download/36-research-papers/13834-voluntary-assisted-dying-bill-2017
The Guardian. Victoria poised to become first Australian state to legalise assisted dying after historic vote. 22 November 2017. https://www.theguardian.com/society/2017/nov/22/victoria-to-become-first-australian-state-to-legalise-euthanasia-after-historic-vote

＊ウェブへのアクセスは 2017 年 5 月 22 日最終確認．ただし，第 10 章は 2017 年 6 月 7 日最終確認，あとがきは 2017 年 11 月 28 日最終確認．

床倫理コンサルテーションという意味で用いられる．板井孝壱郎「倫理コンサルテーション」酒井明夫，藤尾均，森下直貴，中里巧，盛永審一郎編集『新版増補 生命倫理事典』太陽出版．2010 年．p. 937.
(38) 鍾宜錚．台湾における終末期医療の法と倫理――終末期退院の慣行と「安寧緩和医療法」をめぐる判決を手掛かりに．*Core Ethics*．2015; 11: 123-134.
(39) 岡村志嘉子．【台湾】患者自主権利法の制定．外国の立法．2016; (266-2): 20-21．http://dl.ndl.go.jp/view/download/digidepo_9851748_po_02660210.pdf?contentNo=1
(40) 鍾宜錚．第 28 回日本生命倫理学会年次大会 一般演題Ⅵ 終末期 台湾における延命治療と患者の自己決定権――「病人自主権利法」の成立を手がかりに．2016 年 12 月 3 日．
(41) 本節については，注 27 と同様，京都大学大学院文学研究科 応用哲学・倫理学教育研究センター（CAPE）の報告書「国際高等研究所・国際ワークショップ 終末期医療の倫理：報告」の内容をもとにまとめた．
(42) 樋口範雄．終末期医療と法．医療と社会．2015; 25(1): 21-34．https://www.jstage.jst.go.jp/article/iken/25/1/25_21/_article/-char/ja/
(43) 日本弁護士連合会．「終末期の医療における患者の意思の尊重に関する法律案（仮称）」に対する会長声明．2012 年 4 月 4 日．http://www.nichibenren.or.jp/activity/document/statement/year/2012/120404_3.html
(44) このような「尊厳死」法案に反対する，障がい者団体，難病患者団体などの具体的な見解は，各団体のホームページのほか，次の資料を参照すること．尊厳死法制化に反対する会．http://songeshihouseikanihantaisurukai.blogspot.jp/p/blog-page_3.html　立岩真也，有馬斉「第Ⅱ章 引用集――法案・意見」『生死の語り行い 1 尊厳死法案・抵抗・生命倫理学』生活書院．2012 年．
(45) 岐阜県立多治見病院の事案では，倫理委員会の決定を受けた病院長が岐阜県と協議し，県の反対で院長が決裁を見送ったとされる．
(46) 日本経済新聞「岐阜・多治見病院倫理委，呼吸器外しを容認，事前に本人希望，県反対，実施せず」(2007 年 1 月 8 日)，朝日新聞「岐阜県立多治見病院の倫理委，延命中止を容認 院長『国あいまい』と認めず【名古屋】」(2007 年 1 月 9 日)，読売新聞「患者側から延命中止要請，病院倫理委が認める 岐阜県判断で結局見送り」(2007 年 1 月 9 日)，毎日新聞「人工呼吸器外し：ALS 患者，千葉の病院に要望書 院長は『答え出ず』」(2008 年 10 月 8 日)，朝日新聞「(「延命」時代 すれ違う医と法：1)『死への要望書』波紋／富山県」(2009 年 12 月 23 日)，朝日新聞「(患者を生きる：1495 ～ 1500) 命のともしび 心は自由」(2011 年 2 月 1 日～ 6 日)．
(47) 辰井聡子「10 終末期医療とルールの在り方」甲斐克則編『医事法講座第 4 巻 終末期医療と医事法』信山社．2013 年．pp. 227-233.
(48) 2016 年 3 月には，Ver. 2.00 を公表した．次のサイトを参照すること．田中美穂，児玉聡，佐藤恵子（CAPE 生命倫理プロジェクト）．終末期医療における患者の意思尊重法試案．http://www.cape.bun.kyoto-u.ac.jp/wp-content/uploads/2015/11/e41a1aac20f0d599ff2bae6409ef3db7.pdf（2015 年 11 月）　http://www.cape.bun.kyoto-u.ac.jp/wp-content/uploads/2016/03/25793fe8d71630d6f077eda4512274e5.pdf（2016 年 3 月）
(49) Bosshard G, Nilstun T, Bilsen J, Norup M, Miccinesi G, van Delden JJ, Faisst K, van der Heide A; European End-of-Life Consortium. Forgoing Treatment at the End of Life in 6 European Countries. *Arch Intern Med*. 2005; 165(4): 401-407.

### あとがき

(1) Kaiser Family Foundation. Views and Experiences with End-of-Life Medical Care in Japan, Italy, the United States, and Brazil: A Cross-Country Survey. April 2017. https://www.kff.org/other/report/views-and-experiences-with-end-of-life-medical-care-in-japan-italy-the-united-states-and-brazil-a-cross-country-survey/
(2) 2017 年 11 月 22 日，オーストラリアのビクトリア州で自発的臨死介助法案が下院に続き上院を通過した（2019 年 6 月頃施行予定）．この法案は，致死薬の患者自身による投与および医師による投与，つまり，医師による自殺幇助と積極的安楽死の両方を認めている．ただし，患者当人が自己投与できる場合，医師は患者の自己投与の許可を当局に求めなければならないと規定している．詳細は次の資料や記事を参照すること．Parliament of Victoria. Voluntary Assisted Dying Bill 2017. http://www.legislation.vic.gov.au/domino/Web_Notes/LDMS/PubPDocs.nsf/ee665e366dcb6cb0ca256da400837f6b/D162E1F2FCC3F7C3CA2581A1007A8903/$FILE/581392bi1.pdf　Research Note: Voluntary Assisted Dying Bill 2017. 8 November 2017. https://www.parliament.vic.

**著者略歴**

田中美穂（たなか　みほ）
1972 年生まれ。1991年女子学院高校卒業、1995 年早稲田大学卒業。北海道新聞記者、朝日新聞記者などを経て、2012 年東京大学大学院医学系研究科公共健康医学専攻専門職学位課程修了。日本医師会総合政策研究機構主任研究員。

児玉　聡（こだま　さとし）
1974 年生まれ。2002 年京都大学大学院文学研究科博士課程研究指導認定退学、博士（文学、2006 年）。京都大学大学院文学研究科准教授。著書に『功利と直観』（勁草書房）、『功利主義入門』（ちくま新書）ほか。

終の選択　終末期医療を考える

2017 年 12 月 20 日　第 1 版第 1 刷発行

著　者　田《た》中《なか》美《み》穂《ほ》
児《こ》玉《だま》　聡《さとし》

発行者　井村寿人

発行所　株式会社　勁《けい》草《そう》書房

112-0005 東京都文京区水道2-1-1　振替　00150-2-175253
（編集）電話 03-3815-5277／FAX 03-3814-6968
（営業）電話 03-3814-6861／FAX 03-3814-6854
本文組版 プログレス・日本フィニッシュ・中永製本



ISBN978-4-326-70101-8　Printed in Japan



＊落丁本・乱丁本はお取替いたします。

http://www.keisoshobo.co.jp

# 索　引

## さ　行

## た　行



## な　行



## は　行

## ま　行



## や　行



## ら　行



## アルファベット

# 注

## はじめに

(1) Mashable Asia. Even David Bowie's death was a beautiful, cryptic work of purposeful art. 14 January 2016. http://mashable.com/2016/01/13/did-david-bowie-plan-death/#aV2ETOhrT8qr Tony Visconti's Facebook page. https://www.facebook.com/tony.visconti1/posts/10208522003550232

(2) BBC ニュース．がんと闘病の小林麻央さん，BBC に寄稿「色どり豊かな人生」（2016 年 11 月 23 日）http://www.bbc.com/japanese/features-and-analysis-38073955

(3) 文藝春秋「夫との死別から 27 年，91 歳脚本家の問題提起 私は安楽死で逝きたい／橋田壽賀子」（2016 年 12 月号，pp. 156-163），週刊ダイヤモンド「特集 どう生きますか 逝きますか」（2016 年 8 月 6 日号），クロワッサン特別編集「人生の数だけ，エンディングノート」（2016 年 5 月 5 日発行）

(4) 厚生労働省の「人生の最終段階における医療の決定プロセスに関するガイドライン 解説編」によれば，終末期とは，がんの末期のように，予後が数日から長くとも 2-3 カ月と予測ができる場合のほか，慢性疾患の急性増悪を繰り返し予後不良に陥る場合，脳血管疾患の後遺症や老衰など数カ月から数年をかけて死を迎える場合があり，どのような状態が終末期かは，患者の状態を踏まえて医療チームが判断する，などと説明されている．終末期の医療は，こうした段階に提供される医療であり，最近は，厚労省がより幅広い視点から「人生の最終段階の医療」と呼ぶようにしている．英語では，terminal care，あるいは，end of life care などと表現される．

## 第一章

(1) Pilgrims Hospice. Hospice joins hospitals to promote Dying Matters week. 29 May 2014. http://www.pilgrimshospices.org/news/dying-matters-week-2014/

(2) Pollock K, Wilson E. Care and communication between health professionals and patients affected by severe or chronic illness in community care settings: a qualitative study of care at the end of life. Health Services and Delivery Research. 2015; 3(31). https://www.ncbi.nlm.nih.gov/books/NBK305818/pdf/Bookshelf_NBK305818.pdf

(3) この調査は，2016 年 2 月～3 月，65 歳以上の患者を日常的に診療している医師 736 人を対象にした電話調査である．PerryUndem Research/Communication. Physicians' Views Toward Advance Care Planning and End-of-life Care Conversations. April 2016. http://www.jhartfound.org/images/uploads/resources/ConversationStopper_Poll_Memo.pdf

(4) QOD（Quality of Death, Dying）とは死の質を指す．QOL（Quality of Life）が長い人生のスパンにおける包括的な質を問題とするのに対し，QOD は極めて限定的な終末期の死の質を問題としている．QOD は安らかな死を求めるものであり，死の質を考えることは生の質を考えることにも繋がるという．また，QOD の実証的な研究が北米を中心に盛んに行われている．詳細は次の文献などが参考になる．柴田博．学際的な学問としての死生学．医療と社会．2015; 25(1): 9-20．袖井孝子．高齢者の終末期ケア―― QOL から QOD へ．生活福祉研究：明治安田生活福祉研究所調査報．2012; (80): 21-30.

(5) 記事データベースを使って全国紙（日経，朝日，毎日，読売，産経，共同，時事，ロイター，NHK）で「終活」という言葉を使った記事数を調査したところ，1061 件あった（2016 年 3 月 31 日現在）.

(6) 朝日新聞「私の最期，生かす終活 入棺体験や遺影撮影会，高まる関心」（大阪版，2014 年 1 月 24 日）.

(7) 産経ニュース「こんな“エンディングノート”がほしかった…累計販売約 50 万冊のヒット，コクヨ S&T『もしもの時に役立つノート』」（2015 年 3 月 15 日）．http://www.sankei.com/premium/news/150315/prm1503150004-n1.html

(8) Skilbeck J. Death cafés: a place where students can talk too. *International Journal of Palliative Nursing*. 2015; 21(7): 315.

(9) Death Cafe. Guide to running your own Death Cafe. http://deathcafe.com/site_media/files/guide.pdf

(10) 2011 年 9 月以来，世界 49 カ国で 4622（うち 8 回は日本）のカフェが開かれている（2017 年 5 月 22 日アクセス http://deathcafe.com/what/）.

(11) Department of Health. End of Life Care Strategy Fourth Annual Report. October 2012. https://www.gov.uk/government/uploads/system/uploads/attachment_data/file/136486/End-of-Life-Care-Strategy-Fourth-Annual-report-web-version-v2.pdf

(12) 厚生労働省「平成 27 年（2015）人口動態統計（確定数）の概況」,「5-5 死亡の場所別にみた年次別死亡数」および「5-6 死亡の場所別にみた年次別死亡数百分率」(2016 年 12 月 5 日). http://www.e-stat.go.jp/SG1/estat/List.do?lid=000001158057

(13) かつては日本でも，自宅で亡くなる人の割合が多かった．人口動態統計によると，病院と診療所の死亡を合わせた割合が，自宅死と逆転したのは 1976 年であった．病院死と自宅死の割合が逆転したのは，1977 年であった．

(14) ただし，市区町村別に見ると，地域によってばらつきが大きい．例えば人口 5 万人以上 20 万人未満の 428 自治体のうち，自宅で死亡した人の割合が最も高かったのは兵庫県豊岡市で 25.6%，最も低かったのは愛知県蒲郡市で 5.5%．20 万人以上の 129 都市では，神奈川県横須賀市で 22.9%，最も低かったのは鹿児島市で 8% であった．地域によるばらつきの要因として，看取りを行う診療所の数や，訪問診療・訪問看護の質や量，患者の家族の受け入れ体制とその支援，病院や施設など他の医療資源の有無など，さまざまな要因が関連していると考えられるものの，詳細な分析はまだ行われていない．また，厚労省公表の「在宅死」データには，孤独死などで死因がわからず，警察が検案する異状死も一定数含まれていることが指摘されている．東京都監察医務院が公表している自宅死亡の異状死数，厚労省の「在宅死」データ，自治体の人口動態統計データを比較すると，在宅死に対する異状死の割合が過半数を超える自治体もある．現状では，在宅死のすべてが在宅医療・介護を受けて家族に看取られた人の数ではないという点にも留意する必要がある．データ等は次の資料を参照のこと．厚生労働省．在宅医療の推進について 在宅医療にかかる地域別データ集．2016 年 7 月 6 日公表，産経ニュース「【ゆうゆう Life】自宅死データ，疑問の声 在宅医療 統計見直し実態把握を」(2016 年 9 月 15 日) http://www.sankei.com/life/print/160915/lif1609150035-c.html 朝日新聞アピタル「在宅死，半数が『異状死』扱い 在宅医調査，不本意な検視も」(2016 年 2 月 25 日) http://digital.asahi.com/articles/ASJ2S6FQSJ2SUBQU00H.html

(15) 成人 2179 人を分析対象としたこの調査において，年齢区分にわけてみると，20 ～ 39 歳で 7 割，40 ～ 59 歳で 6 割，60 歳以上で 4 割の一般市民が「全く話し合ったことがない」と回答した．詳細は次の文献を参照のこと．厚生労働省．人生の最終段階における医療に関する意識調査報告書．2014 年 3 月．http://www.mhlw.go.jp/seisakunitsuite/bunya/kenkou_iryou/iryou/saisyu_iryou/dl/saisyu_iryou09.pdf e-Stat. 平成 24 年度人生の最終段階における医療に関する意識調査 2 一般国民クロス集計表．http://www.e-stat.go.jp/SG1/estat/List.do?lid=000001117962

(16) ただし，厚労省の調査では，シナリオによって回答傾向が異なっている．末期がんで食事や呼吸が不自由な場合，医療機関を希望する人が半数近くで，自宅希望は 4 割となった．また，認知症が進行して身の回りの手助けが必要で，衰弱が進んでいる場合，医療機関を希望する人は 3 割，自宅は 1 割で，最も多かったのは介護施設で 6 割であった．

(17) 内閣府の意識調査結果においても厚労省の調査と同様の傾向がみられる．内閣府の調査は，55 歳以上を対象に行われ，「治る見込みがない病気になった場合，どこで最期を迎えたいか」という項目について，「自宅」を希望した人は約 55%，「病院などの医療機関」を選択した人は約 28% であった．質問の仕方が調査によって異なるので，全く同じようにはとらえられないが，おおむね，自宅で最期を迎える希望が多く，病院を希望する人は少数派であるということがわかる．内閣府の調査の詳細は以下を参照のこと．内閣府．平成 24 年度 高齢者の健康に関する意識調査結果．2013 年．pp. 119-121. http://www8.cao.go.jp/kourei/ishiki/h24/sougou/zentai/index.html

(18) この調査における英国の実態把握は，イングランド，ウェールズ，スコットランド，北アイルランドから成る UK を対象に行われた．詳細は次の報告書を参照のこと．Economist Intelligence Unit. The quality of

death Ranking end-of-life care across the world. 2010. http://graphics.eiu.com/upload/QOD_main_final_edition_Jul12_toprint.pdf Economist Intelligence Unit. The 2015 Quality of Death Index Ranking palliative care across the world. 2015. http://www.eiuperspectives.economist.com/sites/default/files/2015%20EIU%20Quality%20of%20Death%20Index%20Oct%2029%20FINAL.pdf

(19) National End of Life Care Intelligence Network. Data sources, Place of death, Number and proportion of deaths by place of occurrence. http://www.endoflifecare-intelligence.org.uk/data_sources/place_of_death なお，本書では主としてイングランド及びウェールズの法制度を扱う際に「英国」と表記しており，スコットランドや北アイルランドも含む場合は「UK」として区別した．また，イングランドのみのデータを扱う場合等はその都度明記している．

(20) 終末期や死に関する話し合いの形として，将来，意思決定する能力を失った場合の意思決定に備えた，患者によるあらゆる計画であり，患者当人，患者の家族，そして医療・ケア提供者の「話し合いのプロセス」と解釈されている「アドバンス・ケア・プランニング（ACP)」という考え方がある．ホスピス患者を対象にした英国の研究では，希望する看取りの場所を ACP で示していた人と示していなかった人で比較すると，ACP を作っていた人のうち病院で亡くなった人は 11%，ACP が無い人では 26% と，ACP を作っていた人の方が病院死の割合が少なかった．また，ACP を作っていた人のうち自宅で亡くなった人は 4 割であったが，ACP が無い人では 2 割にとどまった．詳細は次の文献を参照のこと．Abel J, Pring A, Rich A, Malik T, Verne J. The impact of advance care planning of place of death, a hospice retrospective cohort study. *BMJ Support Palliat Care*. 2013; 3: 168-173. http://spcare.bmj.com/content/3/2/168.full.pdf+html

(21) Office for National Statistics. National Survey of Bereaved People (VOICES), 2015. 22 April 2016. https://www.ons.gov.uk/peoplepopulationandcommunity/healthandsocialcare/healthcaresystem/bulletins/nationalsurveyofbereavedpeoplevoices/england2015#preferences-and-choice-at-the-end-of-life

(22) 実は英国における「病院死」は年々減っている．2005 ～ 2007 年のデータでは約 58% が病院で死亡していたが，2011 年には 51%，最新のデータでは半数以下となっている．詳細は注 19 の文献および次の文献を参照のこと．National End of Life Care Intelligence Network. Variations in Place of Death in England. August 2010. http://www.endoflifecare-intelligence.org.uk/resources/publications/variations_in_place_of_death

(23) NHS によると (http://www.nhs.uk/conditions/social-care-and-support-guide/pages/care-homes.aspx)，英国のケアホームとは，高齢者向けの居住型ケアホーム，障害者向けホーム，小児向けホームがあり，設置・運営は慈善団体および地方当局によって行われている．高齢者向けのケアホームでは，食事や入浴といった身の回りの世話を行うホーム，あるいは，看護・介護を提供するホームがある．

(24) 日本においては，介護負担を担う家族への気遣い・遠慮といった点があることにも留意する必要がある．厚生労働省の「終末期医療の意識調査」では，自分に死期が迫っている場合に自宅で療養するのが困難な理由として，一般市民の八割近くが，「介護してくれる家族に負担がかかる」と回答している．以下を参照のこと．厚労省．終末期医療のあり方に関する懇談会「終末期医療に関する調査」結果について．2010 年 12 月．http://www.mhlw.go.jp/bunya/iryou/zaitaku/dl/07.pdf

(25) ただ，希望する看取りの場所に関しては，「大半の人が自宅で最期を迎えることを望んでいる」という調査結果に疑義を呈する研究もある．最近の論文（Hoare S, Morris ZS, Kelly MP, Kuhn I, Barclay S. Do Patients Want to Die at Home? A Systematic Review of the UK Literature, Focused on Missing Preferences for Place of Death. *PLoS ONE*. 2015; 10(11): e0142723）によれば，こうした調査においては「無回答」の割合が無視できない程度存在する場合が多く，無回答の割合を考慮すると，必ずしも自宅を希望する人が過半数（多数派）となるわけではないと指摘されており，今後さらなる研究が望まれる．

(26) 例えば，ドイツの調査では，どこで亡くなりたいかを明示していた故人のうち，九割以上が自宅を希望していたが，実際に自宅で亡くなったのは四割未満だった．一方，病院を希望していた人は 0.4% であったが，実際は四割近くの人が病院で亡くなっていた．実際の死亡場所については，別の研究でも，4 割～半数近くの人が病院で亡くなっていることが示される．また，フランスの調査では，多くの人が自宅で亡くなることを希望しているが，実際は三割程度にとどまり，病院が六割を占めた．詳細は次の文献を参照のこと．Escobar Pinzon LC, Claus M, Zepf KI, Letzel S, Fischbeck S, Weber M. Preference for place of death in Germany. *J Palliat Med*. 2011; 14(10): 1097-1103. Simon ST, Gomes B, Koeskeroglu P, Higginson IJ, Bausewein C. Population, mortality and place of death in Germany (1950-2050)- implications for end-of-life care in the future.

*Public Health*. 2012; 126(11): 937-946. ジャン・ドメーニコ・ボラージオ「第2章 命の終わり——希望と現実」佐藤正樹訳『死ぬとはどのようなことか——終末期の命と看取りのために』みすず書房．2015年．pp. 26-37. Gisquet E, Julliard S, Geoffroy-Perez B. Do social factors affect the place of death? Analysis of home versus institutional death over 20 years. *J Public Health (Oxf)*. 2015 Nov 26. pii: fdv167.

(27) WHO. Palliative care: the solid facts. 2004. http://www.euro.who.int/__data/assets/pdf_file/0003/98418/E82931.pdf

(28) Dying Matters. Why talk about it? http://www.dyingmatters.org/overview/why-talk-about-it

(29) Seymour JE, French J, Richardson E. Dying matters: let's talk about it. *BMJ*. 2010; 341: c4860.

(30) さらに，終末期医療をめぐって，医療従事者がさまざまな困難を抱えていることにも留意する必要がある．例えば，集中治療に携わる日本の医師・看護師調査（立野淳子，山勢博彰，田戸朝美，藤田直子．わが国のICUにおける終末期ケアの現状と医療者の認識．日本クリティカルケア看護学会誌．2014; 10(3): 23-33）では，医師の82.7%，看護師の85.6%が，終末期のケアに何らかの困難さを感じていた．具体的には，「家族内での意向の対立への対応」や，「患者の意向の確認」「家族の代理意思決定のサポート」「終末期の判断」などで困難さを強く感じていた．医療従事者がこのような困難さを抱えている背景には，患者や家族だけではなく，一般の人々の間で，将来の医療やケアについて具体的に話し合うという意識が十分に高まっていないということが考えられる．

(31) Department of Health. End of Life Care Strategy. 2008. https://www.gov.uk/government/uploads/system/uploads/attachment_data/file/136431/End_of_life_strategy.pdf

(32) National Council for Palliative Care, Dying Matters. Dying - Doing it Better. September 2011. http://www.ncpc.org.uk/sites/default/files/Dying_Doing_It_Better.pdf

(33) 厚生労働省の「2010～2011年海外情勢報告」(http://www.mhlw.go.jp/wp/hakusyo/kaigai/12/pdf/teirei/t275-287.pdf）によれば，NHSトラストは，複数の病院を傘下に持ち，病院サービス（手術・入院等）を提供する組織で，「トラスト」は，保健省本体から一定の独立性を有する公営事業体的な性格を持っている．

(34) 催しの詳細については，次を参照のこと．Pennine Acute Hospitals NHS Trust. Dying Matters Awareness Week – local residents asked to judge art exhibition at Pennine Acute Trust hospitals. 04 May 2016. http://www.pat.nhs.uk/news/Dying-Matters-Awareness-Week-local-residents-asked-to-judge-art-exhibition-at-Pennine-Acute-Trust-hospitals.htm Dying Mtters. Events The Pennine Presents Art Exhibition. http://www.dyingmatters.org/event/pennine-presents-art-exhibition

(35) Pennine Acute Hospitals NHS Trust 終末期医療チームのレベッカ・テイラーさんとのeメールでのやり取りで情報を得た（2016年5月28日）．

(36) Peterborough and Stamford Hospitals Trust. Hospital takes part in Dying Matters event. 12 May 2014.

(37) Dying Matters. Dying Matters. http://www.dyingmatters.org/sites/default/files/files/DyingMatters%20generic_awarenessWeekRIGHTpresentation2016(2).pdf

(38) この意識調査は，イングランド，ウェールズ，スコットランドを対象に行われた．詳細は次の資料を参照のこと．NatCen. British Social Attitudes 30, Dying. 2013. http://www.bsa.natcen.ac.uk/media/38850/bsa_30_dying.pdf

(39) Nyatanga B. Dying matters awareness week: refocusing on sensitivities of dying. *British Journal of Community Nursing*. 2013; 18(4): 202.

(40) アリエスの他にも，ドイツの社会学者ノルベルト・エリアスの理論も興味深い．エリアスによると，中世後期から近世にかけて国家の中央集権化が進み，国家が軍事力を独占するようになると，人が人に対して脅威となる状態が予測できるようになった．暴力行為が生活に姿をみせるのは，戦争や社会変革の時に限られ，人々の生活に安全と安定がもたらされる．このような安全性が確保された状況において，人間は，広範囲に及ぶ相互依存の経済的ネットワークの中で必要な強制を常態化させ，感情や衝動を抑制して理性的に行動するようになった．エリアスは「……合理化も羞恥心や不快感を感じる限界の前進も，同様に，他人による脅威や威圧に対する直接の不安が少なくなり，自動的な内面の不安や，個々の人間が自分自身に加える抑制が強くなってきたしるしである」と述べている．そして，この理性が，食事や排泄といった動物的なふるまいの忌避を導き，人間の動物的側面を象徴する死や死をもたらす暴力をも社会生活の裏側に追いやった．さらに，安定した現代社会において，人間は，医学の進歩や公衆衛生の改善等によって寿命を伸ばし，死を「極めて遠いもの」

にしたという．詳細は，次の文献を参照のこと．ノルベルト・エリアス「まとめ 文明化の理論のための見取り図」波田節夫他訳『文明化の過程・下』法政大学出版局．2010年．

(41) 社会学者の澤井敦氏は，近代社会における死のタブー化の代表的論者であるフィリップ・アリエスらの主張を紹介したうえで，多様化する日本の死生観を以下の論文で論じている．澤井敦．現代日本の死生観と社会構造 上．大妻女子大学人間関係学部紀要 人間関係学研究．2000; 1: 13-29.

(42) フィリップ・アリエス「I 死を前にした態度 タブー視される死」伊藤晃，成瀬駒男訳『死と歴史』みすず書房．1983年．pp. 69-83.

(43) 浅利宙．現代社会における「死の社会学」——「タブー視される死」の再構成を通して．人間科学共生社会学．2001; 1: 63-79.

(44) フィリップ・アリエス「第一二章 倒立した死」成瀬駒男訳『死を前にした人間』みすず書房．1990年．pp. 501-541.

(45) 澤井敦．「死のタブー化」再考．社会学評論．2002; 53(1): 118-134.

(46) フィリップ・アリエス「I 死を前にした態度 飼いならされた死」伊藤晃，成瀬駒男訳『死と歴史』みすず書房．1983年．pp. 15-32.

(47) 加藤茂孝．人類と感染症との闘い——「得体の知れないものへの怯え」から「知れて安心」へ，第4回「ペスト」——中世ヨーロッパを揺るがせた大災禍．モダンメディア．2010; 56(2): 36-48.

(48) フィリップ・アリエス「I 死を前にした態度 己の死」伊藤晃，成瀬駒男訳『死と歴史』みすず書房．1983年．pp. 33-49.

(49) フィリップ・アリエス「結論 四つの主題による五つの変奏」成瀬駒男訳『死を前にした人間』みすず書房．1990年．pp. 541-553.

(50) Wood WR, Williamson JB. Historical Changes in the Meaning of Death in the Western Tradition. *Handbook of Death and Dying*. edited Bryant CD, Peck DL. CA: Sage Publications. 2003.

(51) 鈴木智之・澤井敦編著「4 死——現代社会において死はタブーであるのか」『ソシオロジカル・イマジネーション——問いかけとしての社会学』八千代出版．1997年．

(52) ジェフリー・ゴーラー「死のポルノグラフィー」宇都宮輝夫訳『死と悲しみの社会学』ヨルダン社．1986年．pp. 203-212.

(53) Mashable Asia. Even David Bowie's death was a beautiful, cryptic work of purposeful art. 14 January 2016. http://mashable.com/2016/01/13/did-david-bowie-plan-death/#aV2ETOhrT8qr Tony Visconti's Facebook page. https://www.facebook.com/tony.visconti1/posts/10208522003550232

(54) 朝日新聞デジタル「英歌手デビッド・ボウイさんが死去 がん闘病の末に」(2016年1月11日)．BBC. David Bowie to have 'private ceremony'. 14 January 2016. http://www.bbc.com/news/entertainment-arts-35310890 The Daily Mirror. David Bowie has been secretly cremated without a funeral or any family and friends present. 14 January 2016. http://www.mirror.co.uk/3am/celebrity-news/david-bowie-been-secretly-cremated-7174860

(55) Taubert M. A thank you letter to David Bowie from a palliative care doctor. BMJ Supportive & Palliative Care Blog. 15 January 2016. http://blogs.bmj.com/spcare/2016/01/15/a-thank-you-letter-to-david-bowie-from-a-palliative-care-doctor/

(56) 研究対象は，65歳以下の肺がん，大腸がん，乳がん，すい臓がん，前立腺がん患者であり，終末期や死の問題は高齢者に限った話ではないということも言える．研究の概要は以下を参照のこと．Chen RC, Falchook AD, Tian F, Basak R, Hanson L, Selvam N, Dusetzina S. Aggressive care at the end-of-life for younger patients with cancer: Impact of ASCO's Choosing Wisely campaign. *J Clin Oncol*. 2016; 34 (suppl; abstr LBA 10033). http://meetinglibrary.asco.org/content/170424-176

(57) Nevadunsky NS, Spoozak L, Gordon S, Rivera E, Harris K, Goldberg GL. End-of-life care of women with gynecologic malignancies: a pilot study. *Int J Gynecol Cancer*. 2013; 23(3): 546-552.

(58) Azad AA, Siow SF, Tafreshi A, Moran J, Franco M. Discharge patterns, survival outcomes, and changes in clinical management of hospitalized adult patients with cancer with a do-not-resuscitate order. *J Palliat Med*. 2014; 17(7): 776-781.

(59) Eliasson AH, Parker JM, Shorr AF, Babb KA, Harris R, Aaronson BA, Diemer M. Impediments to writ-

ing do-not-resuscitate orders. *Arch Intern Med*. 1999; 159(18): 2213-2218.
(60) Cardona-Morrell M, Kim JCH, Turner RM, Anstey M, Mitchell IA, Hillman K. Non-beneficial treatments in hospital at the end of life: a systematic review on extent of the problem. *International Journal for Quality in Health Care*. Jun 2016, DOI: 10.1093/intqhc/mzw060
(61) この研究結果に関しては，注 20 を参照のこと．
(62) Epstein AS, Prigerson HG, O'Reilly EM, Maciejewski PK. ORIGINAL REPORTS - Palliative and Supportive Care: Discussions of Life Expectancy and Changes in Illness Understanding in Patients With Advanced Cancer. Journal of Clinical Oncology. Published online before print May 23, 2016, doi: 10.1200/JCO.2015.63.6696. http://jco.ascopubs.org/content/early/2016/05/19/JCO.2015.63.6696.full
(63) 日本では，終末期医療において，患者のニーズに応じた情報提供，意思決定のサポート，関係者の調整などを行う「人生の最終段階における医療にかかる相談員」を養成しようというモデル事業が行われた．2014 年度には全国 10 カ所の医療機関で相談員が要請され，実際に患者とその家族への相談支援介入が行われた．この事業は 2015 年度も五つの医療機関で継続された．詳細は次の文献を参照のこと．厚生労働省．患者の意思を尊重した人生の最終段階における医療体制について．事業概要．http://www.mhlw.go.jp/file/06-Seisakujouhou-10800000-Iseikyoku/0000095346.pdf 国立長寿医療研究センター．平成 26 年度 人生の最終段階における医療体制整備事業 総括報告書，厚生労働省．平成 28 年度各部局の予算案の概要 医政局．http://www.mhlw.go.jp/wp/yosan/yosan/16syokanyosan/dl/gaiyo-02.pdf
(64) 厚生労働省．第 1 回 人生の最終段階における医療の普及・啓発の在り方に関する検討会．2017 年 8 月 3 日．http://www.mhlw.go.jp/stf/shingi2/0000173574.html

**第二章**

(1) 最新の発表では，100 歳以上の高齢者は 6 万 7824 人であった．厚生労働省．報道発表資料 百歳の高齢者へのお祝い状及び記念品の贈呈について．2017 年 9 月 15 日．http://www.mhlw.go.jp/stf/houdou/0000177628.html
(2) 総務省統計局．統計トピックス No. 97 統計からみた我が国の高齢者（65 歳以上）――「敬老の日」にちなんで．2016 年 9 月 18 日．http://www.stat.go.jp/data/topics/pdf/topics97.pdf
(3) 一般的に，高齢化率が 7% を超えると「高齢化社会」，その倍となる 14% を超えると「高齢社会」，21%（20%とする考え方もある）を超えると「超高齢社会」という考え方が使われている．1956 年の国連の報告書で 7% 以上を「高齢化した」人口と呼んだことに由来するのではないかとされるが，明確な定義は無いという．高齢化率が 7% から倍の 14% に達するまでの期間で比較すると，フランスは 126 年，スウェーデンが 85 年，ドイツ 40 年，英国 46 年であったが，日本は 24 年と短く，高齢化が急速に進んでいることがわかる．詳細は次の資料を参照のこと．厚生労働省．国際的な Active Aging（活動的な高齢化）における日本の貢献に関する検討会報告書．2014 年 3 月 31 日．http://www.mhlw.go.jp/stf/shingi/0000041697.html Moody's. Special comments: population aging will dampen economic growth over the next two decades. 06 Aug 2014. 内閣府．平成 14 年版高齢社会白書「第 1 章 高齢社会対策の方向 第 1 節 高齢者の多様性」「第 2 章 高齢化の状況 第 1 節 高齢化の状況」，平成 28 年版高齢社会白書「第 1 章 高齢化の状況 第 1 節 高齢化の状況」．
(4) 内閣府．平成 20 年版高齢社会白書「第 1 章 高齢化の状況 第 1 節 高齢化の状況」．
(5) OECD. OECD Factbook 2015-2016: Elderly population: As a percentage of total population, 2000 and 2014. 08 April 2016. DOI: http://dx.doi.org/10.1787/factbook-2015-graph9-en
(6) 世界の 65 歳以上人口は，2015 年で約 6 億 180 万人，2030 年には約 9 億 9500 万人，2050 年には約 15 億 5900 万人と推定されている．データは次の資料を参照のこと．United Nations. World Population Prospects: The 2015 Revision, Alzheimer's Disease International. World Alzheimer Report 2015: The Global Impact of Dementia. August 2015. http://www.alz.co.uk/research/WorldAlzheimerReport2015.pdf
(7) 世界的に見て日本の認知症患者が多い理由には諸説ある．日本の主要な有病率調査をレビューした研究によると，日本の認知症有病率が増えている理由として，2 型糖尿病やメタボリック症候群，それに関連する血管合併症の増加が関連している可能性があるという．また，近年，一般の人々の認知症に対する認識が高まり，それまでは見過ごされていた患者が医療機関を受診するようになったことが，認知症の診断の増加に結びついているとも考えられる．さらに，医療技術の向上によって，脳卒中／一過性脳虚血発作患者の長期生存が可能

となったことも関連している可能性があるという．別の系統的レビュー調査では，高齢化が影響している可能性を指摘している．また，WHOの報告書によれば，認知症は世界的に過少診断されていて，疾患のプロセスの後期に診断されることが多く，高所得国でも例外ではないという．日本では，認知症施策に関する国家戦略（新オレンジプラン）で，かかりつけ医の認知症への対応力を高めるための研修や認知症サポート医の養成を進めていて，早い段階での認知症患者の把握につながっている可能性もある．いずれも詳細は次の文献を参照すること．Dodge HH, Buracchio TJ, Fisher GG, Kiyohara Y, Meguro K, Tanizaki Y, Kaye JA. Trends in the prevalence of dementia in Japan. *Int J Alzheimers Dis*. 2012; 2012: 956354. doi: 10.1155/2012/956354. Okamura H, Ishii S, Ishii T, Eboshida A. Prevalence of dementia in Japan: a systematic review. *Dement Geriatr Cogn Disord*. 2013; 36(1-2): 111-118. WHO. Dementia: a public health priority. 2012. http://www.who.int/mental_health/publications/dementia_report_2012/en/（日本公衆衛生協会による翻訳版あり）

(8) 研究によれば，全国の65歳以上人口における認知症有病率は約15%で，2012年時点の認知症患者は約462万人と推計された．また，2025年には約700万人に増えることが見込まれている．厚生労働省．認知症施策推進総合戦略（新オレンジプラン）～認知症高齢者等にやさしい地域づくりに向けて～．2015年1月27日．http://www.mhlw.go.jp/file/04-Houdouhappyou-12304500-Roukenkyoku-Ninchishougyakutaiboushitaisakusuishinshitsu/02_1.pdf　研究代表者朝田隆．厚生労働科学研究費補助金（認知症対策総合研究事業）「都市部における認知症有病率と認知症の生活機能障害への対応」総合研究報告書．2013年3月．http://www.tsukuba-psychiatry.com/wp-content/uploads/2013/06/H24Report_Part1.pdf

(9) 例えば，日本の高齢者の胃ろう造設研究の動向を探った総説では，2000年代中頃，認知症末期の患者に胃ろうを作ることは，患者の手足を不必要に抑制することや，無益な延命につながる可能性があるとして，慎重に検討すべきとする論文が急速に増えていることが指摘された．また，嚥下障害のある進行した認知症患者の胃ろうの役割を探った海外の系統的文献調査では，胃ろうを付けていない患者群に比べて，胃ろうを付けた患者群の方が長期間生存することを示す明確な根拠を示した研究は見られなかったということが指摘された．胃ろう造設に関する最近の実態調査では，米国のナーシングホーム（介護・看護施設）の入居者調査（2000年～2014年）で，終末期に近い，進行した認知症患者で食事が依存状態になってから1年以内の人のうち，新たに胃ろうなどの経管栄養法を導入した入居者の割合は，2000年の11.7%から2014年には5.7%にまで減少した．また，米国の重篤な疾患で入院している患者を対象にした調査では，生命を維持するために胃ろうなどの経管栄養法に依存することが「死ぬより悪い（死んだほうがいい）」と考えている人が3割以上いた．具体的な調査の内容は次の文献を参照のこと．中村享子．本邦の高齢患者に対する胃瘻造設研究の動向に関する考察．国際医療福祉大学学会誌．2015; 20(1): 62-68. Goldberg LS , Altman KW. The role of gastrostomy tube placement in advanced dementia with dysphagia: a critical review. *Clin Interv Aging*. 2014; 9: 1733-1739. Mitchell SL, Mor V, Gozalo PL, Servadio JL, Teno JM. Tube feeding in US nursing home residents with advanced dementia, 2000-2014. *JAMA*. 2016; 316(7): 769-770. Rubin EB, Buehler AE, Halpern SD. States Worse Than Death Among Hospitalized Patients With Serious Illnesses. *JAMA Intern Med*. 2016 Aug 1. doi: 10.1001/jamainternmed.2016.4362

(10) 英語では，Artificial Hydration and Nutrition（AHN）と表現される．

(11) 清水哲郎・会田薫子『高齢者ケアと人工栄養を考える——本人・家族のための意思決定プロセスノート』医学と看護社．2013年．

(12) 内視鏡による方法が開発される前は，おなかを開けて手術をする必要があった．開腹手術は，局所麻酔下では困難であり，全身麻酔による合併症もみられた．また，脳障害によって筋骨格が変形しているため，摂食・嚥下障害のある子どもたちのために，できるだけ身体的な負担の少ない方法で栄養を補うことが必要とされた．1979年，米国の小児外科医によって，内視鏡を使った方法が報告された．詳細は次の文献を参照のこと．Gauderer MW, Ponsky JL, Izant RJ Jr. Gastrostomy without laparotomy: a percutaneous endoscopic technique. *J Pediatr Surg*. 1980; 15(6): 872-875.　会田薫子「第5章　人工的水分・栄養補給法の進展とその問題点」『延命医療と臨床現場——人工呼吸器と胃ろうの医療倫理学』東京大学出版会．2011年．pp. 150-152.

(13) 胃ろうをめぐる問題について論じた文献は多数ある．中でも，会田薫子『延命医療と臨床現場——人工呼吸器と胃ろうの医療倫理学』（東京大学出版会，2011年）は，終末期医療における胃ろう栄養法の問題，特に，認知障害や意識障害のある寝たきりの高齢者に胃ろうを付けることへの問題点について検討を重ねた著作であり，この問題を考えるうえで大いに参考になる．また，一般書では，長尾和宏『胃ろうという選択，しない選

択』(セブン＆アイ出版，2012 年）といった文献もある．海外の文献については，著名な医学誌で論じられたものとして，以下のものがある．Finucane TE, Christmas C, Travis K. Tube feeding in patients with advanced dementia: a review of the evidence. *JAMA*. 1999; 282(14): 1365-1370. Gillick MR. Rethinking the role of tube feeding in patients with advanced dementia. *N Engl J Med*. 2000; 342(3): 206-210.

(14) Percutaneous Endoscopic Gastrostomy の頭文字を取った表現である．

(15) Cervo FA, Bryan L, Farber S. To PEG or not to PEG: a review of evidence for placing feeding tubes in advanced dementia and the decision-making process. *Geriatrics*. 2006; 61(6): 30-35.

(16) 会田薫子．胃ろうの適応と臨床倫理——一人ひとりの最善を探る意思決定のために．日老医誌．2012; 49: 130-139.

(17) 会田薫子「第 5 章　人工的水分・栄養補給法の進展とその問題点」『延命医療と臨床現場——人工呼吸器と胃ろうの医療倫理学』東京大学出版会．2011 年．pp. 149-150.

(18) 鈴木裕，上野文昭，蟹江治郎「経皮内視鏡的胃瘻造設術ガイドライン」日本消化器内視鏡学会監修『消化器内視鏡ガイドライン　第 3 版』．医学書院．2011 年．

(19) 嚥下障害とは，食べ物や飲み物を飲み込むための体の器官が病気や加齢等でうまく機能しなくなり，飲み込みにくくなったりむせたりすること．詳細は以下を参照のこと．日本気管食道科学会．気道食道科に関連する疾患・症状　嚥下障害．http://www.kishoku.gr.jp/public/disease04.html

(20) 誤嚥は食べ物などが何らかの理由で誤って咽頭と気管に入る状態で，肺炎の原因ともなる．詳細は以下を参照のこと．日本気管食道科学会．気道食道科に関連する疾患・症状 誤嚥．http://www.kishoku.gr.jp/public/disease05.html

(21) 2006 年発行のガイドライン第 3 版において，医学的側面だけではなく，患者が意思表示できるか，胃ろうを付けることを希望しているか，といった倫理面を考慮することが新たに加筆された．

(22) 厚生労働省．みんなのメンタルヘルス総合サイト　認知症．http://www.mhlw.go.jp/kokoro/speciality/detail_recog.html

(23) FAST とは，Functional Assessment Staging の略で，米国で作られた．

(24) Sclan SG, Reisberg B. Functional assessment staging (FAST) in Alzheimer's disease: reliability, validity, and ordinality. *Int Psychogeriatr*. 1992; 4 Suppl 1: 55-69.

(25) 神﨑恒一．特集 アルツハイマー病の診断治療 1．アルツハイマー病の臨床診断．日老医誌．2012; 49(4): 419-424.

(26) 石束嘉和．高度アルツハイマー型認知症（AD）についてどう考えるか．クリニシアン．2007; 54(563): 1141-1144.

(27) 平原佐斗司．認知症の緩和ケア．緩和ケア．2010; 20(6): 599-604.

(28) Kim YI. To feed or not to feed: Tube feeding in patients with advanced dementia. *Nutrition Reviews*. 2001; 59(3): 86-88.

(29) Morris CH, Hope RA, Fairburn CG. Eating habits in dementia. A descriptive study. *Br J Psychiatry*. 1989; 154: 801-806.

(30) Royal College of Physicians and British Society of Gastroenterology. Oral feeding difficulties and dilemmas: A guide to practical care, particularly towards the end of life. 2010.

(31) 全日本病院協会．胃瘻造設高齢者の実態把握及び介護施設・住宅における管理等のあり方の調査研究 報告書．2011 年 3 月．http://www.ajha.or.jp/voice/pdf/other/110416_1.pdf

(32) この調査は，DPC（急性期入院医療を対象とした診療報酬の包括評価制度）に参加している急性期病院の退院者 1160 万人のうち，胃ろうまたは腸ろうをつけた約 6 万 4000 人の診療報酬データを使って行われた．平均年齢は 77.4 歳で，60 歳以上が 9 割超を占めた．調査結果の詳細は，次の文献を参照すること．Sako A, Yasunaga H, Horiguchi H, Fushimi K, Yanai H, Uemura N. Prevalence and in-hospital mortality of gastrostomy and jejunostomy in Japan: a retrospective study with a national administrative database. *Gastrointest Endosc*. 2014; 80(1): 88-96.

(33) 全日本病院協会による病院，介護施設，訪問看護ステーションを対象にした調査では，計 1875 施設・事業所から回答を得た．施設区分ごとにみた，胃ろう造設の原因疾患で認知症が占める割合は，急性期病院で 6%，慢性期病院で 8.5%，ケアミックス病院で 6.8%，介護老人福祉施設（特別養護老人ホーム）で 13%，介護老

人保健施設で15.9%，介護療養型老人保健施設で4.8%であった．詳細は，注30の文献を参照のこと．また，胃ろう造設をした人の中で，認知症が原因疾患である割合が，病院等に比べて介護施設で大きくなっている．特別養護老人ホームを対象にした別の調査でも，胃ろうとなった原因で「認知症により口から食べることが困難となった」人の割合は約25%を占めた．この調査結果の概要は，次の報告書を参照のこと．全国老人福祉施設協議会．特別養護老人ホームにおける胃ろう等による経管栄養に関する実態調査 報告書サマリ．2011年11月22日．http://www.roushikyo.or.jp/contents/research/other/detail/121

(34) この調査は，全国の，胃ろうを造設する病院，増設後の患者を受け入れる介護保険施設，訪問看護ステーションから無作為抽出された施設と，抽出された介護保険施設等を利用する患者の家族を対象に，質問紙を使って行われた．調査結果の詳細は，次の報告書を参照すること．医療経済研究機構．胃ろう造設及び造設後の転帰等に関する調査研究事業報告書．2013年3月．https://www.ihep.jp/publications/report/elderly_search.php?y=2013

(35) Kawasaki A, Matsushima M, Miura Y et al. Recognition of and intent to use gastrostomy or ventilator treatments in older patients with advanced dementia: differences between laypeople and healthcare professionals in Japan. *Geriatr Gerontol Int.* 2015; 15(3): 318-325.

(36) このほか，看護師を対象にした調査もある．仮想症例で示された認知症終末期の患者に対して胃ろうを選択するという回答をした看護師は4人に1人であったが，看護師自身が患者の立場であったらどうするかも尋ねたところ，胃ろうを選択する人は10人に1人であった．そして，看護師自身が患者の立場であったなら，「死んでもよいから経口摂取を継続」することを選択した人は，ほぼ3人に1人を占めた．詳細は，次の資料を参照のこと．日本老年医学会．高齢者の摂食嚥下障害に対する人工的な水分・栄養補給法の導入をめぐる意思決定プロセスの整備とガイドライン作成．2012年3月．http://www.jpn-geriat-soc.or.jp/josei/pdf/h22_jigyousaitaku.pdf および，田中美穂，児玉聡．朝日新聞デジタル apital「終末期医療を考える 終の選択 穏やかな死を探して」《10》認知症患者への胃ろう，どうしたらいい？．2015年12月7日．http://www.asahi.com/apital/articles/SDI201512034245.html?iref=com_api_hea_endoflifelist

(37) 鈴木裕．認知症患者への胃瘻の適応（第5土曜特集 老年医学・高齢者医療の最先端——老化，高齢者医療の最先端 終末期医療）．医学のあゆみ．2011; 239(5): 569-572.

(38) 上野文昭．PEGの歴史（特集 経皮内視鏡的胃瘻造設術（PEG）とケアの実際——知っておきたい知識）．臨床看護．2003; 29(5): 630-632.

(39) このような技術の進歩と同時に，診療報酬制度の変遷にも留意が必要である．それまでは，入院治療が標準的であったことや，医療費の支払い方法として一つひとつの診療行為の単価を算定してそれらを積み上げて合計する「出来高払い」が用いられていたことから，胃ろうよりも診療報酬の高い中心静脈栄養法が使われていた．ところが，2002年度の診療報酬改定で，一般病棟，療養病棟，老人病棟，有床診療所療養病床などへの入院期間が180日を超える患者を対象に，入院基本料などの基本点数の85%を特定療養費として給付，残りの15%が患者の自己負担となった．また，入院基本料の施設基準の見直しで平均在院日数が短縮され，特定機能病院の入院医療費の支払い方法が原則として「包括払い」に変わった．詳細は，注37，40の文献，および，次の文献を参照のこと．厚生労働省．平成14年度社会保険診療報酬等の改定概要．http://www.mhlw.go.jp/topics/2002/02/dl/tp0222-1a.pdf

(40) 花岡智恵，鈴木亘．介護保険導入による介護サービス利用可能性の拡大が高齢者の長期入院に与えた影響．医療経済研究．2007; 19(2): 111-127.

(41) また，文献調査によると，2000年代半ば頃から胃ろうが患者の手足の抑制や無益な延命につながる恐れがあるといった問題点を指摘する論文が急増したことが指摘されている．詳細は注9の中村享子氏の文献を参照すること．

(42) 杉島優子．高齢者の胃ろうをめぐる社会意識の変容——1994年～2012年の新聞記事の分析を通して．立命館人間科学研究．2015; (32): 19-33.

(43) 朝日新聞（朝日新聞，朝日新聞デジタル，週刊朝日，アエラ），毎日新聞（毎日新聞，週刊エコノミスト），読売新聞各社の記事データベースを使って，「胃ろう AND 延命」というキーワードで全期間の記事を検索したところ，朝日新聞116件，毎日新聞35件，読売新聞82件がヒットした．おおむね2010年～2014年に記事が集中しており，朝日新聞では96件，毎日新聞23件，読売新聞58件であった（検索日は2016年7月11日）．

(44) 読売新聞「胃ろうの使い方見直す動き 過剰な使用疑問視 穏やかな最期へ指針急務（解説）」(2010年12月

14日）

(45) 平穏死，自然死という言葉が広まるようになった数年前から胃ろうへの風当たりが強くなってきたという指摘もなされている．朝日新聞 迫る2025ショック取材班「第2章 難しい『平穏な在宅死』」『日本で老いて死ぬということ―― 2025年，老人「医療・介護」崩壊で何が起こるか』朝日新聞出版．2016年．pp. 50-54.

(46) 中日新聞「新手『寝たきりアパート』 訪問看護で不正請求か 医師が『指示書』乱発 名古屋の業者運営 愛知，岐阜で12ヶ所」(2010年5月2日)

(47) 中日新聞「看取りビジネス1～4」(2010年5月3日～5日，7日)

(48) 朝日新聞「(耕論) 胃ろうと人生の終幕」(2012年4月18日)，および，中村仁一「第2章 『できるだけの手を尽くす』は『できる限り苦しめる』」『大往生したけりゃ医療とかかわるな――「自然死」のすすめ』幻冬舎．2012年．pp. 68-70.

(49) 例えば次の新聞記事がある．産経新聞「ゆうゆうLife 口から食べられなくなったら… 特養での胃ろうに疑問の声」(2010年9月16日)，読売新聞「医療ルネサンス 胃ろうを考える」(2011年10月～11月)，朝日新聞「胃ろう，長短話し合って」(2011年12月14日)，神戸新聞「胃ろうを知る 高齢者介護の現場から，インタビュー編」(2013年5月～6月)

(50) 神戸新聞「『胃ろう』どう付き合う 高齢化進み国内に40万人 終末期医療で指針 中止も選択肢の一つ 生理的で安全な方法 回復や延命を期待」(2013年4月29日)

(51) 早川幸子．「胃ろう」造設術の診療報酬が大幅削減！ バッシングの末に起きた不可解な現実．ダイヤモンドオンライン．2014年12月18日．http://diamond.jp/articles/-/63908

(52) 中日新聞 つなごう医療 中日メディカルサイト「先入観で広がる『胃ろう拒否』 医療現場に混乱・困惑」(2013年8月27日)

(53) 日本老年医学会．「高齢者の終末期の医療およびケア」に関する日本老年医学会の「立場表明」2012．2012年1月28日．http://www.jpn-geriat-soc.or.jp/proposal/pdf/jgs-tachiba2012.pdf

(54) 日本老年医学会．高齢者ケアの意思決定プロセスに関するガイドライン――人工的水分・栄養補給の導入を中心として．2012年6月27日．http://www.jpn-geriat-soc.or.jp/proposal/pdf/jgs_ahn_gl_2012.pdf

(55) 諸外国では，主に次のような指針が策定されている．英国では，国立保健医療研究所（National Institute for Health and Care Excellence, NICE）による「医療福祉に関する認知症患者とその介護者サポートに関する指針」で，嚥下障害が一時的なもので，再び口から食べられるようになることが予測されるような場合は，経腸栄養法などの人工栄養補給が検討されるべきとしている．しかし，病気の進行によって嚥下障害や食べる意欲を喪失したことが明らかな重度の認知症患者の場合には，一般的には，人工栄養補給を用いるべきではないと勧告している．また，王立内科医協会と英国消化器病学会の作業部会報告書でも，進行した認知症患者に胃ろうを付けることには十分な根拠がなく，一般的には，進行した認知症患者に胃ろうを付けるべきではないと明記されている．州静脈経腸栄養学会の指針は，根拠のレベルが高い勧告として，重度の記憶障害で断片しか覚えておらず最終的には無言となる，基本的な日常生活動作をすべて他者に依存する，といった「重度の認知症患者」に対して，チューブを使った栄養補給の導入を推奨しないと述べている．そして，大半の重度認知症患者のケースでは，患者それぞれのニーズや体の状態などに応じて，人の手で食事を介助することが最善の代替案とする見解が示されている．また，米国老年医学会の立場表明も，寝たきりで歩きまわることや話をすることがほとんどできない，進行した認知症の高齢患者に対するチューブを使った栄養補給は推奨されないと明記している．詳細は次の文献を参照のこと．NICE. Clinical Guidance 42 Dementia: supporting people with dementia and their carers in health and social care. published date: November 2006 last updated: May 2016. 注30の文献．Volkert, D. ESPEN Guidelines on Nutrition in Dementia (36th ESPEN Congress, Geneva, Switzerland). 9 September 2014. http://www.espen.org/presfile/Volkert_2014.pdf Brooke J, Ojo O. Enteral Nutrition in Dementia: A Systematic Review. *Nutrients.* 2015; 7: 2456-2468. doi:10.3390/nu7042456. American Geriatrics Society Ethics Committee and Clinical Practice and Models of Care Committee. American Geriatrics Society Feeding Tubes in Advanced Dementia Position Statement. *J Am Geriatr Soc.* 2014; 62(8): 1590-1593.

(56) 高齢者の医療をめぐっては，口から食べられるようにする食事介助や訓練が必要となるものの，急性期医療の現場ではそうした介助や訓練を行う余裕がなく，退院・転院に向けて胃ろうを作るよう勧められることが少なくないという．背景には，胃ろうを作る技術が良くなり安全になったこと，国の政策等で急性期病院の平

均在院日数の短縮が行われていることがあるとの指摘がある．また，人工栄養補給を行わないことへの家族の自責の念などがあるという．以下の文献が参考になる．原健二．第51回日本老年医学会学術集会記録〈パネルディスカッションⅢ：高齢者終末期における栄養を取り巻く諸問題〉1. 療養型病院における終末期の栄養のあり方．日本老年医学会雑誌．2009; 46(6): 511-513．小関辰美，渡辺茂．レポート第15回PEG・在宅医療研究会．*Nutrition Care.* 2011; .4(1): 103-105．仲口路子．PEG（胃ろう）問題——認知症高齢者へのPEGの適応について．*Core Ethics.* 2012; 8: 291-303.

(57) 胃ろうを作る手術を年間50件以上行っている医療機関の場合，胃ろうを作った後，1年以内に回復して胃ろうを外し，再び口から食べられるようになった患者が一定数以上にならないと，医療機関の収入が減るような仕組みとなった．しかしこのため，胃ろうを外す患者の割合を増やそうとして，胃ろうによる栄養補給が必要と考えられるものの1年以内に外せる可能性が低いといった患者に対して，胃ろう造設を避ける動きが出ないかという不安も指摘されている．朝日新聞「胃ろう外せる患者 増える？　再び口から食事，リハビリ促す」(2014年6月17日)

(58) 病院を対象にした調査では，胃ろう造設数が50件以上の施設において，実施件数が2013年度の82.6件（平均値）から2014年度には78.3件（同）に減少している．調査の詳細は，次の文献を参照のこと．厚生労働省中央社会保険医療協議会総会第313回．診療報酬改定結果検証部会からの報告について 総-5-1 平成26年度診療報酬改定の結果検証に係る特別調査の速報案について．2015年11月18日．http://www.mhlw.go.jp/file/05-Shingikai-12404000-Hokenkyoku-Iryouka/0000104471.pdf

(59) 厚生労働省保険局医療課．平成26年度診療報酬改定の概要．2014年4月15日版．http://www.mhlw.go.jp/file/06-Seisakujouhou-12400000-Hokenkyoku/0000039891.pdf

(60) 松香芳三，笈田育尚，熊田愛，縄稚久美子，西山憲行，菊谷武，窪木拓男．家族の介護により経口摂取が可能となり，胃瘻から脱却した症例．老年歯科医学．2009; 24(2): 91-96.

(61) 週刊朝日「シリーズ 胃ろうを考える 1 『胃ろう』は外せるか，挑む高齢者施設」(2015年4月17日)

(62) 朝日新聞「『胃ろう，エイリアンだ』 自民・石原幹事長が発言」(2012年2月7日)

(63) 厚生労働省．人生の最終段階における医療に関する意識調査報告書．2014年3月．http://www.mhlw.go.jp/seisakunitsuite/bunya/kenkou_iryou/iryou/saisyu_iryou/dl/saisyu_iryou09.pdf

(64) 2008年に行われた意識調査では，「自分が高齢で脳血管障害や認知症等によって日常生活が困難となり，治る見込みがなく，全身状態が極めて悪化した場合，どのような治療を中止したいか」尋ねたところ，最も多かったのは①「人工呼吸器など生命維持のために特別に用いられる治療まで中止」を選択した人たちで40%，②「胃ろう等の栄養補給まで中止」は約14%，③「点滴等の水分補給など一切の治療を中止」が約18%であった．注63の2013年調査の文献における質問と異なるため，正確に比較することはできないが，②に加え，③を選択した人も，胃ろうを希望しない人に含まれると考えると，胃ろうを希望しない人はおよそ3割程度と考えられる．2008年と2013年の意識調査結果を比較すると，胃ろうを希望しない人が2008年には3割程度であったのが，2013年では8割近くに増えたことになる．背景には，2010年ごろから本格化した胃ろうへの批判や，人工栄養・水分補給に関するガイドラインの策定などが関連している可能性がある．2008年の意識調査結果の詳細は次の資料を参照のこと．厚生労働省．終末期医療のあり方に関する懇談会「終末期医療に関する調査」結果について．2010年12月．http://www.mhlw.go.jp/seisakunitsuite/bunya/kenkou_iryou/iryou/saisyu_iryou/dl/saisyu_iryou11.pdf

(65) ヨミドクター（読売新聞）「さよならを言う前に～終末期の医療とケアを語りあう～ 『延命治療』とは何か？　無意味な治療と必要な治療を分けるもの…この生命は誰のもの？」(2016年7月7日) https://yomidr.yomiuri.co.jp/article/20160630-OYTET50028/?catname=anshin_senior-sayonara

(66) ヨミドクター（読売新聞）「編集長インタビュー 在宅医療に取り組む緩和ケア医・新城拓也さん (3) 看取りの現場から，「尊厳死」こう考える」(2015年10月19日) https://yomidr.yomiuri.co.jp/article/20151019-OYTEW55260/?catname=column_interview

**第三章**

(1) 関根透・渡邉久美「リビング・ウィル」酒井明夫，藤尾均，森下直貴，中里巧，盛永審一郎編集『新版増補生命倫理事典』太陽出版．2010年．pp. 921-922.

(2) 生命維持治療とは，患者に医療を提供する者が，患者の生命を維持するのに必要と考える治療を指し，維持

に必要との判断は，治療・措置の種類だけでなく治療・措置を行う状況にもよる．新井誠監訳，紺野包子翻訳『イギリス 2005 年意思能力法・行動指針』民事法研究会．2009 年．pp. 11, 196.

(3) 赤林朗，甲斐一郎，伊藤克人，津久井要．アドバンス・ディレクティブ（事前指示）の日本社会における適用可能性――一般健常人に対するアンケート調査からの考察．生命倫理．1997; 7(1): 31-40.

(4) 水野俊誠「第 9 章 インフォームド・コンセント 2」赤林朗編『入門・医療倫理 I〔改訂版〕』勁草書房．2017 年．p. 171.

(5) 田中美穂，前田正一．日医総研ワーキングペーパー No. 329 米国 50 州・1 特別区の事前指示法の現状分析――終末期医療の意思決定に関する議論の構築に向けて．2014 年．http://www.jmari.med.or.jp/research/research/wr_562.html

(6) 新谷一朗「第 10 章 アメリカにおける尊厳死」シリーズ生命倫理学編集委員会編『シリーズ生命倫理学 5 安楽死・尊厳死』丸善出版．2012 年．pp. 187-189.

(7) 英語では Health Care Decisions Law と表記される．法律は次のサイトを参照すること．California Probate Code Division 4.7 Health Care Decisions. http://leginfo.legislature.ca.gov/faces/codes_displayexpandedbranch.xhtml?tocCode=PROB&division=4.7.&title=&part=&chapter=&article=

(8) 指示が有効となる状況の指定は州によって異なるが，おおむね，終末期，遷延性意識障害，判断能力の喪失といった状態になった時である．

(9) 登録は任意で，10 ドルかかる．まず，州務長官の登録ホームページにアクセスするなどして，登録書類を入手して記入する必要がある．次に，記入したら，登録書面（場合によっては事前指示の書面も）と 10 ドルの小切手を州務長官登録システム宛に郵送する．詳細は，次の州務長官のサイトを参照のこと．California Secretary of State. Advance Health Care Directive Registry. http://www.sos.ca.gov/registries/advance-health-care-directive-registry/

(10) 新井誠監訳，紺野包子翻訳「第 9 章 治療を拒否する事前の意思決定について本法はどのように規定していますか？」『イギリス 2005 年意思能力法・行動指針』民事法研究会．2009 年．pp. 190-203. 9 What does the Act say about advance decisions to refuse treatment? In *Mental Capacity Act 2005 Code of Practice*. 2007.

(11) NHS Improving Quality. Advance decisions to refuse treatment: A guide for health and social care professionals. 2014.

(12) ここでいう「意思能力」とは，特定の意思決定を，必要なときに自分で行うことのできる能力を指す．重大な意思決定や日常の場面でさまざまな判断をする能力に加え，治療行為への同意や，商品購入・遺言作成など，自分や他者に法的な影響力をもたらす意思決定能力も含む．詳細は，次の文献を参照のこと．新井誠監訳，紺野包子翻訳「第 4 章 本法は意思決定能力をどのように定義していますか？ 能力はそもそもどのように判定されるべきですか？」『イギリス 2005 年意思能力法・行動指針』民事法研究会．2009 年．pp. 108-109. 4 How does the Act define a person's capacity to make a decision and how should capacity be assessed? In *Mental Capacity Act 2005 Code of Practice*. 2007.

(13) 治療を拒否する権利，将来，判断できなくなった場合に備えて，自分の代わりに治療に関する判断をしてくれる人を指名する医療代理権などを規定した法律．

(14) 米国の場合，州によっては，生命維持治療の中止や差し控えだけでなく，治療の提供についても指示することができるが，英国の法律で定められているのは「治療拒否権」のみである．

(15) 池辺寧「代理決定」酒井明夫，藤尾均，森下直貴，中里巧，盛永審一郎編集『新版増補 生命倫理事典』太陽出版．2010 年．p. 623.

(16) 渡部朗子．アメリカの成年後見制度．千葉大学 社会文化科学研究．1998; 2: 189-213.

(17) 英語では，Durable Power of Attorney for health care などと表記される．

(18) 新井誠．成年後見法体系の構築――ドイツ成年者世話法とわが国の成年後見制度の比較から学ぶもの．実践 成年後見．2010;(33): 4-16.

(19) 田中美穂，児玉聡．英国の終末期医療における意思能力法 2005 の現状と課題――任意後見である永続的代理権と独立意思能力代弁人の意義をめぐって．生命倫理．2014; 24(1): 96-106.

(20) American Bar Association. State Health Care Power of Attorney Statutes: Selected Characteristics. 1 January 2017. http://www.americanbar.org/content/dam/aba/administrative/law_aging/state-health-care-power-of-attorney-statutes.authcheckdam.pdf

(21) 英語では，Lasting Power of Attorney（LPA）for health and care decisions と表記される．LPA には，身上福祉に関するものと，財産管理に関するものがあり，2005 年意思能力法では身上福祉に関する LPA が新たに法制化された．

(22) 新井誠監訳，紺野包子翻訳「第 7 章　永続的代理権について本法はどう規定していますか？」『イギリス 2005 年意思能力法・行動指針』民事法研究会．2009 年．pp. 159-175．および，7 What does the Act say about Lasting Powers of Attorney? In *Mental Capacity Act 2005 Code of Practice*. 2007.

(23) Office of the Public Guardian. A guide to making your lasting power of attorney, When an LPA can be used. https://www.lastingpowerofattorney.service.gov.uk/home#/guide/topic-when-an-lpa-can-be-used

(24) Office of the Public Guardian. LPA for health and care decisions: make and register (complete pack). https://www.gov.uk/government/publications/make-a-lasting-power-of-attorney

(25) 登録費用は原則 110 ポンド（1 ポンド約 145 円で計算すると，日本円で約 15,950 円）.

(26) 成年後見センター・リーガルサポート．医療行為における本人の意思決定支援と代行決定に関する報告及び法整備の提言．2014 年 5 月．https://www.legal-support.or.jp/akamon_regal_support/static/page/main/pdf/act/index_pdf10_02.pdf

(27) 2016 年 5 月，成年後見制度の利用の促進に関する法律（http://www.cao.go.jp/seinenkouken/law/sokusinhou.html）が施行された．同法第 3 条基本理念において，「……成年被後見人等の財産の管理のみならず身上の保護が適切に行われるべきこと等の成年後見制度の理念を踏まえて行われることとする」と規定された．そのうえで，第 11 条基本方針において，医療・介護等を受ける際に意思を決定することが困難な成年被後見人等が，円滑に必要な医療・介護を受けることができるような支援のあり方について，「成年後見人等の事務の範囲を含め検討を加え，必要な措置を講ずること」が明記された．今後，医療・介護についても，成年後見人等の事務の対象とするための検討が行われる可能性がある．同法に基づき 2017 年 3 月に閣議決定された成年後見制度利用促進基本計画（http://www.cao.go.jp/seinenkouken/keikaku/index.html）の成年後見制度の利用促進に向けて総合的かつ計画的に講ずべき施策において，医療・介護等に関わる意思決定が困難な人への支援等の検討として，「今後，政府においては，このような考え方を基本として，
・人生の最終段階における医療に係る意思確認の方法や医療内容の決定手続きを示した「人生の最終段階における医療の決定プロセスに関するガイドライン」等の内容や，
・人生の最終段階における医療や療養について患者・家族と医療従事者があらかじめ話し合う自発的なプロセス（アドバンス・ケア・プランニング）の考え方
も参考に，医療や福祉関係者等の合意を得ながら，医療・介護等の現場において関係者が対応を行う際に参考となるような考え方を指針の作成等を通じて社会に提示し，成年後見人等の具体的な役割等が明らかになっていくよう，できる限り速やかに検討を進めるべきである」と明記された．ただ，成年後見人等の事務の範囲に「生命維持治療の差し控え・中止等」も対象とするかどうかについては，依然として不透明である．

(28) 日本弁護士連合会．医療同意権がない者の医療同意代行に関する法律大綱．2011 年 12 月．http://www.nichibenren.or.jp/library/ja/opinion/report/data/111215_6.pdf

(29) 生命倫理百科事典 翻訳刊行委員会編「事前指示と事前ケア計画」『生命倫理百科事典 第 II 巻』丸善出版．2007 年．pp. 1258-1263.

(30) 欧米諸国をはじめ，韓国，台湾，タイ，シンガポールといったアジアの一部の国・地域では，事前指示に関する法律が作られている．事前指示に関する世界の概況，アジア諸国の概況については，次の文献を参照のこと．岡村世里奈．事前指示をめぐる世界の状況と日本．病院．2013; 72(4): 281-285．および，京都大学大学院文学研究科 応用哲学・倫理学教育研究センター（CAPE）生命倫理プロジェクト．国際高等研究所・国際ワークショップ 終末期医療の倫理：報告．2016 年 6 月．http://www.cape.bun.kyoto-u.ac.jp/wp-content/uploads/2014/03/67741ee2a9b734a044f0048e00fe1278.pdf

(31) Olick RS. *Taking Advance Directives Seriously Prospective Autonomy and Decisions Near the End of Life.* Georgetown University Press. 2001. pp. 22

(32) 米国では，1990 年制定の連邦患者自己決定法において，医療・福祉施設に対し，入院時に患者には医療に関する意思決定を行う権利があるということを書面で伝える，患者に事前指示を持っているかどうかを確認するといったことが義務付けられた（American Bar Association. What is the Patient Self-Determination Act? http://www.americanbar.org/groups/public_education/resources/law_issues_for_consumers/patient_self_

determination_act.html）．1993 年には患者の事前指示からは代行決定者がわからない場合の該当者リストや医療従事者の免責などが規定した統一医療決定法（案）が提案され，各州に採用が促された．また，米国全州・特別区の事前指示関連法の内容については，注 5 の文献が参考になる．

(33) 米国では，1976 年，ニュージャージー州最高裁が，遷延性植物状態の患者の呼吸器を外すことを認めた．いわゆる「クインラン事件判決」である．この後，米国では 1976 年にカリフォルニア州で患者の事前指示に法的効力を認める自然死法が成立し，1990 年には患者の自己決定権を法制化する連邦法が成立するなどして，患者の自己決定に基づく治療の差し控えや中止が認められるようになった．

(34) Pew Research Center. Views on End-of-Life Medical Treatments: Growing Minority of Americans Say Doctors Should Do Everything Possible to Keep Patients Alive. 21 November 2013. http://www.pewforum.org/2013/11/21/views-on-end-of-life-medical-treatments/

(35) ただし，年齢区分別に見ると，20 〜 39 歳で 0.6%，40 〜 59 歳で 1.8%，60 歳以上で 6.0%とばらつきがみられる．詳細は次の資料を参照のこと．厚生労働省．人生の最終段階における医療に関する意識調査報告書．2014 年 3 月．http://www.mhlw.go.jp/seisakunitsuite/bunya/kenkou_iryou/iryou/saisyu_iryou/dl/saisyu_iryou09.pdf　および，e-Stat．平成 24 年度人生の最終段階における医療に関する意識調査 2 一般国民クロス集計表．http://www.e-stat.go.jp/SG1/estat/List.do?lid=000001117962

(36) 患者のリビング・ウィルが尊重された結果，日本の医療現場でどのくらい治療の差し控え・中止につながったかについては，全国規模でかつ客観的なデータは無い．ただ，朝日新聞社と日本老年医学会の共同調査（2012 年）で，回答した同学会の医師会員 1000 人のうち，胃ろうなど人工栄養法を中止したことがあると回答した人は約 2 割であった．このうち，本人の意思を理由に中止したのは 7%であった．また，人工栄養法の差し控えをしたことがあると回答した医師は 5 割弱で，本人の意思を家族から伝えられたという理由で差し控えたのはおよそ 4 割であった．これとは別に，日本尊厳死協会の調査（2016 年）では，回答した，亡くなった会員の遺族 910 人中，85%の 773 人がリビング・ウィルを医療従事者らに伝えていた．このうち，リビング・ウィルが「十分受け入れられた」「どちらかといえば受け入れられた」と回答した人が 9 割を占めたという．これらの調査結果は，次の新聞記事や資料を参照すること．朝日新聞「人工栄養中止 医師 2 割経験　胃ろうの手順整備 老年医学会」(2012 年 6 月 24 日)．日本尊厳死協会．2016 年「ご遺族アンケート」結果．*Living Will.* 2017; (165): 10-12.

(37) 分析対象は，居住国別に米国 1,006 人，イタリア 1,000 人，日本 1,000 人，ブラジル 1,233 人．日本については調査対象全員が日本国籍保有者である．なお，年齢層別の書面保有者の割合については，同財団にメールで問い合わせて得られたデータである．Hamel L, Wu B, Brodie M. Views and Experiences with End-of-Life Medical Care in Japan, Italy, the United States, and Brazil: A Cross-Country Survey. The Henry J. Kaiser Family Foundation. 27 April 2017. Kaiser Family Foundation/The Economist. Four-Country Survey on Aging and End-of-Life Medical Care. April 2017. http://www.kff.org/other/report/views-and-experiences-with-end-of-life-medical-care-in-japan-italy-the-united-states-and-brazil-a-cross-country-survey/

(38) 樋口範雄．リビングウィルと法．病院．2013; 72(4): 266-269. Glick KL, Mackay KM, Balasingam S, Dolan KR, Casper-Isaac S. Advance directives: barriers to completion. *J N Y State Nurses Assoc.* 1998; 29(1): 4-8. Rid A, Wendler D. Use of a patient preference predictor to help make medical decisions for incapacitated patients. *J Med Philos.* 2014; 39(2): 104-129.

(39) 松田純．尊厳死と安楽死——「死ぬ権利」の法制化は「尊厳ある最期」を保障できるか．思想．2017; (1114): 74-97.

(40) Emanuel LL, Danis M, Pearlman RA, Singer PA. Advance care planning as a process: structuring the discussions in practice. *J Am Geriatr Soc.* 1995; 43(4): 440-446.

(41) Seymour J, Horne G. Chapter2 Advance Care Planning for the end of life: an overview. In Thomas K, Lobo B. *Advance Care Planning in End of Life Care.* Oxford University Press. 2011. pp. 17-19.

(42) Singer PA, Robertson G, Roy DJ. Bioethics for clinicians: 6. Advance care planning. *CMAJ.* 1996; 155(12): 1689-1692.

(43) アドバンス・ケア・プランニングは，英語で Advance Care Planning と表記される．日本語では，事前（医療）ケア計画，患者の意思決定支援計画などと呼ばれる．

(44) NHS End of Life Care Programme. Advance Care Planning: A Guide for Health and Social Care Staff.

February 2007.

(45) NHS Improving Quality. Capacity, care planning and advance care planning in life limiting illness. 2014 (review date August 2016).

(46) 大関令奈．アドバンス・ケア・プランニングとは何か？　緩和ケア．2012; 22(5): 403-406.

(47) Teno JM, Nelson HL, Lynn J. Advance care planning. Priorities for ethical and empirical research. *Hastings Cent Rep*. 1994; 24(6): S32-36.

(48) 新井誠監訳，紺野包子翻訳「第5章　本法のいう最善の利益とは何ですか？」『イギリス2005年意思能力法・行動指針』民事法研究会．2009年．pp. 125-142. NHS End of Life Care Programme. *Advance Care Planning: A guide for Health and Social Care Staff*. 2007 (revised 2008).

(49) PPCとは，Preferred Priorities of Careのこと．

(50) もともとは，Preferred *Place* of Careと呼ばれていた．

(51) Reynolds J, Croft S. Applying the preferred priorities for care document in practice. *Nurs Stand*. 2011; 25 (36): 35-42.

(52) Cancer Research UK. What is the Preferred Priorities of Care (PPC) document? http://www.cancerresearchuk.org/about-cancer/cancers-in-general/cancer-questions/preferred-priorities-for-care

(53) Storey L, Betteley A. Chapter11 Preferred priorities for care: an Advance Care Planning process. In Thomas K, Lobo B. *Advance Care Planning in End of Life Care*. Oxford University Press. 2011. pp. 125-131.

(54) Department of Health. End of Life Care Strategy: Promoting high quality care for all adults at the end of life. 2008. https://www.gov.uk/government/uploads/system/uploads/attachment_data/file/136431/End_of_life_strategy.pdf

(55) NHS Improving Quality. Preferred Priorities for Care. 1 February 2011.

(56) Wilkinson AM. Chapter17 Advance Directives and Advance Care Planning: the US experience. In Thomas K, Lobo B. *Advance Care Planning in End of Life Care*. Oxford University Press. 2011. pp. 189-204.

(57) 英語ではそれぞれ，Respecting Choices，Five Wishes，Physician Orders for Life Sustaining Treatment (POLST) と呼ばれる．詳細は注56の文献を参照すること．

(58) 米国では，28州がポルストに関連する州法や認定プログラムを有している．州によって呼び名が異なり，Physician Orders for Life Sustaining Treatment，Physician Orders for Scope of Treatment (POST), Medical Orders for Scope of Treatment (MOST), Medical Orders for Life-Sustaining Treatment (MOLST), Clinician Orders for Life-sustaining Treatment (COLST) などと呼ばれている．詳細は次の資料を参照すること．American Bar Association Commission on Law and Aging. Health Care Decision-Making: POLST Program Legislative Comparison Chart. as of 2/15/2015. http://www.americanbar.org/content/dam/aba/administrative/law_aging/POLST_Legislative_Chart.authcheckdam.pdf　American Bar Association Commission on Law and Aging. Health Care Decision-Making: Summary of Health Care Decision Statutes Enacted in 2015-16. http://www.americanbar.org/content/dam/aba/administrative/law_aging/2016_HCPALegislativeUpdate.authcheckdam.pdf

(59) Centers for Medicare & Medicaid Services. Physician Fee Schedule, Frequently Asked Questions about Billing the Physician Fee Schedule for Advance Care Planning Services. 14 July 2016. https://www.cms.gov/Medicare/Medicare-Fee-for-Service-Payment/PhysicianFeeSched/Downloads/FAQ-Advance-Care-Planning.pdf　Wall Street Journal (Online). End-of-Life Discussions Will Be Reimbursed by Medicare; Move marks a turning point after a similar proposal was dropped from the Affordable Care Act. 30 Oct 2015.

(60) 朝日新聞アピタル「最期の医療，どう実現する？　樋口範雄東大教授に聞く（下）」(2016年2月26日)

(61) The New York Times. Can We Have a Fact-Based Conversation About End-of-Life Planning? 10 September 2014. http://www.nytimes.com/2014/09/11/upshot/can-we-have-a-fact-based-conversation-about-end-of-life-planning.html

(62) ウォール・ストリート・ジャーナル日本版「終末期治療を患者と話し合う医師に米公的医療保険が報酬支払いへ」(2015年11月1日)

(63) The New York Times. Coverage for End-of-Life Talks Gaining Ground. 30 August 2014. http://www.nytimes.com/2014/08/31/health/end-of-life-talks-may-finally-overcome-politics.html

(64) The New York Times. Medical and Health News That Stuck With Us in 2015. 28 December 2015. http://www.nytimes.com/interactive/2015/12/28/health/2015-top-health-medical-stories.html?_r=0

(65) 厚生労働省．第 125 回中央社会保険医療協議会総会 平成 20 年度診療報酬改定について．http://www.mhlw.go.jp/shingi/2008/02/dl/s0213-4a.pdf

(66) 厚生労働省．第 32 回社会保障審議会医療保険部会 資料1-8 終末期相談支援料について．2009 年 7 月 15 日．http://www.mhlw.go.jp/shingi/2009/07/dl/s0715-16h.pdf

(67) 厚生労働省．平成 22 年度診療報酬改定 第 2 改定の概要 2．平成 22 年度診療報酬改定における主要改定項目について．http://www.mhlw.go.jp/bunya/iryouhoken/iryouhoken12/dl/index-003.pdf

(68) 朝日新聞「最期の治療 私らしく 国立長寿医療研究センター 呼吸器・胃ろう・流す音楽まで 患者と病院対話で選ぶ」(2012 年 10 月 2 日)，日本経済新聞「終末期の医療，事前に話す 患者・家族が意思共有 取り組み広がる」(2015 年 9 月 13 日)，中国新聞「終末期『心づもり』医師と 広島県地対協が取り組み」(2014 年 3 月 3 日)

(69) 横江由理子．スマイルチームによるアドバンス・ケア・プランニングの実践．*Nursing Today*. 2013; 28(3): 38-42.

(70) 広島県地域保健対策協議会．もしもの時のために伝えておきたいこと Advance Care Planning (ACP). http://citaikyo.jp/other/20140303_acp/

(71) 厚生労働省．患者の意思を尊重した人生の最終段階における医療体制について．事業概要．http://www.mhlw.go.jp/file/06-Seisakujouhou-10800000-Iseikyoku/0000095346.pdf

(72) 国立長寿医療研究センター．平成 26 年度 人生の最終段階における医療体制整備事業 総括報告書．http://www.ncgg.go.jp/zaitaku1/pdf/eol/hokoku/hokoku2014.pdf

(73) 国立長寿医療研究センター．平成 27 年度 人生の最終段階における医療体制整備事業 総括報告書．http://www.ncgg.go.jp/zaitaku1/pdf/eol/hokoku/hokoku2015.pdf

(74) 厚生労働省．平成 28 年度各部局の予算案の概要 医政局．http://www.mhlw.go.jp/wp/yosan/yosan/16syokanyosan/dl/gaiyo-02.pdf

(75) Seymour J, Almack K, Kennedy S. Implementing advance care planning: a qualitative study of community nurses' views and experiences. *BMC Palliat Care*. 2010; 9: 4. doi: 10.1186/1472-684X-9-4.

(76) Davison SN, Simpson C. Hope and advance care planning in patients with end stage renal disease: qualitative interview study. *BMJ*. 2006; 333(7574): 886-889.

(77) この調査は，判断能力のある 80 歳以上の入院患者を対象に行われた．調査結果の詳細は，次の文献を参照のこと．Detering KM, Hancock AD, Reade MC, Silvester W. The impact of advance care planning on end of life care in elderly patients: randomised controlled trial. *BMJ*. 2010; 23(340): c1345. http://www.bmj.com/content/bmj/340/bmj.c1345.full.pdf

(78) Hammes BJ, Rooney BL, Gundrum JD. A comparative, retrospective, observational study of the prevalence, availability, and specificity of advance care plans in a county that implemented an advance care planning microsystem. *J Am Geriatr Soc*. 2010; 58(7): 1249-1255.

(79) ここで述べる 3 点以外にも，自由に意思疎通を測ることへの文化的な障壁，医療従事者らが話し合いを始める，あるいは，話し合いを進めるのに必要な技量を持ち合わせていないといったことも指摘されている．次の文献を参照のこと．Henry C, Joseph S. Chapter7 Advance Care Planning for the end of life. In Thomas K, Lobo B. *Advance Care Planning in End of Life Care*. Oxford University Press. 2011. pp. 75.

(80) Stein GL, Fineberg IC. Advance Care Planning in the USA and UK: A Comparative Analysis of Policy, Implementation and the Social Work Role. *Br J Soc Work*. 2013; 43(2): 233-248.

(81) De Vleminck A, Houttekier D, Pardon K, Deschepper R, Van Audenhove C, Vander Stichele R, Deliens L. Barriers and facilitators for general practitioners to engage in advance care planning: a systematic review. *Scand J Prim Health Care*. 2013; 31(4): 215-226.

(82) Robinson L, Dickinson C, Bamford C, Clark A, Hughes J, Exley C. A qualitative study: Professionals' experiences of advance care planning in dementia and palliative care, 'a good idea in theory but …'. *Palliat Med*. 2013; 27(5): 401-408.

(83) Sharp T, Moran E, Kuhn I, Barclay S. Do the elderly have a voice? Advance care planning discussions

with frail and older individuals: a systematic literature review and narrative synthesis. *Br J Gen Pract.* 2013; 63(615): e657–668.
(84) Gramling R, Fiscella K, Xing G, Hoerger M, Duberstein P, Plumb S, Mohile S, Fenton JJ, Tancredi DJ, Kravitz RL, Epstein RM. Determinants of Patient-Oncologist Prognostic Discordance in Advanced Cancer. *JAMA Oncol.* 2016 Jul 14. doi: 10.1001/jamaoncol.2016.1861.
(85) 次の文献内の事例を参考に，理解しやすいよう改変した．Department of Health. The Sixth Year of the Independent Mental Capacity Advocacy (IMCA) Service: 2012/2013. February 2014. pp. 26. https://www.gov.uk/government/uploads/system/uploads/attachment_data/file/280884/The_Sixth_Year_of_the_Independent_Mental_Capacity_Advocacy_v6.pdf
(86) 東京都東村山市．第三回医療・介護連携推進委員会会議録．2015 年 12 月 21 日．https://www.city.higashimurayama.tokyo.jp/shisei/keikaku/shingikai/fukushi/iryoukaigorennkei.files/1221kaigiroku.pdf および，マストマガジン「一人暮らしの認知症高齢者をどう支えるのか――医療同意に見る難しさ」(2016 年 1 月 28 日) http://kaigo-must.jp/mustmagazine/article/3/202/?page=1
(87) 成本迅．第 55 回日本老年医学会学術集会記録〈シンポジウム 3（市民公開講座）：高齢者の終末期医療〉4. 医療現場で直面している意思決定の課題について．日本老年医学会雑誌．2013; 50(5): 635–637. https://www.jstage.jst.go.jp/article/geriatrics/50/5/50_635/_pdf
(88) このような問題は日本だけの問題ではない．米国ニューヨーク・タイムズ紙の記事は次のような指摘をしている．「高齢者の 4%が『無友人高齢者（身寄りのない高齢者)』である：無友人高齢者（the unbefriended elderly）とは，自分で判断できず，事前指示も持っておらず，自分に代わって決定をしてくれる人もおらず，さらには，助けてくれる家族や友人もいない人のことである．もし事前指示を書いていても，誰かがそれを医療者に知らせなければならない．また，自分の代わりに医療上の決定をしてくれる『医療代理人』を指名することができるが，州によっては主治医が代理人になることができない．裁判所が司法後見人を指名することもできるが，多くの高齢者はそのような方法で自分の『自律』を放棄することを望んでいない（When There's No Family. 2013 年 9 月 23 日．http://newoldage.blogs.nytimes.com/2013/09/23/when-theres-no-family/?_r=0 から要約)」．この記事は，受けたい医療や受けたくない医療について話し合う「家族」がいないと，医療に関する希望を医療従事者に伝えたり，自分の代わりに治療の判断をしてくれる人を指名したりすることができなくなる恐れがあることを指摘している．
(89) 内閣府「第 2 節 高齢者の姿と取り巻く環境の現状と動向 1 高齢者の家族と世帯」『平成 28 年版高齢社会白書』．
(90) McPherson M, Smith-Lovin L, Brashears ME. Social Isolation in America: Changes in Core Discussion Networks over Two Decades. *American Sociological Review.* 2006; 71(3): 353–375.
(91) イングランドおよびウェールズの統計である．データは次の文献を参照すること．Office for National Statistics. 2011 Census Analysis: Do the Demographic and Socio-Economic Characteristics of those Living Alone in England and Wales Differ from the General Population? 17 December 2014. http://webarchive.nationalarchives.gov.uk/20160105160709/http://www.ons.gov.uk/ons/dcp171776_387694.pdf
(92) 英国では，孤独を公衆衛生上の深刻な問題と受け止め，自治体と国民保健サービスが孤独解消プログラムを展開しているという．ニューヨーク・タイムズ「ほっとけない！　英米でも増えている孤独な老人」(2016 年 11 月 23 日) http://digital.asahi.com/articles/ASJBX3S3YJBXULPT001.html?iref=comtop_fbox_d1_01
(93) IMCA とは，Independent Mental Capacity Advocacy (or Advocate) の略．
(94) 新井誠監訳，紺野包子翻訳「第 10 章　独立意思能力代弁人制度とはどういうものですか？」『イギリス 2005 年意思能力法・行動指針』民事法研究会．2009 年．pp. 204–219. および，10 What is the new Independent Mental Capacity Advocate service and how does it work? In *Mental Capacity Act 2005 Code of Practice.* 2007. https://www.gov.uk/government/uploads/system/uploads/attachment_data/file/497253/Mental-capacity-act-code-of-practice.pdf
(95) IMCA は，本人が虐待を受けていたり，介護を放棄されたりしている場合などの成人保護事例に関する支援も行う．さらに，2005 年意思能力法が改正され，2009 年 4 月から，ケアホームや病院において，本人の最善の利益に基づき，行動をコントロールするために頻繁に鎮静する，身体拘束するといった，本人から自由を剥奪する場合の支援も加わった．自由の剥奪については，次の文献を参照のこと．Ministry of Justice. Mental

Capacity Act 2005: Deprivation of liberty safeguards - Code of Practice to supplement the main Mental Capacity Act 2005 Code of Practice. 2008. http://webarchive.nationalarchives.gov.uk/20130107105354/http://www.dh.gov.uk/prod_consum_dh/groups/dh_digitalassets/@dh/@en/documents/digitalasset/dh_087309.pdf

(96) 英国における代弁人制度は，2005年意思能力法におけるIMCAの他にも，Care Act 2014におけるIndependent Care Act Advocate (ICAA): 自分のケアに関する意思決定に相当な困難を抱えていて，支援してくれる適切な人がいない人々を支援する，Mental Health Act 2007におけるIndependent Mental Health Advocates (IMHAs): MHA2007に基づき拘束された，あるいは，地域で治療を受けるための指令を受けた人々が，自分のケアや治療に関する決定に参加するのを可能にする，Health and Social Care Act 2012におけるNHS Complaints Advocacy Service: NHSに関する苦情を申し立てたい人を支援する，などがある．詳細は次の文献を参照すること．Social Care Institute for Excellence. Care Act 2014: Commissioning independent advocacy. October 2014, updated March 2015. http://www.scie.org.uk/care-act-2014/advocacy-services/commissioning-independent-advocacy/ 日本弁護士連合会第58回人権擁護大会シンポジウム第二分科会実行委員会．基調報告書「成年後見制度」から「意思決定支援制度」へ〜認知症や障害のある人の自己決定権の実現を目指して〜．2015年10月1日．http://www.nichibenren.or.jp/library/ja/jfba_info/organization/data/58th_keynote_report2_1.pdf

(97) 意思能力法では，提案されている行為や意思決定をする人と利害関係の無い，中立な立場の人によって代弁され支援されるべきと規定している．具体的には，代弁人には，特別な経験を有すること，IMCAになるための訓練を受けていること，人柄が良く熱意があること，何からも独立して行動できること——が求められている．2009年3月からは認定資格を取得できるようになった．取得には，英保健省が支持する教育訓練課程を修める必要がある．注94の文献，および，次の文献を参照のこと．Social Care Institute for Excellence. Good practice guidance for the commissioning and monitoring of Independent Mental Capacity Advocate (IMCA) services. 2010 (review 2013).

(98) Social Care Institute for Excellence. IMCA resource - find an IMCA IMCA providers list (updated October 2014). http://www.scie.org.uk/publications/imca/files/imca_providers.pdf

(99) 2006 No. 1832 MENTAL CAPACITY, ENGLAND: The Mental Capacity Act 2005 (Independent Mental Capacity Advocates) (General) Regulations 2006. http://www.legislation.gov.uk/uksi/2006/1832/pdfs/uksi_20061832_en.pdf 2006 No. 2883 MENTAL CAPACITY, ENGLAND: The Mental Capacity Act 2005 (Independent Mental Capacity Advocates) (Expansion of Role) Regulations 2006. http://www.legislation.gov.uk/uksi/2006/2883/pdfs/uksi_20062883_en.pdf 2007 No. 852 (W.77) MENTAL CAPACITY, WALES: The Mental Capacity Act 2005 (Independent Mental Capacity Advocates) (Wales) Regulations 2007. http://www.legislation.gov.uk/wsi/2007/852/pdfs/wsi_20070852_mi.pdf

(100) 意思決定する内容が医療行為である場合，判断能力が無く治療方針を決めることができない，かつ，事前指示や医療代理権を作成・設定していない場合，最終的な意思決定者は治療を担当する医師などとなる．

(101) Office of the Public Guardian. Making decisions: The Independent Mental Capacity Advocate (IMCA) service second edition. 2007. https://www.gov.uk/government/uploads/system/uploads/attachment_data/file/365629/making-decisions-opg606-1207.pdf

(102) 2008年〜2015年に英国保健省が発行した独立意思能力代弁人制度年次報告書から作成した．最新のデータは次の報告書を参照のこと．Department of Health. The Seventh Year of the Independent Mental Capacity (IMCA) Service 1st April 2013-31st March 2014. March 2015. https://www.gov.uk/government/uploads/system/uploads/attachment_data/file/416341/imca-report.pdf

(103) 日本救急医学会．日本救急医学会・医学用語解説集　DNAR. http://www.jaam.jp/html/dictionary/dictionary/word/0308.htm

(104) IMCAの課題として，代弁人の情報収集・調整能力をどのように担保するのか，支援に時間が掛かるといった点も指摘されている．詳細は，次の文献を参照のこと．田中美穂，児玉聡．英国の終末期医療における意思能力法2005の現状と課題——任意後見である永続的代理権と独立医師能力代弁人の意義をめぐって．生命倫理．2014; 24(1): 96-106. House of Lords Select Committee on the Mental Capacity Act 2005. Report of Session 2013-14 Mental capacity Act 2005: post-legislative scrutiny. 13 March 2014. http://www.publications.parliament.uk/pa/ld201314/ldselect/ldmentalcap/139/139.pdf Redley M, Clare ICH, Luke L,

Holland AJ. Mental Capacity Act (England and Wales) 2005: The Emergent Independent Mental Capacity Advocate (IMCA) Service. *Br J Soc Work*. 2010; 40(6): 1812–1828.

(105) 法律（案）に従い，患者の事前指示に基づいて治療を差し控え・中止した医師は，刑事，民事，行政責任を問われないとする免責規定を柱とする法律案で，13 条で構成される．2012 年に公表されたが，これまで一度も国会に上程されていない．

(106)「認知症高齢者の医療選択をサポートするシステムの開発」プロジェクト．http://j-decs.org/

(107) アドバンス・ケア・プランニング（ACP）研究会．アドバンス・ケア・プランニング（ACP）研究会設立主旨．http://www.ncgg.go.jp/zaitaku1/acp_hp/acp_info/greeting.html

(108) Worldwide Hospice Palliative Care Alliance. World Day 2016. http://www.thewhpca.org/world-day-2016/item/hospice-palliative-care-week-6

**第四章**

(1) 毎日新聞「ことば：2025 年問題」(2016 年 3 月 2 日)，東京新聞「生活図鑑 No. 483 2025 年問題とは？ 団塊の世代 75 歳 負担増が問題」(2014 年 2 月 5 日)

(2) 厚生労働省．平成 26 年（2014）人口動態統計（確定数）の概況 5-1 年次別にみた性別死亡数・率（人口千対）及び死亡性比．http://www.e-stat.go.jp/SG1/estat/List.do?lid=000001137965

(3) 国立社会保障・人口問題研究所．日本の将来推計人口（平成 24 年 1 月推計）推計結果表（出生中位，死亡中位仮定）表 1-8 出生，死亡および自然増加の実数ならびに率．http://www.ipss.go.jp/syoushika/tohkei/newest04/sh2401smm.html

(4) 厚生労働省．平成 26 年（2014）人口動態統計（確定数）の概況 5-5 死亡の場所別にみた年次別死亡数．

(5) 厚生労働省．平成 26 年（2014）人口動態統計（確定数）の概況 5-6 死亡の場所別にみた年次別死亡数百分率．

(6) 厚生労働省．平成 27 年度 第 1 回 都道府県介護予防担当者・アドバイザー合同会議 資料 1 地域包括ケアシステムの構築．2015 年 5 月 19 日．http://www.mhlw.go.jp/file/05-Shingikai-12301000-Roukenkyoku-Soumuka/0000086353.pdf

(7) 新村拓「第三章 近代の医師」『在宅死の時代——近代日本のターミナルケア』法政大学出版局．2001 年．pp. 28–37.

(8)『新撰看護学』(1908 年) では死を判定する際の特徴として「三徴候」を用いている．三徴候死とは，呼吸停止，心停止，瞳孔散大の三つの徴候で，20 世紀前半に普及した医師による死の診断基準．詳細は次の文献を参照すること．新村拓「第八章 看取りにおける終末期の認識とケア」『在宅死の時代——近代日本のターミナルケア』法政大学出版局．2001 年．pp. 116–122．伊藤幸郎「三徴候死」酒井明夫，藤尾均，森下直貴，中里巧，盛永審一郎編『新版増補 生命倫理事典』太陽出版．2010 年．p. 360.

(9) 岡部健「コラム 9 自然死」清水哲郎監修，岡部健，竹之内裕文編『どう生きどう死ぬか——現場から考える死生学』弓箭書院．2009 年．p. 203.

(10)『大辞林 第三刷』(三省堂，1989 年) によると，講は，中世中頃以後，民衆の間で作られた仏事や神事を行うための結社で，寺院・神社などの維持，集団参詣を行っていた．

(11) 新村拓「第八章 看取りにおける終末期の認識とケア」『在宅死の時代——近代日本のターミナルケア』法政大学出版局．2001 年．pp. 110–116.

(12) 新村拓「第十章 変革期にある現代医療」『在宅死の時代——近代日本のターミナルケア』法政大学出版局．2001 年．pp. 138–150.

(13) 岡部健，相澤出，竹之内裕文「1 在宅ホスピスの現場から」清水哲郎監修，岡部健，竹之内裕文編『どう生きどう死ぬか——現場から考える死生学』弓箭書院．2009 年．pp. 13–27.

(14) 本文で触れるガイドライン以外にも，日本学術会議の「体外報告 終末期医療のあり方について——亜急性型の終末期について」(2008 年)，日本救急医学会・日本集中治療医学会・日本循環器学会 3 学会の「救急・集中治療における終末期医療に関するガイドライン～3 学会からの提言～」(2014 年) http://www.jaam.jp/html/info/2014/info-20141104_02.htm などがある．

(15) ガイドラインの策定に先立ち，「グランドデザイン 2007 ——国民が安心できる最善の医療を目指して 各論」(2007 年) の中で，終末期の定義を行っている．詳細は，次のサイトの資料を参照すること．http://

dl.med.or.jp/dl-med/teireikaiken/20080227_1.pdf　http://dl.med.or.jp/dl-med/teireikaiken/20070829_1.pdf
(16) 英語では terminal stage と呼ばれる.
(17) 英語では dying stage と呼ばれる.
(18) 京都大学大学院文学研究科 応用哲学・倫理学教育研究センター（CAPE）. 京都大学国際高等研究所・国際ワークショップ 終末期医療の倫理：報告. 2016 年 6 月. http://www.cape.bun.kyoto-u.ac.jp/wp-content/uploads/2014/03/67741ee2a9b734a044f0048e00fe1278.pdf
(19) 茅根義和. LCP（リバプール・ケア・パスウェイ）とはなにか（特集 再考 看取りのケア――リバプール・ケア・パスウェイを用いた看取りのケアの質向上）. 臨床看護. 2010; 36(14): 1825-1828.
(20) 中里巧「ターミナルケア」「ホスピス」酒井明夫, 藤尾均, 森下直貴, 中里巧, 盛永審一郎編『新版増補生命倫理事典』太陽出版. 2010 年. pp. 629-631, 827-829.
(21) 柏木哲夫「第 1 章 わが国におけるホスピス・緩和ケアの歴史」『ターミナルケアとホスピス』大阪大学出版会. 2001 年. pp. 2-11.
(22) 日本死の臨床研究会. 会則・内規. http://www.jard.info/jard.html# 会則内規
(23) 水野俊誠, 前田正一「第 14 章 終末期医療」赤林朗編『入門・医療倫理 I』勁草書房. 2005 年. pp. 262.
(24) 厚生労働省. 第 19 回緩和ケア推進検討会資料 5 今後の緩和ケアのあり方について（案）. 2016 年 3 月 16 日. http://www.mhlw.go.jp/file/05-Shingikai-10901000-Kenkoukyoku-Soumuka/0000116614.pdf
(25) 厚生労働省 中央社会保険医療協議会総会（第 85 回）. 平成 18 年度診療報酬改定における主要改定項目について. 2006 年 2 月 15 日. http://www.mhlw.go.jp/shingi/2006/02/dl/s0215-3v01.pdf
(26) NPO 法人日本ホスピス緩和ケア協会. 緩和ケア病棟入院料届出受理施設・病床数の年度推移. 2016 年 11 月 15 日現在. http://www.hpcj.org/what/pcu_sii.html
(27) 柏木哲夫「第 2 章 ホスピスの理念」『ターミナルケアとホスピス』大阪大学出版会. 2001 年. p. 12-16.
(28) Clark D, Seymour JE. 4 History and development. In *Reflections on Palliative Care*. Open University Press. 1999. pp. 65-78.
(29) 加藤恒夫. イギリスにおける終末期ケアの歴史と現状――日本への教訓. 海外社会保障研究. 2009; (168): 4-24.
(30) ドゥブレイ S, ランキン M 著, 若林一美監訳「Chapter15 語り継ぐべきこと――ホスピスの理念」『増補新装版 近代ホスピス運動の創始者 シシリー・ソンダース』日本看護協会出版会. 2016 年. p. 437.
(31) Lewis JM. 1 The Religious and the Medical. In *Medicine and Care of the Dying*. Oxford University Press. 2007. pp. 20-29.
(32) 例えば, セント・クリストファー・ホスピスのスタッフが死にゆく患者のスピリチュアルなニーズに対応する方法は, キリストの「汝らここにとどまりて, 我と共に目を覚ましおれ」という言葉に集約されているという. 患者が望むのは, いつも誰かがそこにいてくれる, 親しくそばに一緒にいてくれるということであり, 必要なのは, 理解しようとするまなざしで見つめることである, と考えられている. ドゥブレイ S, ランキン M 著, 若林一美監訳「Chapter11 死の恐怖を越えて――ターミナルケアと宗教」『増補新装版 近代ホスピス運動の創始者 シシリー・ソンダース』日本看護協会出版会. 2016 年. pp. 302-311.
(33) St Christopher's. Dame Cicely Saunders: Her life and work. http://www.stchristophers.org.uk/about/damecicelysaunders
(34) シシリー・ソンダースが初期に作成した鎮痛麻酔薬のパンフレットは, 1993 年には *Oxford Textbook of Palliative Medicine* という教科書的な大書となった. ドゥブレイ S, ランキン M 著, 若林一美監訳「Chapter17 広がる地平」『増補新装版 近代ホスピス運動の創始者 シシリー・ソンダース』日本看護協会出版会. 2016 年. p. 498.
(35) UK 全体のデータは次を参照すること. hospice UK. Infographics: how hospices can help the NHS. 10 December 2015. https://www.hospiceuk.org/media-centre/facts-and-figures
(36) hospice UK. Facts and figures. https://www.hospiceuk.org/media-centre/facts-and-figures　Hospice Accounts Report 2017. 22 November 2017. Hughes-Hallett T, Sir Craft A, Davies C. Palliative Care Funding Review. 2011. pp. 25. https://www.gov.uk/government/uploads/system/uploads/attachment_data/file/215107/dh_133105.pdf
(37) Lewis JM. 1 The Religious and the Medical. In *Medicine and Care of the Dying*. Oxford University Press.

2007. pp. 29–33.
(38) Clark D, Seymour JE. Introduction to Part II. In *Reflections on Palliative Care*. Open University Press. 1999. pp. 61–64.
(39)『新版増補 生命倫理事典』(太陽出版, 2010 年) によると, クリニカル・パスとは,「医療の質と効率を確保し, ケアチームが協働するためのツール」で, 患者に対する入院指導, 患者への説明, ケア処置, 検査項目などをスケジュール表のようにまとめたものを指す.
(40) Glare P, Dickman A, Goodman M. Chapter 3 Symptom control in care of the dying. In Ellershaw J, Wilkinson S. *Care of the Dying: A pathway to excellence second edition*. Oxford University Press. 2011. p. 33.
(41) Ellershaw J, Ward C. Care of the dying patient: the last hours or days of life. *BMJ*. 2003; 326(7379): 30–34.
(42) この間, Ellershaw らによって, 死にゆく患者の症状, 余命数日から数時間の患者に必要なケアなどに関する研究が行われた. 詳細は, 注 41 の文献, および, 次の文献を参照すること. Ellershaw J, Smith C, Overill S, Walker SE, Aldridge J. Care of the dying: setting standards for symptom control in the last 48 hours of life. *J Pain Symptom Manage*. 2001; 21(1): 12–17.
(43) Clark D, Seymour JE. 8 The delivery of palliative care services. In *Reflections on Palliative Care*. Open University Press. 1999. pp. 151–172.
(44) Ellershaw J, Murphy D. Chapter 2 What is the Liverpool Care Pathway for the Dying Patient (LCP)? In Ellershaw J, Wilkinson S. *Care of the Dying: A pathway to excellence second edition*. Oxford University Press. 2011. pp. 15–31.
(45) 平原佐斗司「第 6 章 非がん疾患のホスピス・緩和ケアをめぐる課題」佐藤智, 村松静子, 平原佐斗司, 鈴木荘一編『明日の在宅医療第 3 巻 在宅での看取りと緩和ケア』中央法規. 2008 年. pp. 102–104.
(46) Gardiner C, Ryan T, Gott M, Ingleton C. Chapter 24 Care pathways for older people in need of palliative care. In Van den Block L, Albers G, Pereira SM, Onwuteaka-Philipsen B, Pasman R, Deliens L. *Palliative care for older people: A public health perspective*. Oxford University Press. 2015. pp. 257–264.
(47) 菅野雄介, 茅根義和, 池永昌之, 宮下光令. 英国での看取りのケアのクリニカルパス Liverpool Care Pathway の動向について. 緩和ケア. 2013; 23(6): 464–467.
(48) Appendix 1 Liverpool Care Pathway doe the Dying Patient (LCP) supporting care in the last hours or days of life. In Ellershaw J, Wilkinson S. *Care of the Dying: A pathway to excellence second edition*. Oxford University Press. 2011. pp. 207–228.
(49) Mirando S, Davies PD, Lipp A. Introducing an integrated care pathway for the last days of life. *Palliat Med*. 2005; 19(1): 33–39.
(50) Marie Curie Palliative Care Institute Liverpool, Royal College of Physicians. National Care of the Dying Audit of Hospitals – Round 3 (NCDAH) Generic Report 2011/2012. 1 December 2011. http://www.mcpcil.org.uk/media/16537/ncdah%20generic%20report%202011-2012%20final.doc%2017.11.11.pdf
(51) 2011 年 4 月 1 日から 6 月 30 日の間に, 178 病院で LCP を適用された 7,058 人分の患者データを分析した.
(52) 患者の家族を対象にした調査では, LCP を適用された患者の家族 25 人のうち 21 人 (84%) が提供されたケアに満足しているという結果が示された. 詳細は次の文献を参照すること. Mullick A, Beynon T, Colvin M, Morris M, Shepherd L, Cave L, Lowell J, Asmall N, Carey I. Liverpool care pathway carers survey. *Palliative Medicine*. 2009; 23(6): 571–572.
(53) Gambles M, Stirzaker S, Jack BA, Ellershaw JE. The Liverpool Care Pathway in hospices: an exploratory study of doctor and nurse perceptions. *Int J Palliat Nurs*. 2006; 12(9): 414–421.
(54) O'Hara T. Nurses' views on using the Liverpool care pathway in an acute hospital setting. *Int J Palliat Nurs*. 2011; 17(5): 239–244.
(55) Ramasamy Venkatasalu M, Whiting D, Cairnduff K. Life after the Liverpool Care Pathway (LCP): a qualitative study of critical care practitioners delivering end-of-life care. *J Adv Nurs*. 2015; 71(9): 2108–2118.
(56) Chinthapalli K. Nine out of 10 palliative care experts would choose Liverpool care pathway for themselves. *BMJ*. 2013; 28: 346: f1303.
(57) Department of Health. End of Life Care Strategy – promoting high quality care for all adults at the end

of life. 2008. End of Life Care Strategy Fourth Annual Report. 2012. https://www.gov.uk/government/uploads/system/uploads/attachment_data/file/136486/End-of-Life-Care-Strategy-Fourth-Annual-report-web-version-v2.pdf

(58) The Guardian. What is the Liverpool care pathway and what went wrong? 15 July 2013. https://www.theguardian.com/society/2013/jul/15/liverpool-care-pathway-what-went-wrong

(59) Al-Benna S. Letter to the Editor Burn care and the Liverpool Care Pathway. *Burns*. 2013; 39(5): 1028.

(60) Al-Benna S, O'Boyle C. Letter to the Editor Controversial Liverpool Care Pathway withdrawn in the United Kingdom after official government review. *Burns*. 2014; 40(3): 529–531.

(61) Independent Review of the Liverpool Care Pathway. More Care, Less Pathway: A Review of the Liverpool Care Pathway. July 2013. https://www.gov.uk/government/uploads/system/uploads/attachment_data/file/212450/Liverpool_Care_Pathway.pdf

(62) このほか，NICE が 2015 年 12 月に公表した，余命数日の成人患者のケアに関する臨床指針がある．主に，(1)患者が余命数日であるとの判断，(2)患者や家族とのコミュニケーション，(3)意思決定の共有，(4)水分補給，(5)疼痛・息切れ・吐き気・嘔吐等の管理に関する薬理学的介入，(6)前もって薬を処方すること——の 6 つの分野について勧告がなされている．LCP への批判でも指摘された(1)の余命数日の判断については，多職種チームが，患者の精神的，心理的，社会的，スピリチュアルなニーズ，臨床的な徴候や症状，医療歴，目標や希望，将来のケアに関する患者の家族らの考えなどに関する情報を集めること．患者が回復する可能性もあるので，患者の徴候や症状の変化を注意深く評価すること．そして，余命の判断が難しい場合には，経験のある医療従事者から助言を得ること．つまり，一人で判断しないことが推奨された．また，(4)の水分補給については，患者の希望に応じて，少しずつ水分を含ませたり，口腔ケアを行ったりすること．人工的な水分補給のリスクとベネフィットについて患者・家族と話し合うこと．すでに人工的に水分補給をしている人についても，患者やその家族らと一緒に，継続することのリスクとベネフィットを評価すること．人工的な水分補給の減量や中止も検討すること．機械的に補給を減らしたり止めたりするのではなく，患者本人や家族としっかり話し合って決めることが推奨された．その後，新たにケアの質基準が提案され，余命数日にある成人やその大切な人々の希望のケア環境やケアのニーズ，文化教養や信仰，社会的な選好などについて話し合い，個別のケアプランを議論・作成・再検討する機会を与えられること，水分補給の状態を毎日評価し，水分補給のリスクとベネフィットについて話し合うことなどが明記された．詳細は次の文献を参照すること．National Institute for Health and Care Excellence. NICE guidelines [NG31] Care of dying adults in the last days of life. December 2015. https://www.nice.org.uk/guidance/ng31 NICE Quality standard [QS144] Care of dying adults in the last days of life. March 2017. https://www.nice.org.uk/guidance/qs144/resources/care-of-dying-adults-in-the-last-days-of-life-75545479508677

(63) NHS，保健省，NICE，王立看護協会，王立医師協会，医療サービスを提供する慈善団体など 21 の組織で構成される．

(64) Leadership Alliance for the Care of Dying People. One Chance to get it right: Improving people's experiences of care in the last few days and hours of life. June 2014. https://www.gov.uk/government/uploads/system/uploads/attachment_data/file/323188/One_chance_to_get_it_right.pdf

(65) 第一の点は，患者が臨死期にある，つまり，数日から数時間以内に亡くなるという可能性があることを患者・家族にきちんと説明することの大切さを示している．説明する際には，医療従事者がそのように考える理由や，余命の判断には不確実な部分もあるということも併せて話すべきとしている．

(66) House of Commons Health Committee. End of Life Care Fifth Report of Session 2014-15. 15 March 2015. http://www.publications.parliament.uk/pa/cm201415/cmselect/cmhealth/805/805.pdf

(67) Department of Health. Our Commitment to you for end of life care: the Government Response to the Review of Choice in End of Life Care. July 2016. https://www.gov.uk/government/publications/choice-in-end-of-life-care-government-response

(68) NHS England. Actions for End of Life Care: 2014–16. 11 November 2014. http://www.england.nhs.uk/wp-content/uploads/2014/11/actions-eolc.pdf

(69) National Palliative and End of Life Care Partnership. Ambitions for Palliative and End of Life Care: A national framework for local action 2015-2020. September 2015. http://endoflifecareambitions.org.uk/wp-

content/uploads/2015/09/Ambitions-for-Palliative-and-End-of-Life-Care.pdf
(70) 厚生労働省．社会保障審議会介護給付費分科会（第55回）参考資料 介護報酬の算定構造 平成18年度介護報酬等の改定について（概要）．2008年10月3日．http://www.mhlw.go.jp/shingi/2008/10/dl/s1003-11h_0002.pdf
(71) 朝日新聞「特養で最期を迎える施設の『看取り』，現場は」(2014年4月24日)
(72) 日本の医学文献データベース「医中誌」を使って「看取りケア AND 日本（会議録除く）」で検索したところ，40件を抽出した．このうち，23件が介護施設関連の研究論文であった（検索日は2016年8月23日）．
(73) 在宅ホスピスケアについては，次の文献や新聞記事などを参照すること．蘆野吉和．在宅ホスピスケアと緩和医療．日医雑誌．2006; 135(8): 1727-1731．川越厚「第9章 がんの在宅ホスピスケアの諸相」佐藤智，村松静子，平原佐斗司，鈴木荘一編『明日の在宅医療第3巻 在宅での看取りと緩和ケア』中央法規．2008年．pp. 152-175．山崎章郎．地域の中でホスピスケア（緩和ケア）——ケアタウン小平チームの取り組み．医療と社会．2015; 25(1): 87-95．山崎章郎『家で死ぬということ』海竜社．2012年．朝日新聞「家で最期，地域が応援 小平の在宅ホスピスケア施設」(2012年10月22日)
(74) 在宅療養支援診療所の主な施設基準は，①診療所，②24時間連絡を受ける体制を確保している，③24時間往診可能である，④24時間訪問看護が可能である，⑤緊急時に入院できる病床を確保している，⑥連携する保険医療機関，訪問看護ステーションに適切に患者の情報を提供している，⑦年に1回，看取りの数を報告している——である．さらに，機能強化型では，在宅医療を担当する常勤の医師が3名以上配置，過去1年間の緊急の往診の実績を5件以上有する，過去1年間の在宅における看取りの実績を2件以上有している——といった基準をクリアする必要がある．2016年度の診療報酬改定では，機能強化型に在宅緩和ケア充実診療所・病院加算が新設された．厚生労働省．第252回中央社会保険医療協議会総会 在宅医療（その4）について．2013年10月23日．http://www.mhlw.go.jp/file/05-Shingikai-12404000-Hokenkyoku-Iryouka/0000027523.pdf 厚生労働省．平成28年度診療報酬改定について 第2改定の概要 1．個別改定項目について．http://www.mhlw.go.jp/file/05-Shingikai-12404000-Hokenkyoku-Iryouka/0000112306.pdf
(75) 厚生労働省．第1回全国在宅医療会議 参考資料3 在宅医療にかかる地域別データ集．2016年7月6日．http://www.mhlw.go.jp/file/05-Shingikai-10801000-Iseikyoku-Soumuka/0000134262.pdf
(76) エンドオブライフ・ケア協会．エンドオブライフ・ケア援助者養成講座のご紹介．https://endoflifecare.or.jp/program_overview/
(77) 2014年6月には「医療介護総合確保推進法」が成立，在宅医療と介護の連携推進が明記された．同法については次の資料を参照すること．厚生労働省．医療介護総合確保推進法に関する全国会議資料 医療介護総合確保推進法等について．2014年7月28日．http://www.mhlw.go.jp/file/05-Shingikai-10801000-Iseikyoku-Soumuka/0000052610_1.pdf
(78) 蘆野吉和「第8章 看取りを通じた地域づくり」佐藤智，村松静子，平原佐斗司，鈴木荘一編『明日の在宅医療第3巻 在宅での看取りと緩和ケア』中央法規．2008年．pp. 138-149.
(79) 岡部健．看取りを支える社会を創る——在宅緩和ケアの現場から．社会学年報．2010; (39): 5-14.
(80) 市原美穂『ホームホスピス「かあさんの家」のつくり方——ひとり暮らしから，とも暮らしへ』図書出版木星舎．2011年．
(81) 市原美穂．「暮らしの中で逝く」こと——ホームホスピスの実践から．医療と社会．2015; 25(1): 97-109.
(82) 全国ホームホスピス協会．ホームホスピスの基本理念．http://www.homehospice-jp.org/rinen.html
(83) 神奈川県横須賀市．在宅療養連携推進．https://www.city.yokosuka.kanagawa.jp/3120/zaitaku.html
(84) 厚生労働省．政策について 地域包括ケアシステム．http://www.mhlw.go.jp/stf/seisakunitsuite/bunya/hukushi_kaigo/kaigo_koureisha/chiiki-houkatsu/
(85) 厚生労働省は，1990年代までは，地域・在宅ケアを拡充すれば医療・介護費が抑制できるとの期待を持っていたようだが，21世紀に入ってからはそのような主張をしていないという．詳細は次の文献を参照すること．二木立「第1章 地域包括ケアシステムの展開と論点」『地域包括ケアと地域医療連携』勁草書房．2015年．p. 15.
(86) 東京大学高齢社会総合研究機構編「第1章 在宅医療を含めた地域包括ケアシステムの必要性」『地域包括ケアのすすめ——在宅医療推進のための多職種連携の試み』東京大学出版会．2014年．pp. 12-15.
(87) 二木立「第1章 地域包括ケアシステムの展開と論点」『地域包括ケアと地域医療連携』勁草書房．2015年．

pp. 2-6.

(88) 広島県御調町（現在の尾道市）の公立みつぎ総合病院における取り組みなどがある．注 87 の文献のほか，次の文献が参考になる．岡持利亘．地域包括ケア（特集 これまでの 10 年とこれからの 10 年——理学療法の発展と課題と夢）．理学療法ジャーナル．2016; 50(1)-71-74．太田秀樹．地域包括ケア時代の在宅医療——現状と課題（特集 地域包括ケア時代の在宅医療・リハビリテーション）．地域リハビリテーション．2015; 10(6): 397-402.

(89) 二木立「第 1 章 地域包括ケアシステムの展開と論点」『地域包括ケアと地域医療連携』勁草書房．2015 年．pp. 22-34.

(90) 三菱 UFJ リサーチ＆コンサルティング．地域包括ケアシステム構築に向けた制度及びサービスのあり方に関する研究事業報告書〈地域包括ケア研究会〉地域包括ケアシステムと地域マネジメント．2016 年 3 月．

(91) 厚生労働省．介護予防・日常生活支援総合事業 介護予防・日常生活支援総合事業，包括的支援事業実施状況（2016 年 7 月 1 日現在）．http://www.mhlw.go.jp/stf/seisakunitsuite/bunya/0000074126.html

(92) 朝日新聞「闘病記，患者に勇気 麻央さん 20 日までブログ更新『愛してる』と旅立ち，海老蔵さん会見」，毎日新聞「訃報：小林麻央さん 34 歳＝歌舞伎俳優・市川海老蔵さんの妻，フリーアナウンサー」「小林麻央さん死去：最後まで『愛してる』」，読売新聞「がん闘病 小林麻央さん 最期の言葉『愛してる』海老蔵さん 涙の会見」（いずれも 2017 年 6 月 24 日）

(93) 平川仁尚，植村和正．在宅終末期高齢者の家族の教育に関する指針の提案．医学教育．2010; 41(2): 125-127.

(94) 叶谷由佳．在宅高齢者の看取りにおける家族支援の重要性（特集 在宅医療・地域包括ケア）．公衆衛生．2012; 76(7): 523-527.

(95) 例えば，東京都新宿区の「在宅療養ハンドブック」，東京都国立市の「くにたち在宅療養ハンドブック」，神奈川県横須賀市の「最期までおうちで暮らそう」，群馬県の「在宅医療・介護支援パンフレット 住み慣れたわが家で」といった市民向けのパンフレット作成や，熊本市などの「在宅支援ハンドブック」（http://handbookweb.city.kumamoto.med.or.jp/）などのホームページでの情報公開，各自治体等による市民向けの在宅療養・看取りに関する講演会や研修会，シンポジウム開催などの取り組みが行われている．

### 第五章

(1) NHK ニュース「大橋巨泉さん死去 妻のコメント全文『闘病生活に“アッパレ”あげて』」（2016 年 7 月 20 日）

(2) 日経メディカル「連載：廣橋猛の『二刀流の緩和ケア医』巨泉さんモルヒネ報道の悪影響を懸念する」（2016 年 7 月 22 日）

(3) なお，痛みの緩和に使われる医療用麻薬は，昨今，元俳優が逮捕された事件で話題となった「医療用大麻」とは異なる．医療用麻薬はオピオイドと言われ，激しい痛みに対する鎮痛などに用いられる．WHO が示した，三段階の除痛（鎮痛）ラダーによると，第一段階では，オピオイドではない鎮痛薬が用いられ，第二段階では軽度から中等度の強さの痛みに用いられる弱オピオイド，第三段階で中等度から高度の強さの痛みに用いられる強オピオイドが用いられる．中等度から高度の強さの痛みに用いられるのが，モルヒネ，オキシコドン，フェンタニルである．2012 年には，メサドンが，がん性疼痛に対する保険適応を取得した．メサドンは，モルヒネ，オキシコドン，フェンタニルでは効果の無い場合に用いられる．それに対して，医療用大麻については，日本国内では「定義は存在しない（厚生労働省）」とされており，WHO も有効性に科学的根拠を認めていないという．厚生労働省によると，大麻は，大麻取締法で規制されている麻薬で，葉や茎に含まれるテトラヒドロカンナビノールという成分が幻覚作用，記憶への影響，学習能力の低下，知覚の変化などを引き起こす．大麻を医薬品として用いたり，提供を受けたりすることは同法で禁じられている．その一方で，一部の国や地域では医療用の使用が認められているという．朝日新聞「（ニュース Q3） 元俳優が訴えた『医療用大麻』…あるの？」（2016 年 11 月 9 日），WHO. WHO's cancer pain ladder for adults. http://www.who.int/cancer/palliative/painladder/en/ 厚生労働省．医療用麻薬適正使用ガイダンス．2012 年 3 月．http://www.mhlw.go.jp/bunya/iyakuhin/yakubuturanyou/dl/2012iryo_tekisei_guide.pdf 蔵本浩一．ホスピタリストが把握しておくべき疼痛の評価と治療——総論：「痛み」は「トータルペイン」と考える．ホスピタリスト．2014; 2(4): 887-899．森田達也，森雅紀．メサドンとは？——基礎知識．緩和ケア．2016; 26(6): 405-408．厚生労働省．薬食

審査発0928第11号／薬食安発0928第11号／薬食監麻発0928第32号 メサドン塩酸塩製剤の使用にあたっての留意事項について．2012年9月28日．
(4) 内閣府．平成26年度がん対策に関する世論調査4 緩和ケアについて．2015年1月．http://survey.gov-online.go.jp/h26/h26-gantaisaku/2-4.html
(5) 佐藤一樹，宮下光令，森田達也，鈴木雅夫．一般集団における終末期在宅療養の実現可能性の認識とその関連要因．*Palliative Care Research*. 2007; 2(1): 101-111.
(6) 黛芽衣子．緩和ケアと医療倫理・法的側面——臨床家として理解しておくべき現状．ホスピタリスト．2014; 2(4): 953-962.
(7) Temel JS, Greer JA, Muzikansky A, Gallagher ER, Admane S, Jackson VA, Dahlin CM, Blinderman CD, Jacobsen J, Pirl WF, Billings JA, Lynch TJ. Early palliative care for patients with metastatic non-small-cell lung cancer. *N Engl J Med*. 2010; 363(8): 733-742.
(8) がん研究振興財団．がんの統計'15 資料編16 医療用麻薬消費量．http://ganjoho.jp/data/reg_stat/statistics/brochure/2015/cancer_statistics_2015.pdf
(9) 高橋理智，森田達也，服部政治，上野博司，岡本禎晃，伊勢雄也，宮下光令，細川豊史．日本のがん疼痛とオピオイド量の真実 第2回 世界各国と日本のオピオイド消費量に関する研究——日本のがん患者に使用されているオピオイドは本当に少ないのか？ 緩和ケア．2016; 26(6): 445-451.
(10) 日本経済新聞で連載中の中川恵一氏（東京大学病院准教授）による「がん社会を診る」という記事も理解の助けになるだろう．
(11) 日本国内でもすでに，緩和ケアをテーマにした多くの優れた先行研究や書籍がある．例えば，『最新緩和医療学』（最新医学社，1999年）などの書籍，日本緩和医療学会が作成している各種ガイドラインや教科書，「緩和ケア」（青海社）という専門誌，「ホスピタリスト」（メディカル・サイエンス・インターナショナル．2014; 2(4)）などの専門誌の緩和ケア特集などさまざまな文献，資料がある．また，一般の人も読みやすい文献として，毎年発行されている『ホスピス・緩和ケア白書』（日本ホスピス・緩和ケア研究振興財団，青海社），国立がん研究センターがん対策情報センターが発行する各種パンフレットや同センターが運営する「がん情報サービス」などもある．
(12) World Health Organization (WHO). Cancer WHO Definition of Palliative Care. 2002. http://www.who.int/cancer/palliative/definition/en/
(13) 厚生労働省．がん対策推進基本計画．2012年6月．http://www.mhlw.go.jp/bunya/kenkou/dl/gan_keikaku02.pdf
(14) 厚生労働省保険局医療課によると，1990年当時は，悪性腫瘍の患者に限定していたが，1994年の診療報酬改定時に後天性免疫不全症候群（エイズ）が対象に加えられたとみられるという（personal contact, 2016年11月14日）．
(15) 厚生労働省 中央社会保険医療協議会総会（第125回）．平成20年度診療報酬改定における主要改定項目について．2008年2月13日．http://www.mhlw.go.jp/shingi/2008/02/dl/s0213-4a.pdf
(16) 前野竜太郎「緩和ケア」酒井明夫，藤尾均，森下直貴，中里巧，盛永審一郎編『新版増補 生命倫理事典』太陽出版．2010年．pp. 219-220.
(17) International Association for Palliative Care (IAHPC). I. Principles and Practice of Palliative Care DEFINITIONS. In *The IAHPC Manual of Palliative Care 3rd Edition*. 2013. http://hospicecare.com/uploads/2013/9/The%20IAHPC%20Manual%20of%20Palliative%20Care%203e.pdf
(18) プラハ憲章は，緩和ケアへのアクセスは人権であるとして，各国政府に対し，治療が難しい病気を患うすべての患者に緩和ケアが提供されるよう求めた，4項目からなる宣言である．4項目とは，①医療政策の策定，②必須医薬品へのアクセス保証，③医療従事者への緩和ケア・疼痛マネジメント教育の保証，④緩和ケアの医療制度への統合，である．詳細は次の文献を参照すること．European Association for Palliative Care (EAPC), IAHPC, Worldwide Palliative Care Alliance (WPCA), Human Rights Watch (HRW), The Union for International Cancer Control (UICC). The Prague Charter. http://www.eapcnet.eu/Themes/Policy/PragueCharter.aspx 日本語訳「人権としての緩和ケア」http://www.eapcnet.eu/LinkClick.aspx?fileticket=cFXp5NjXaC8%3d&tabid=1904
(19) WPCA, WHO. Global Atlas on Palliative Care at the End of Life. January 2014. http://www.thewhpca.

org/resources/global-atlas-on-end-of-life-care
(20) Worldwide Hospice Palliative Care Alliance (WHPCA). Policy statement on defining palliative care. 1 June 2009 (Last Modified: 28 September 2014). http://www.thewhpca.org/resources/item/definging-palliative-care
(21) Davies E, Higginson IJ. 2 Palliative care: the needs and rights of older people and their families. In *Better Palliative Care for Older People*. WHO Europe. 2004. http://www.kcl.ac.uk/lsm/research/divisions/cicelysaunders/attachments/who-pc-olderppl-booklet-2004.pdf
(22) Lynn J, Adamson DM. RAND Health White Paper Living Well at the End of Life: Adapting Health Care to Serious Chronic Illness in Old Age. 2003. https://www.rand.org/content/dam/rand/pubs/white_papers/2005/WP137.pdf
(23) Clark D. 2.1 International progress in creating palliative medicine as a specialized discipline. In Hanks G, Cherny NI, Christakis NA, Fallon M, Kassa S, Portenoy RK. *Oxford Textbook of Palliative Medicine Fourth Edition*. Oxford University Press. 2010. pp. 9-16.
(24) Addington-Hall JM, Higginson IJ. Introduction. In Addington-Hall JM, Higginson IJ. *Palliative Care for Non-Cancer Patients*. Oxford University Press. 2001. pp. 2-5.
(25)「第 1 部 現代生活を取り巻く健康リスク——情報と協働でつくる安全と安心 第 2 章現代生活に伴う健康問題の解決に向けて」『平成 16 年版厚生労働白書』厚生労働省. http://www.mhlw.go.jp/wp/hakusyo/kousei/04/dl/1-2.pdf
(26) Euthanasia. *Lancet*. 1961; 2(7198): 351-352.
(27) Distress in Dying. *Br Med J*. 1963; 2(5354): 400-401.
(28) Mount B. The Royal Victoria Hospital Palliative Care Service: A Canadian Experience. In Saunders C, Kastenbaum R. *Hospice Care on the International Scene*. Springer. 1997. p. 77.
(29)「緩和ケアとホスピス」Post SG 編, 生命倫理百科事典翻訳刊行委員会編『生命倫理百科事典 第 II 巻』丸善. 2007 年. pp. 737-743.
(30) 志真泰夫. 緩和医療最前線 がん治療医に必要な緩和ケア概論——緩和ケアの歴史と基本概念. 癌と化学療法. 2010; 37(10): 1849-1853.
(31) 日本緩和医療学会認定の緩和医療専門医は 2010 年 4 月に誕生し, これまでの認定者は 136 人 (2016 年 4 月 1 日現在). 専門医認定制度を導入・維持するための暫定資格である暫定指導医は 562 人 (2009 年 4 月 1 日～2011 年 4 月 1 日認定) で, 2021 年 4 月以降は専門医に一本化される. ただ, 現状では, 会員数 1000 人以上, かつ, 正会員の 8 割が医師という規定があるため, 広告ができる専門医資格に該当しないという. また, 2016 年 7 月現在, 緩和医療学講座を設置している国立・公立・私立大学は, 79 大学の医学部中, 20 大学にとどまっている. 日本緩和医療学会. 専門医認定制度 専門医関連 Q&A および認定名簿. 厚生労働省. 第 4 回がん等における緩和ケアの更なる推進に関する検討会資料 8 日本緩和医療学会からの次期がん対策推進基本計画への意見書. 2016 年 11 月 7 日. http://www.mhlw.go.jp/file/05-Shingikai-10901000-Kenkoukyoku-Soumuka/0000143182.pdf
(32) 宮下光令, 今井涼生「第 II 部 1 データでみる日本の緩和ケアの現状」志真泰夫, 細川豊史, 宮下光令, 山崎章郎編『ホスピス緩和ケア白書 2016』青海社. 2016 年.
(33) 厚生労働省. 第 19 回緩和ケア推進検討会資料 5 今後の緩和ケアのあり方について (案). 2016 年 3 月 16 日. http://www.mhlw.go.jp/file/05-Shingikai-10901000-Kenkoukyoku-Soumuka/0000116614.pdf
(34) 厚生労働省. 平成 22 年度診療報酬改定における主要改定項目について. http://www.mhlw.go.jp/bunya/iryouhoken/iryouhoken12/dl/index-003.pdf
(35) 厚生労働省. 平成 26 年度診療報酬改定について 個別改定項目について. http://www.mhlw.go.jp/file/05-Shingikai-12404000-Hokenkyoku-Iryouka/0000037464.pdf
(36) 森田達也, 柏木夕香. 2014 年度診療報酬改定と "緩和ケア" への影響①. 緩和ケア. 2014; 24(5): 361-364.
(37) 森田達也, 柏木夕香. 2014 年度診療報酬改定と "緩和ケア" への影響②. 緩和ケア. 2014; 24(6): 443-446.
(38) 厚生労働省. 平成 14 年度社会保険診療報酬等の改定概要. http://www.mhlw.go.jp/topics/2002/02/tp0222-1a.html#top
(39) 加算は, 悪性腫瘍または後天性免疫不全症候群の患者を対象としている.

(40) 荒井春生. 精神科臨床からの緩和ケアへの眼差し 第1回 欧米で緩和ケアが生まれた背景とその歴史. 精神科看護. 2014; 41(1): 50-56.
(41) 厚生労働省. がん対策推進基本計画. 2007年6月. http://www.mhlw.go.jp/bunya/kenkou/dl/gan_keikaku03.pdf
(42) 加藤雅志「X診療報酬の変遷と現状 1 病院・緩和ケア病棟」日本ホスピス・緩和ケア研究振興財団「ホスピス緩和ケア白書」編集委員会編『ホスピス緩和ケア白書』. 2012年. http://www.hospat.org/assets/templates/hospat/pdf/hakusyo_2012/2012_10_1.pdf
(43) 厚生労働省. 平成24年度診療報酬改定について 個別改定項目について. http://www.mhlw.go.jp/bunya/iryouhoken/iryouhoken15/dl/gaiyou_kobetu.pdf
(44) 機能強化型の在宅療養支援診療所, 在宅療養支援病院が対象. 機能強化型の主な施設基準は, ①在宅医療を担当する常勤の医師が3名以上配置, ②過去1年間の緊急の往診の実績を5件以上有する, ③過去1年間の在宅における看取りの実績を2件以上有している――である. 詳細は, 厚生労働省 第252回中央社会保険医療協議会総会の資料「在宅医療(その4)」http://www.mhlw.go.jp/file/05-Shingikai-12404000-Hokenkyoku-Iryouka/0000027523.pdf を参照すること.
(45) 厚生労働省. 平成28年度診療報酬改定について 個別改定項目について. http://www.mhlw.go.jp/file/05-Shingikai-12404000-Hokenkyoku-Iryouka/0000112306.pdf
(46) Economist Intelligence Unit. The 2015 Quality of Death Index: ranking palliative care across the world. 2015. https://www.eiuperspectives.economist.com/sites/default/files/2015%20EIU%20Quality%20of%20Death%20Index%20Oct%2029%20FINAL.pdf The quality of death Ranking end-of-life care across the world. 2010. http://graphics.eiu.com/upload/eb/qualityofdeath.pdf
(47) 英国の概況は次のとおりである. ①地域に根ざしたホスピス活動:ホスピスの入院ユニットは191ユニット, 病床数は2754床である. ホスピスは, 患者が患う痛みやその他の症状の管理をはじめ, マッサージ, リハビリテーション, 患者を預かって家族に介護を一時的に休んでもらう「レスパイトケア」, 患者が亡くなった後の家族へのケアなど, さまざまな医療やケアを施設内や患者の自宅などで提供する. ホスピスの運営は慈善活動によるところが大きく, すべてのユニットのうち, 慈善団体の運営は143ユニット(2230床)を占めている. 運営費の政府負担は34%にとどまり, 残りは寄付金やホスピスの事業による収益などでまかなわれているのが現状. ②充実した地域のケアシステム:地域の家庭医や保健師, 訪問看護師, がん専門看護師, 夜間帯のケアを提供する看護師らが連携して, 患者と家族を支えている. ③国家戦略に組み込まれた緩和ケア:国の政策方針を提示したNHS白書(2006年)では, 緩和ケアサービスへの投資を倍増することによって, 患者の選択肢を増やすことを約束する, と明言. また, 終末期医療国家戦略(2008年)でも, ホスピスと, 専門教育を受けた多職種チームによる専門的な緩和ケアの重要性が盛り込まれた. 詳細は, 朝日新聞デジタル「apital」の連載企画「終末期医療を考える」第7回 緩和ケア 日英の取り組みから http://www.asahi.com/apital/articles/SDI201511181931.html?iref=com_api_hea_endoflifetop を参照のこと.
(48) 国立がん研究センターがん対策情報センター. がんの療養と緩和ケア 第二版. 2012年. http://ganjoho.jp/data/public/qa_links/brochure/odjrh3000000purk-att/204.pdf および, http://ganjoho.jp/public/support/relaxation/palliative_care.html (2015年7月17日更新)
(49) 日本緩和医療学会 専門的・横断的緩和ケア推進委員会. 緩和ケアチーム活動の手引き 第二版. 2013年6月. https://www.jspm.ne.jp/active/pdf/active_guidelines.pdf
(50) 2017年4月1日現在, 都道府県がん診療連携拠点病院49カ所, 地域がん診療連携拠点病院348カ所が指定されている. 厚生労働省. がん診療連携拠点病院等とは. http://www.mhlw.go.jp/stf/seisakunitsuite/bunya/kenkou_iryou/kenkou/gan/gan_byoin.html http://www.mhlw.go.jp/file/06-Seisakujouhou-10900000-Kenkoukyoku/0000162065.pdf
(51) 厚生労働省. 保医発0305第1号「基本診療料の施設基準等及びその届出に関する手続きの取り扱いについて」(通知). 2014年3月5日. http://www.mhlw.go.jp/file/06-Seisakujouhou-12400000-Hokenkyoku/0000041259.pdf
(52) 厚生労働省. 健発0110第7号「がん診療連携拠点病院等の整備について」(通知). 2014年1月10日. http://www.mhlw.go.jp/bunya/kenkou/dl/gan_byoin_03.pdf
(53) 厚生労働省. 緩和ケア推進検討会報告書. 2016年4月. http://www.mhlw.go.jp/file/05-Shingikai-10901000-

Kenkoukyoku-Soumuka/0000120736.pdf

(54) 蘆野吉和．在宅医療で行われる治療——緩和ケアと終末期医療．診断と治療．2014; 102(12): 1885-1889.

(55) 中里巧「ホスピス」酒井明夫，藤尾均，森下直貴，中里巧，盛永審一郎編『新版増補 生命倫理事典』太陽出版．2010 年．pp. 827-829.

(56) ただ，すべてのホスピスが緩和ケア病棟と呼びうるわけではない．例えば，NPO 法人が運営するホスピスは緩和ケア病棟ではないが，訪問診療や訪問看護，訪問入浴や訪問リハビリなどが受けられるようになっている．

(57) 本文で取り上げる点以外にも，次のような課題がある．診療報酬上で明記されていないため，悪性腫瘍や後天性免疫不全症候群以外の病気の患者の場合，適切な緩和ケアが十分に提供されていない可能性がある．診療報酬の算定のための施設基準は，「主として悪性腫瘍の患者又は後天性免疫不全症候群に罹患している患者を入院させ，緩和ケアを一般病棟の病棟単位で行うものであること」「悪性腫瘍の患者及び後天性免疫不全症候群の患者以外の患者が，当該病棟に入院した場合には，一般病棟入院基本料の特別入院基本料を算定する」（緩和ケア病棟入院料），「当該保険医療機関において緩和ケア診療加算を算定する悪性腫瘍の患者に対して緩和ケアを行う場合に限る」（緩和ケア診療加算）と規定している．現状では，診療報酬の少なさや診療資源不足などを背景に，緩和ケア病棟での非がん疾患患者の受け入れはごく一部の施設で試験的に行われているという．緩和ケア病棟入院料は 1 日につき，30 日以内の期間で 4,926 点，31 日以上 60 日以内で 4,400 点，61 日以上の期間で 3,300 点であるが，がんやエイズ以外の患者が緩和ケア病棟に入院した場合に算定される診療報酬はそれよりも低く設定されていることも影響していると考えられる．最近の動きとして，2016 年 10 月，「高齢者心不全患者の治療に関するステートメント」が公表され，終末期の心不全患者に対し，適切な心不全治療と並行して呼吸困難感の改善のため鎮痛，鎮静剤投与を考慮することが明記された．また，持続的な深い鎮静に関する議論も指摘されている．「徐々に鎮痛薬を増量した結果，意識レベルが低下する」といった持続的な深い鎮静のあり方については，問題であると認識している識者はおらず，むしろ通常の症状緩和として考えるべきとされている，というコンセンサスがあるという．一方，「急速に患者を深昏睡として，死亡まで維持する」という持続的な深い鎮静については，慎重な実施が求められているという．次の文献を参照すること．大石愛．非がん疾患の緩和ケアの動向——不確実で複雑な状況のなかでジェネラリストができること．ホスピタリスト．2014; 2(4): 1015-1026．厚生労働省．平成 26 年 3 月 5 日保医発 0305 第 3 号通知「診療報酬の算定方法の一部改正に伴う実施上の留意事項について（通知）」．日本心不全学会ガイドライン委員会編．高齢者心不全患者の治療に関するステートメント．2016 年 10 月．http://www.asas.or.jp/jhfs/pdf/Statement_HeartFailurel.pdf 森田達也．緊急収録 苦痛緩和のための鎮静と安楽死のグレーゾーン——国際的な議論，再び．緩和ケア．2015; 25(6): 504-512.

(58) 日本ホスピス緩和ケア協会会員の一般病院，緩和ケア病棟，診療所で亡くなったがん患者の遺族を対象にした調査で，7797 人が回答，回答率 65％．詳細は次の文献を参照すること．宮下光令．遺族の声を臨床に生かす—— J-HOPE2 研究（多施設遺族調査）からの学び 遺族による緩和ケアの質評価 / 在宅療養に移行した時期とコミュニケーション．がん看護．2015; 20(4): 468-472．日本ホスピス・緩和ケア研究振興財団．遺族によるホスピス・緩和ケアの質の評価に関する研究 2（J-HOPE2）．http://www.hospat.org/practice_substance2-top

(59) 厚生労働省．第 13 回緩和ケア推進検討会 資料 5 拠点病院の緩和ケア提供体制における実地調査に関するワーキンググループ報告書．2014 年 3 月 24 日．http://www.mhlw.go.jp/file/05-Shingikai-10901000-Kenkoukyoku-Soumuka/0000041481.pdf

(60) 緩和ケアチームの医師の配置に関する要件は，次のとおりである．

(1)専任の身体症状の緩和に携わる専門的な知識及び技能を有する医師を 1 人以上配置すること．なお，当該医師については，①原則として常勤であること．また，②専従であることが望ましい．

(2)精神症状の緩和に携わる専門的な知識及び技能を有する医師を 1 人以上配置すること．なお，当該医師については，③専任であることが望ましい．また，④常勤であることが望ましい．

(61) 総務省．がん対策に関する行政評価・監視——がんの早期発見，診療体制及び緩和ケアを中心として 結果に基づく勧告．2016 年 9 月．http://www.soumu.go.jp/menu_news/s-news/107650.html

(62) 厚生労働省．第 3 回がん等における緩和ケアの更なる推進に関する検討会 資料 3 緩和ケア提供体制（がん診療連携拠点病院）について．2016 年 7 月 27 日．http://www.mhlw.go.jp/file/05-Shingikai-10901000-Kenkou

kyoku-Soumuka/0000131541.pdf
(63) 厚生労働省．第3回がん等における緩和ケアの更なる推進に関する検討会 資料4 緩和ケア提供体制（拠点病院以外の一般病院）について．2016年7月27日．http://www.mhlw.go.jp/file/05-Shingikai-10901000-Kenkoukyoku-Soumuka/0000131542.pdf
(64) 厚生労働省．第4回がん等における緩和ケアの更なる推進に関する検討会資料8 日本緩和医療学会からの次期がん対策推進基本計画への意見書．2016年11月7日．http://www.mhlw.go.jp/file/05-Shingikai-10901000-Kenkoukyoku-Soumuka/0000143182.pdf
(65) 厚生労働省．緩和ケア推進検討会 地域緩和ケアの提供体制について（議論の整理）．2015年8月26日．http://www.mhlw.go.jp/file/05-Shingikai-10901000-Kenkoukyoku-Soumuka/0000095434.pdf
(66) Section15 Psychiatric, psychosocial, and spiritual issues in palliative medicine. In Hanks G, Cherny NI, Christakis NA, Fallon M, Kassa S, Portenoy RK. *Oxford Textbook of Palliative Medicine Fourth Edition*. Oxford University Press. 2010. pp. 1403–1409, 1410–1436, 1453–1482.
(67) がん医療における心を専門とする臨床・実践活動に取り組む専門家をサイコオンコロジストという．サイコオンコロジストの役割は，患者に疾病や治療に関する適切な情報を提供すること，患者が孤立しないように情緒的に支えること，治療中に患者を悩ます不眠や不安，気分の落ち込みに対して，精神医学的な治療を含めたサポートを用意し，最善の治療を受けられるように医学的なサポートを提供することである．特に専門医を精神腫瘍医という．日本サイコオンコロジー学会．サイコオンコロジーとは．http://jpos-society.org/about/
(68) がん看護専門看護師は，がん患者の身体的・精神的な苦痛を理解し，患者やその家族に対してQOL（生活の質）の視点に立った水準の高い看護を提供する．また，精神看護専門看護師は，精神疾患患者へのケアはもとより，一般病院でも心のケアを行う「リエゾン精神看護」の役割を提供する．関連する認定看護師には，緩和ケア，がん性疼痛看護，乳がん看護などがある．日本看護協会．専門看護師・認定看護師・認定看護管理者 専門看護師および認定看護師．http://nintei.nurse.or.jp/nursing/qualification/
(69) 小藪智子，白岩千恵子，竹田恵子，太湯好子．看護師のスピリチュアルケアのイメージと実践内容．川崎医療福祉学会誌．2010; 19(2): 445–450.
(70) 東北大学大学院文学研究科 実践宗教学寄附講座．臨床宗教師研修．http://www.sal.tohoku.ac.jp/p-religion/neo/wiki.cgi?page=%CE%D7%BE%B2%BD%A1%B6%B5%BB%D5%B4%D8%CF%A2
(71) 毎日新聞「病院外相談施設：がん患者を包む「家」看護師，臨床心理士ら常駐 東京・豊洲，日本初」(2016年10月8日)，朝日新聞「がん患者に『第二のわが家』気軽な無料相談施設，医療スタッフ常駐」(2016年10月18日)，マギーズ東京HP．http://maggiestokyo.org/
(72) 秋山正子．訪問看護の実践からみた地域包括ケアにおける看取り――予防から看取りまで，地域の中で最期まで生きることを支える．医療と社会．2015; 25(1): 71–85.
(73) 朝日新聞「終末期ケアの実態は？　がん遺族を調査 厚労省，17年度から」(2017年1月15日)
(74) 子どもへの緩和ケアについては，次の文献が参考になる．
子どもの緩和ケア一般
・多田羅竜平『子どもたちの笑顔を支える小児緩和ケア』金芳堂．2016年
・Goldman A, Hain R, Liben S. *Oxford Textbook of Palliative Care for Children Second Edition*. Oxford University Press. 2012.
・Knapp C, Madden V, Fowler-Kerry S. *Pediatric Palliative Care: Global Perspectives*. Springer Netherlands. 2012.
英国
・Sir Craft A, Killen S. Palliative care services for children and young people in England: an independent review for the Secretary of State for Health. 17 May 2007. http://webarchive.nationalarchives.gov.uk/20080814090217/dh.gov.uk/en/Publicationsandstatistics/Publications/PublicationsPolicyAndGuidance/DH_074459
・田中美穂，児玉聡，藤田みさお，赤林朗．イングランドの小児緩和ケアに関する法政策・統計データ・資金体制・提供される医療の現状．日本公衆衛生雑誌．2013; 60(8): 462–470. https://www.jstage.jst.go.jp/article/jph/60/8/60_12-036/_pdf
日本

・大阪府立母子保健総合医療センター QOL サポートチーム編『小児緩和ケアガイド』医学書院．2015 年．
・緩和ケア．2010 年第 20 巻第 2 号（3 月）．特集 小児緩和ケア——限りあるときを生きる子どもと家族を支える．
・小児看護．2010 年第 33 巻第 11 号（10 月）．特集 日々の実践につなげる小児緩和ケア——子どもと家族の安楽を支えるために．
・小児科診療．2012 年第 75 巻第 7 号（7 月）．特集 小児緩和医療——包括医療としての取り組み．

(75) East Anglia's Children's Hospices. About us - HRH The Duchess of Cambridge. https://www.each.org.uk/about-us/hrh-the-duchess-of-cambridge

(76) Together for Short Lives. Royal Message of support. http://www.togetherforshortlives.org.uk/childrenshospiceweek/royal_message_of_support

(77) Together for Short Lives. Family resources: Children's Hospice Services. http://www.togetherforshortlives.org.uk/assets/0000/8742/TfSL_A_Family_Companion_Factsheet_2_-_Children___s_Hospice_Services__WEB_.pdf

(78) ACT/RCPCH. A Guide to the Development of Children's Palliative Care Services 3rd edition. 2009.

(79) Together for Short Lives. A Core Care Pathway for Children with Life-limiting and Life-threatening Conditions 3rd edition. 2013. http://www.togetherforshortlives.org.uk/assets/0000/4121/TfSL_A_Core_Care_Pathway__ONLINE_.pdf

(80) 多田羅竜平．小児緩和ケアの理念とその歴史．小児看護．2010; 33(11): 1468-1473.

(81) 米国小児科学会の声明は，「緩和ケアの指針」として，患者（子ども）と家族の尊厳を尊重すること，十分な思いやりのある緩和ケアへのアクセスを確保すること（子どもの QOL を改善するようなケア，例えば，教育，悲嘆・家族カウンセリング，ピアサポート，音楽療法，患児やそのきょうだい両方のスピリチュアルサポートや心理社会的介入，適切な一時休息支援），医療従事者支援，子どもの緩和ケアの必要性や価値への認識を高めること，研究や教育によって子どもの緩和ケアを継続して改善すること——を明らかにした．詳細は次の文献を参照すること．American Academy of Pediatrics Committee on Bioethics and Committee on Hospital Care. Palliative Care for Children. *PEDIATRICS*. 2000; 106(2): 351-357.

(82) Steering Committee of the EAPC task force on palliative care for children and adolescents. IMPaCCT: standards for paediatric palliative care in Europe. *Eur J Pall Care*. 2007; 14(3): 109-114. http://www.eapcnet.eu/LinkClick.aspx?fileticket=ShMQyZuTfqU%3D

(83) 前田浩利．わが国の小児緩和ケアの課題．小児看護．2010; 33(11): 1474-1478.

(84) Department of Health. Better Care: Better Lives. 2008. http://webarchive.nationalarchives.gov.uk/20130107105354/http://www.dh.gov.uk/prod_consum_dh/groups/dh_digitalassets/@dh/@en/documents/digitalasset/dh_083108.pdf

(85) Department of Health. Palliative Care Statistics for Children and Young Adults. 2007. http://webarchive.nationalarchives.gov.uk/20130107105354/http:/www.dh.gov.uk/prod_consum_dh/groups/dh_digitalassets/@dh/@en/documents/digitalasset/dh_074699.pdf

(86) 英国中部のウェスト・ミッドランズ州における 2011 年の調査では，子ども 1 万人あたり 8 ～ 10 人としている．詳細は次の文献を参照すること．Together for Short Lives. The Big Study for Life-limited Children and their Families - Final research report. 2013. http://www.togetherforshortlives.org.uk/assets/0000/4435/TfSL_The_Big_Study_Final_Research_Report__WEB_.pdf

(87) Sir Craft A, Killen S. Palliative care services for children and young people in England: an independent review for the Secretary of State for Health. 17 May 2007. pp. 16-17. http://webarchive.nationalarchives.gov.uk/20080814090217/dh.gov.uk/en/Publicationsandstatistics/Publications/PublicationsPolicyAndGuidance/DH_074459

(88) 平田美佳．地域で支える英国の小児緩和ケアの実際．緩和ケア．2010; 20(2): 155-158.

(89) 小澤美和．同胞・家族支援（特集 小児緩和医療 包括医療としての取り組み——緩和医療として提供する内容）．小児科診療．2012; 75(7): 1151-1155.

(90) Meier DE, Beresford L. Pediatric palliative care offers opportunities for collaboration. *J Palliat Med*. 2007; 10(2): 284-289.

(91) 多田羅竜平．小児緩和ケアチームにおける多職種協働のあり方．看護管理．2014; 24(1): 70–77.

(92) Knapp C, Woodworth L, Wright M, Downing J, Drake R, Fowler-Kerry S, Hain R, Marston J. Pediatric palliative care provision around the world: a systematic review. *Pediatr Blood Cancer*. 2011; 57(3): 361–368.

(93) ICPCN は次のようなレベル分けをしており，最初の段階ほど提供レベルが高い．

レベル 1：幅広く子どもの緩和ケアが提供されている．子どもの緩和ケアをサポートする国の政策と同様，医療サービス内に完全に統合しつつある

レベル 2：利用できる教育訓練・サービス発展のための明確な計画・医療サービスへの統合を伴い，幅広く子どもの緩和ケアが提供されている

レベル 3：局所的な，子どもの緩和ケアの提供や利用できる教育訓練がある

レベル 4：子どもの緩和ケア提供に向けた活動を構築する能力がある．局所的な（子どもの緩和ケアの）提供が一部可能である

レベル 5：子どもの緩和ケアの提供，活動を構築する能力がない

詳細は次の資料を参照すること．The International Children's Palliative Care Network (ICPCN). Levels of CPC Provision ICPCN Estimated Levels of Children's Palliative Care Provision Worldwide. http://www.icpcn.org/1949-2/

(94) 鍋谷まこと．わが国における子どものホスピスの現状．小児科．2015; 56(11): 1805–1811.

(95) 天野功二．緩和ケアチームの取り組み——薬物療法を中心に．小児看護．2010; 33(11): 1486–1492.

(96) 小澤美和，細谷亮太．世界の歩み・日本の歩み（特集 小児緩和医療：包括医療としての取り組み——小児緩和医療とは）．小児科診療．2012; 75(7): 1111–1115.

(97) 日本緩和医療学会．教育関連セミナー CLIC-T. https://jspm.ne.jp/clic/index.html

(98) 永山淳，多田羅竜平，岡崎伸，笹月桃子，朴明子，平井啓，横須賀とも子，余谷暢之，尾形明子．小児科医のための緩和ケア教育プログラム（CLIC）その開発と研修会開催報告．日本小児科学会雑誌．2012; 116(2): 319.

(99) がんの子どもを守る会．この子のためにできること——緩和ケアのガイドライン．2011 年．http://www.ccaj-found.or.jp/wp-content/uploads/2009/03/guideline2010.pdf

(100) 注 94，96 の文献，および，次の論文や新聞記事を参照した．高橋昭彦．医療的ケアが必要な子どものレスパイトケア——地域の診療所での日中預かりの実践（特集 小児緩和ケア——限りあるときを生きる子どもと家族を支える）．緩和ケア．2010; 20(2): 152–154．朝日新聞「重病の子・家族に休息を 日本初の『子どものホスピス』，全国に 3 施設計画」(2010 年 3 月 10 日付夕刊)．朝日新聞「難病の子『第二のわが家』 都内の小児医療拠点に預かり所」(2014 年 8 月 22 日)．西日本新聞「子どもホスピス開設支援を 福岡　市民団体構想，資金の壁／げんき日和」(2015 年 12 月 26 日)．産経新聞「子供ホスピスで癒やしと学びを 大阪・鶴見に全国初のコミュニティー型オープン」(2016 年 4 月 2 日)．毎日新聞「子どもホスピス：家族支える『第 2 の家』 東京，大阪で開所 医療と福祉のはざま埋め」(2016 年 4 月 20 日)．読売新聞「仏心 美しい施設に レスパイトハウス改修＝奈良」(2016 年 4 月 27 日)．毎日新聞「明日を見つめて：生きる・小児がん征圧キャンペーン 20 周年／5 家族と暮らせる病院（2016 年 6 月 2 日）．朝日新聞「ケア必要な子，受け皿を 人工呼吸器・たん吸引…施設整備の動き 家族の負担軽減へ」(2017 年 1 月 16 日)．朝日新聞「小児ホスピス，横浜につくろう 20 年開設めざし NPO 発足へ／神奈川県」(2017 年 3 月 31 日)．

(101) 日本ホスピス緩和ケア協会．ホスピス緩和ケア週間について．http://www.hpcj.org/hpcw/hpcw_index.html

(102) 注 46 のエコノミストの死の質ランキング（2015 年）では，米国は 9 位，スウェーデンは 16 位，日本は 14 位であった．

(103) Slate. American Children Deserve a Better Death. 3 January 2017. http://www.slate.com/articles/health_and_science/medical_examiner/2017/01/our_health_care_system_fails_terminal_kids.html

(104) Lövgren M, Sejersen T, Kreicbergs U. Parents' Experiences and Wishes at End of Life in Children with Spinal Muscular Atrophy Types I and II. *J Pediatr*. 2016; 175: 201–205. http://www.jpeds.com/article/S0022-3476(16)30172-X/pdf

(105) Together for Short Lives. Children's Hospice Week. http://www.togetherforshortlives.org.uk/childrenshospiceweek

## 第六章

(1) BBC. Rio 2016: Belgian Paralympian 'not ready' for euthanasia. 12 September 2016. http://www.bbc.com/news/world-europe-37335846

(2) The New York Times. Brittany Maynard, 'Death With Dignity' Ally, Dies at 29. 3 November 2014. http://www.nytimes.com/2014/11/04/us/brittany-maynard-death-with-dignity-ally-dies-at-29.html?_r=0

(3) CNN. My right to death with dignity at 29. 2 November 2014. http://edition.cnn.com/2014/10/07/opinion/maynard-assisted-suicide-cancer-dignity/

(4) 生命維持治療の差し控え・中止は，日本国内において，「尊厳死」「平穏死」「自然死」などと呼ばれることがある．

(5) 伊藤潔志「安楽死」酒井明夫，藤尾均，森下直貴，中里巧，盛永審一郎編集『新版増補 生命倫理事典』太陽出版．2010 年．pp. 20–21.

(6) 安楽死は，①安楽死の理由となる苦痛の種類，②行為の種類，③本人の意思の有無，④手を下す人，などによって分類される．③の本人の意思の有無は重要で，患者が意思を伝えることができない場合や，患者の意思に反する場合の安楽死は議論するまでもなく容認されるものではない．背景には，ドイツにおいて 1939 ～ 1941 年，「ナチ」とその協力者らによって，「安楽死」という名目で，身体障害者，精神障害者，高齢者，小児患者らが抹殺されたことがある．この作戦は「T4 計画」と呼ばれ，水面下では終戦まで殺戮が続いたという．次の文献を参照すること．澤田愛子「T4 計画」酒井明夫，藤尾均，森下直貴，中里巧，盛永審一郎編集『新版増補 生命倫理事典』太陽出版．2010 年．p. 1000.

(7) Hope T, Savulescu J, Hendrick J. 12 End of Life. In *Medical Ethics and Law: The Core Curriculum, 2nd edition*. Churchill Livingstone. 2008. pp. 188–189.

(8) 水野俊誠，前田正一「第 14 章 終末期医療」赤林朗編『入門・医療倫理 I 』勁草書房．2005 年．pp. 250–251.

(9) 樋口範雄監訳「第 2 章 医師と患者」『世界医師会 医の倫理マニュアル 原著第 3 版』日本医師会．2016 年．p. 46.

(10) この他に，「間接的安楽死」がある．間接的安楽死は，死期の迫った患者の激しい肉体的苦痛を取り除いたり，緩和したりすることを目的とした行為を，結果として患者の死期を早める可能性があるにもかかわらず行うことである．日本国内で医師が関わった積極的安楽死事件において，1995 年に横浜地裁が出した判決で次のように述べられている．安楽死の方法として，「苦痛を除去・緩和するための措置を取るが，それが同時に死を早める可能性がある治療型の間接的安楽死」があるとし，「間接的安楽死といわれる方法は，死期の迫った患者がなお激しい肉体的苦痛に苦しむとき，その苦痛の除去・緩和を目的とした行為を，副次的効果として生命を短縮する可能性があるにもかかわらず行うという場合であるが，こうした行為は，主目的が苦痛の除去・緩和にある医学的適正性をもった治療行為の範囲内の行為とみなし得ることと，たとえ生命の短縮の危険があったとしても苦痛の除去を選択するという患者の自己決定権を根拠に，許容されるものと考えられる」と述べられている．詳細は，横浜地裁判決 平 4(わ)1172 号．1995 年 3 月 28 日を参照すること．

(11) Meisel A，宮城昌子「死ぬ権利（政策と法）」Post SG，生命倫理百科事典翻訳刊行委員会編『生命倫理百科事典』丸善．2007 年．pp. 1282–1293.

(12) 小林真紀．ルクセンブルク法における安楽死および自殺幇助．理想．2014; (692): 42–51.

(13) National Assembly of Québec. Bill 52 (2014, chapter 2) An Act respecting end-of-life care. Assented to 10 June 2014. http://www2.publicationsduquebec.gouv.qc.ca/dynamicSearch/telecharge.php?type=5&file=2014C2A.PDF

(14) Parliament of Canada. STATUTES OF CANADA 2016 CHAPTER 3 Bill C-14 (Royal Assent). assented to 17 June 2016. http://www.parl.gc.ca/HousePublications/Publication.aspx?DocId=8384014

(15) 2017 年 1 月～ 6 月末の安楽死による死亡者は 1,179 人で，総死亡者のおよそ 0.9%にあたる．次の資料を参照すること．Government of Canada. 2nd Interim Report on Medical Assistance in Dying in Canada October 2017. https://www.canada.ca/en/health-canada/services/publications/health-system-services/medical-assistance-dying-interim-report-sep-2017.html

(16) Emanuel EJ, Onwuteaka-Philipsen BD, Urwin JW, Cohen J. Attitudes and Practices of Euthanasia and Physician-Assisted Suicide in the United States, Canada, and Europe. *JAMA*. 2016; 316(1): 79–90.

(17) Dyer O, White C, García Rada A. Assisted dying: law and practice around the world. *BMJ.* 2015; 351: h4481.
(18) Northern Territory of Australia. Rights of the Terminally Ill Act 1995.
(19) 山崎康仕．オーストラリアにおける「安楽死」の制度化（1）．国際文化学研究：神戸大学国際文化学部紀要．2002; 17: 145-167.
(20) 甲斐克則．オランダの安楽死の現状と課題．理想．2014; (692): 18-29.
(21) 平野美紀「3 オランダにおける安楽死論議」甲斐克則編『医事法講座第 4 巻 終末期医療と医事法』信山社．2013 年．pp. 47-75.
(22) アグネス・ヴァン・デル・ハイデ著，甲斐克則，福山好典訳「第 8 章 オランダとベルギーにおける安楽死と医師による自殺幇助」甲斐克則編訳『海外の安楽死・自殺幇助と法』慶應義塾大学出版会．2015 年．
(23) リュック・デリエンス著，甲斐克則，福山好典，天田悠訳「第 9 章 安楽死」甲斐克則編訳『海外の安楽死・自殺幇助と法』慶應義塾大学出版会．2015 年．
(24) 盛永審一郎監修『安楽死法――ベネルクス 3 国の比較と資料』東信堂．2016 年．
(25) Statistics Netherlands (CBS). Trends in the Netherlands 2016. July 2016. https://www.cbs.nl/en-gb/publication/2016/26/trends-in-the-netherlands-2016
(26) 厚生労働省「第 1 部 人口高齢化を乗り越える社会モデルを考える 第 1 章 我が国の高齢者を取り巻く状況」『平成 28 年版厚生労働白書』
(27) オランダ医療保障制度に関する研究会編「オランダの高齢者福祉政策」『オランダ医療関連データ集』医療経済研究機構．2012 年 3 月．pp. 34-47.
(28) 朝日新聞「ヨーロッパから 高まる安楽死論争 西独「決定権は患者に」同情集める有罪の女医」(1973 年 3 月 7 日)
(29) 恩田裕之．安楽死と末期医療．国立国会図書館 *ISSUE BRIEF.* 2005; (472): 1-10.
(30) オランダはこのようなスタンスをとっているが，世界的には議論のあるところである．世界医師会の医の倫理マニュアルには，安楽死と自殺幇助の間には道徳的に同義とみなされることがあるが，実際には明らかな実践上の区別があり，法域によっては法律で区別されていると明記されている．また，米国において医師による自殺幇助を容認する州法では，積極的安楽死と医師による自殺幇助を明確に区別していて，積極的安楽死を容認しないと明記されている．
(31) Regional Euthanasia Review Committees. Code of Practice. 2015.
(32) 盛永審一郎「第 1 章 オランダの安楽死の現状――二つの委員会報告」『終末期医療を考えるために――検証 オランダの安楽死から』丸善出版．2016 年．
(33) Statistics Netherlands. Deaths; underlying cause of death (shortlist), sex, age. 7 April 2017. http://statline.cbs.nl/StatWeb/publication/?VW=T&DM=SLEN&PA=7052eng&LA=EN
(34) Regional euthanasia review committees. Annual Report 2002-2015. 27 December 2016. https://english.euthanasiecommissie.nl/documents/publications/annual-reports/2002/annual-reports/annual-reports Regionale toetsingscommissies euthanasie - Jaarverslag 2016. 12 April 2017. https://www.euthanasiecommissie.nl/uitspraken/jaarverslagen/2016/april/12/jaarverslag-2016
(35) 生命倫理研究資料集Ⅶ 世界における終末期の意思決定に関する原理・法・文献の批判的研究とガイドライン作成．2013 年 2 月．
(36) Government of the Netherlands. Cijfers euthanasie oktober 2015. https://www.rijksoverheid.nl/documenten/rapporten/2016/01/09/cijfers-euthanasie
(37) 盛永審一郎．ベネルクス三国の安楽死法の比較研究（2）．理想．2014; (692): 2-17.
(38) 本田まり．ベルギーにおける終末期医療に関する法的状況．理想．2014; (692): 30-41.
(39) 盛永審一郎．オランダ・ベルギー・ドイツにおける「安楽死」に関する現状（1）．研究紀要：富山医科薬科大学一般教育．2003; 30: 27-35.
(40) United Nations. World Population Prospects: The 2015 Revision. As of 1 July 2015.
(41) Gerkens S, Merkur S. Belgium: Health system review. *Health Systems in Transition.* 2010; 12(5): 1-266. http://www.euro.who.int/__data/assets/pdf_file/0014/120425/E94245.PDF?ua=1
(42) ベルギーでは，刑法で要請に基づく患者の命の終結が犯罪とはみなされず，致死薬を処方する伝統がある

ことを否定する人はいないという．1980年代，1990年代に安楽死法案が提案されたが，否決されたという経緯がある．盛永審一郎「4 ベネルクス3国の安楽死法――比較と課題」盛永審一郎監修『安楽死法――ベネルクス3国の比較と資料』東信堂．2016年．pp. 78-79.

(43) Commission fédérale de contrôle et d'évaluation de l'euthanasie. rapport aux chambres législatives 2010-2011, 2012-2013, 2014-2015. http://organesdeconcertation.sante.belgique.be/fr/organe-d%27avis-et-de-concertation/commission-federale-de-controle-et-devaluation-de-leuthanasie

(44) belgium.be. A statistical overview of the Belgian population. http://www.belgium.be/en/about_belgium/country/Population

(45) 医師による自殺幇助（Physician-Assisted Suicide）は，「自殺介助」とも呼ばれる．「幇助」という表現は刑法上の従犯を意味するため，違法の意味合いが強い「自殺幇助」と，適法の意味合いを持つ「自殺介助」とを使い分ける必要性が指摘されている．また，米国，英国，オーストラリアのインターネット調査では，自殺という言葉を「好ましくない」とした人の割合が七割近くに達し，8割近くが「尊厳ある死（尊厳死）」という言葉を「好ましい」とした．英米圏でもsuicide（自殺）という言葉がネガティブなイメージを連想させるので，自殺という言葉を避けて，Death with Dignity，Assisted Dying，Aid in Dyingなどとも表現される．さらに，Humane Self-Chosen Death, Self-Deliverance, Rational Dying, Life Ending Choiceなど，自殺という言葉を使わないさまざまな表現が提案されている．幇助と介助の区別や自殺という言葉の回避に関する指摘に加え，「医師による自殺幇助」という表現は，医師が行為の主体であるということを強調する表現であるのに対し，「医師による幇助自殺」という表現は，個人がどのような仕方で亡くなるのかを強調する表現である，という点にも留意する必要がある．以下を参照した．神馬幸一「4 医師による自殺幇助（医師自殺介助）」甲斐克則編『医事法講座第4巻 終末期医療と医事法』信山社．2013年．p. 79, World Federation of Right to Die Societies. Report of the "Alt Suicide" group. 2015. http://www.worldrtd.net/sites/default/files/newsfiles/FINAL%20REPORT%20DRAFT%202%20%2015-5-15%28Autosaved%29.pdf Singer P. *Practical Ethics, third edition.* Cambridge University Press. 2011. pp. 156-157.

(46) これまでドイツには，法律に自殺関与を禁止する規定がなく，あいまいな状況のまま，国内で自殺幇助が行われたり，隣国のスイスに渡って自殺幇助を受けたりする事案が相次いでいた．2015年，ドイツ刑法一部改正により，新たに自殺の業務的促進罪規定が作られた．この法律により反復して行われる自殺幇助，会員制団体などによる自殺幇助は禁じられた．しかし，葛藤状況において個別に行われる自殺幇助は禁止されていないと解釈されている．ドイツの自殺の業務的促進罪については，次の文献を参照すること．渡辺富久子．【ドイツ】業としての自殺幇助の禁止．外国の立法．2016年．渡邊亙．ドイツにおける「死への援助（Sterbehilfe）」への立法的対応．法政治研究．2016; (2): 145-165．神馬幸一．（論説）ドイツ刑法における「自殺の業務的促進罪」に関して．獨協法学．2016; (100): 286-14．佐藤拓磨．ドイツにおける自殺関与の一部可罰化をめぐる議論の動向．慶應法学．2015; (31): 347-370.

(47) Supreme Court of Canada. Carter v. Canada (Attorney General) 2015 SCC 5 [2015] 1 SCR 331. https://scc-csc.lexum.com/scc-csc/scc-csc/en/item/14637/index.do

(48) University of Toronto Joint Centre for Bioethics (JCB) Task Force on Physician Assisted Death. After Carter v. Canada: Physician Assisted Death in Canada Report and Recommendations. 14 December 2015. http://jcb.utoronto.ca/docs/JCB-PAD-TaskForce-Report-2015.pdf

(49) 松井茂記．カナダの尊厳死・安楽死法について．法律時報．2016; 88(9): 82-91.

(50) United States Census Bureau. QuickFacts: Oregon. As of July 1 2016. https://www.census.gov/quickfacts/table/PST045216/41

(51) 香川知晶．オレゴン州尊厳死法をめぐって――米国における「死ぬ権利」法制化の動き．理想．2014; (692): 66-77.

(52) 朝日新聞「米の『安楽死法』生き延びる オレゴン州住民投票で大差」(1997年11月6日)

(53) 町野朔，丸山雅夫，西村秀二，安村勉，山本輝之，清水一成，秋葉悦子，臼木豊編著「第一部 安楽死 第四章 自殺幇助処罰と安楽死・尊厳死」『資料・生命倫理と法Ⅱ 安楽死・尊厳死・末期医療』信山社．1997年．pp. 98-102.

(54) カール・F・グッドマン著，甲斐克則訳「第1章 アメリカ合衆国における自殺幇助と法の支配」甲斐克則編訳『海外の安楽死・自殺幇助と法』慶應義塾大学出版会．2015年．

(55) Hillyard D, Dombrink J. *Dying Right: The Death With Dignity Movement.* Routledge. 2001.

(56) Oregon Public Health Division. Oregon Revised Statutes Chpater 127: Death with Dignity Act. http://public.health.oregon.gov/ProviderPartnerResources/EvaluationResearch/DeathwithDignityAct/Pages/ors.aspx

(57) オレゴン州の住民であることを示す要件として，1. オレゴン州の運転免許証の所持，2. オレゴン州の選挙登録，3. オレゴン州に不動産を所有しているあるいは賃貸しているという根拠，4. 最近年のオレゴン州納税申告，などが考慮される．

(58) Oregon Public Health Division. Oregon Death with Dignity Act: Data summary 2016. 10 February 2017. http://public.health.oregon.gov/ProviderPartnerResources/EvaluationResearch/DeathwithDignityAct/Documents/year19.pdf

(59) カリフォルニア州（人口約 4,000 万人）では，政府統計結果はまだ公表されていないが，終末期の選択肢を広げ，自殺幇助を推進する，米国の非営利団体の調査によると，2016 年 6 月から 2017 年 5 月の 1 年間で少なくとも 504 人の末期患者が自殺幇助のための処方薬を受け取っているという．Compassion & Choices. California Medical Aid-in-Dying Law Working Very Well as 1st Anniversary Approaches. 1 June 2017. https://www.compassionandchoices.org/california-medical-aid-in-dying-law-working-very-well-as-1st-anniversary-approaches/

(60) Newsweek. Physically Healthy 24-year-old Granted Right to Die in Belgium. 29 June 2015. http://europe.newsweek.com/healthy-24-year-old-granted-right-die-belgium-329504

(61) Mirror. Woman aged 24 granted right to die posts farewell message on YouTube - but changes mind at last minute. 13 November 2015. http://www.mirror.co.uk/news/real-life-stories/woman-aged-24-granted-right-6819594

(62) 盛永審一郎「プロローグ――耳鳴りのケース」『終末期医療を考えるために――検証 オランダの安楽死から』丸善出版．2016 年．

(63) オランダでは 2016 年 1 月，保健省と司法省が新たなガイドラインを公表し，重度の認知症患者の安楽死の規制を緩和した．言葉やジェスチャーによるコミュニケーションが必須という意思表示方式から，あらかじめ意思を表明できる段階で安楽死の希望を医師に提出しているという条件で，書面での意思表示方式が採用された．盛永審一郎「4 ベネルクス 3 国の安楽死法――比較と課題」盛永審一郎監修『安楽死法――ベネルクス 3 国の比較と資料』東信堂．2016 年．p. 96．松田純．尊厳死と安楽死――「死ぬ権利」の法制化は「尊厳ある最期」を保障できるか．思想．2017; (1114): 74–97.

(64) Bolt EE, Snijdewind MC, Willems DL, van der Heide A, Onwuteaka-Philipsen BD. Paper: Can physicians conceive of performing euthanasia in case of psychiatric disease, dementia or being tired of living? *J Med Ethics.* 2015; 41(8): 592–598.

(65) Lerner BH, Caplan AL. Euthanasia in Belgium and the Netherlands: On a Slippery Slope? *JAMA Intern Med.* 2015; 175(10): 1640–1641.

(66) Washington Post. At last, American psychiatrists speak out on euthanasia. 15 December 2016. https://www.washingtonpost.com/blogs/post-partisan/wp/2016/12/15/at-last-american-psychiatrists-speak-out-on-euthanasia/?utm_term=.91e8a58ff14f および，BioEdge. American Psychiatric Association takes historic stand on assisted suicide and euthanasia. 17 December 2016. https://www.bioedge.org/bioethics/american-psychiatric-association-takes-historic-stand-on-assisted-suicide-a/12137

(67) BBC. Should a Belgian murderer be allowed euthanasia? 7 January 2015. http://www.bbc.com/news/magazine-30708585

(68) Materstvedt LJ, Clark D, Ellershaw J, Førde R, Gravgaard AM, Müller-Busch HC, Porta i Sales J, Rapin CH; EAPC Ethics Task Force. Euthanasia and physician-assisted suicide: a view from an EAPC Ethics Task Force. *Palliat Med.* 2003; 17(2): 97–101.

(69) Finlay IG, Wheatley VJ, Izdebski C. The House of Lords Select Committee on the Assisted Dying for the Terminally III Bill: implications for specialist palliative care. *Palliat Med.* 2005; 19(6): 444–453.

(70) 盛永審一郎「比較表――オランダ・ベルギー・ルクセンブルク安楽死法」盛永審一郎監修『安楽死法――ベネルクス 3 国の比較と資料』東信堂．2016 年．p. 104.

(71) 池永昌之．苦痛緩和のための鎮静（特集 誰も教えてくれなかった緩和医療 最新知識と実践――求められる看取りのあり方）．臨床泌尿器科．2015; 69(9): 786-789.

(72) 小山寛介，下山直人「セデーション」酒井明夫，藤尾均，森下直貴，中里巧，盛永審一郎編集『新版増補生命倫理事典』太陽出版．2010 年．pp. 586-587.

(73) 緩和的鎮静をめぐっては，鎮静を実施するかどうかの判断が難しい，家族に「鎮静を実施して本当に良かったのか」という思いが残る，積極的安楽死とあまり変わらないのではないかという意見があるなど，さまざまな議論がある．また，国外に目を向けると，フランスでは，患者の要請に基づき，終末期の患者に死に至るまで継続的な深い鎮静を継続するのを容認する法案を議会が 2016 年に承認した．同法は，医師が人工栄養・水分補給を含む生命維持治療を中止することも許容している．こうした継続的な深い鎮静を受ける法的権利を明確にした法律は世界的にも珍しいという．この法は，積極的安楽死や自殺幇助の法制化を避けるための妥協の産物であるとの見方もある．NHK．クローズアップ現代「『最期のとき』をどう決める――『終末期鎮静』めぐる葛藤」2016 年 1 月 19 日．http://www.nhk.or.jp/gendai/articles/3755/1.html The Guardian. France adopts sedated dying law as compromise on euthanasia. 28 January 2016. https://www.theguardian.com/society/2016/jan/28/france-adopts-sedated-dying-law-as-compromise-on-euthanasia Raus K, Chambaere K, Sterckx S. Controversies surrounding continuous deep sedation at the end of life: the parliamentary and societal debates in France. *BMC Med Ethics*. 2016; 17(1): 36. https://bmcmedethics.biomedcentral.com/articles/10.1186/s12910-016-0116-2 Bioedge. New French law creates right to terminal sedation. 29 January 2016. https://www.bioedge.org/bioethics/new-french-law-creates-right-to-terminal-sedation/11729

(74) Chambaere K, Bernheim JL. Does legal physician-assisted dying impede development of palliative care? The Belgian and Benelux experience. *J Med Ethics*. 2015; 41(8): 657-660.

(75) 盛永審一郎「4 ベネルクス 3 国の安楽死法――比較と課題」盛永審一郎監修『安楽死法――ベネルクス 3 国の比較と資料』東信堂．2016 年．p. 84.

(76) BioEdge. Dutch doctor in hot water for refusing to approve euthanasia. 26 September 2015. https://www.bioedge.org/bioethics/dutch-doctor-in-hot-water-for-refusing-to-approve-euthanasia/11584

(77) Snijdewind MC, Willems DL, Deliens L, Onwuteaka-Philipsen BD, Chambaere K. A Study of the First Year of the End-of-Life Clinic for Physician-Assisted Dying in the Netherlands. *JAMA Internal Medicine*. 2015; 175(10): 1633-1640.

(78) Levenseindekliniek. Facts & figures. http://www.levenseindekliniek.nl/en/facts-figures/

(79) 盛永審一郎「1 オランダ安楽死法の内容と実態」盛永審一郎監修『安楽死法――ベネルクス 3 国の比較と資料』東信堂．2016 年．p. 24.

(80) 服部有希．【ベルギー】子どもの安楽死の合法化――安楽死の年齢制限の撤廃．外国の立法．2014．http://dl.ndl.go.jp/view/download/digidepo_8562408_po_02590107.pdf?contentNo=1

(81) 本田まり「2 ベルギーにおける終末期医療に関する法的状況」盛永審一郎監修『安楽死法――ベネルクス 3 国の比較と資料』東信堂．2016 年．pp. 42-43.

(82) CNN．ベルギーで子どもの安楽死 法改正後初めて．2016 年 9 月 18 日．http://www.cnn.co.jp/world/35089248.html

(83) The New York Times. Dutch Law Would Allow Assisted Suicide for Healthy Older People. 13 October 2016. http://www.nytimes.com/2016/10/14/world/europe/dutch-law-would-allow-euthanasia-for-healthy-elderly-people.html

(84) The Guardian. Netherlands may extend assisted dying to those who feel 'life is complete'. 12 October 2016. https://www.theguardian.com/world/2016/oct/13/netherlands-may-allow-assisted-dying-for-those-who-feel-life-is-complete

(85) The Independent. Sex abuse victim in her 20s allowed by doctors to choose euthanasia due to 'incurable' PTSD. 11 May 2016. http://www.independent.co.uk/news/world/europe/sex-abuse-victim-in-her-20s-allowed-by-dutch-doctors-to-undergo-euthanasia-due-to-severe-ptsd-a7023666.html

(86) The Huffington Post. Netherlands Sex Abuse Victim With 'Incurable' PTSD Allowed To Die By Euthanasia. 12 May 2016. http://www.huffingtonpost.co.uk/entry/sex-abuse-victim-with-incurable-ptst-allowed-to-die-by-lethal-injection_uk_57344013e4b0f0f53e35bf43

(87) Daily Mail Online. Sex abuse victim in her 20s allowed to choose euthanasia in Holland after doctors decided her post-traumatic stress and other conditions were incurable. 10 May 2016. http://www.dailymail.co.uk/news/article-3583783/Sex-abuse-victim-20s-allowed-choose-euthanasia-Holland-doctors-decided-post-traumatic-stress-conditions-uncurable.html
(88) Drum CE, White G, Taitano G, Horner-Johnson W. The Oregon Death with Dignity Act: results of a literature review and naturalistic inquiry. *Disabil Health J.* 2010; 3(1): 3–15.

**第七章**

(1) Dignitasにメールで問い合わせたところ，2015年に1人，2016年に2人の計3人の日本居住者が自殺幇助を受け，このうち1人が日本国籍を持っており，残り2人は日本在住の外国人であった（2017年4月6日回答）．次の資料を参照すること．Dignitas. Members of DIGNITAS by country of residency as of 31 December 2016, Accompanied suicide of members of DIGNITAS by year and by country of residency 1998–2016. http://www.dignitas.ch/index.php?option=com_content&view=article&id=32&Itemid=72&lang=en
(2) ウィズニュース「『自殺ツーリズム』日本人も参加していた スイスの団体の考えは？」（2017年4月22日配信）http://withnews.jp/article/f0170422000qq000000000000000W01110101qq000015008A
(3) 文藝春秋「夫との死別から27年，91歳脚本家の問題提起 私は安楽死で逝きたい／橋田壽賀子」2016年12月号．pp. 156–163．SAPIO「死に方 日本でも早く安楽死法を通してもらうしかない／筒井康隆」2017年2月号．p. 53．週刊ポスト「『安楽死』のすべて」2017年2月17日号．pp. 48–57.
(4) 厚生省『末期医療を考える』第一法規．1994年．pp. 11–14．厚生労働省．終末期医療のあり方に関する懇談会「終末期医療に関する調査」結果について．2010年12月．http://www.mhlw.go.jp/stf/shingi/2r9852000000yp23-att/2r9852000000ypwi.pdf
(5) 2013年に行われた「人生の最終段階における医療に関する意識調査」では，死期が迫っている患者の医療の在り方について，積極的安楽死の選択肢が無く，複数の生命維持治療に関する希望を選択するようになっている．これは，2007年策定の国の「終末期医療の決定プロセスに関するガイドライン」（現在の「人生の最終段階における医療の決定プロセスに関するガイドライン」）で積極的安楽死は考慮しないということが明記されたこと，医師による積極的安楽死の事案が刑事事件となったことなどが影響している可能性もある．
(6) 前田正一「1 終末期医療における患者の意思と医療方針の決定」甲斐克則編『医事法講座第4巻 終末期医療と医事法』信山社．2013年．pp. 3–28.
(7) 朝日新聞（大阪）「山中前院長，不起訴に 京北町の『安楽死』事件で京都地検」（1997年12月13日），読売新聞（大阪）「京北病院の山中祥弘前院長を不起訴処分 京都地検が決定 弛緩剤は致死量以下」（1997年12月13日）
(8) 水野俊誠，前田正一「第14章 終末期医療」赤林朗編『入門・医療倫理Ⅰ』勁草書房．2005年．pp. 258–262.
(9) 町野朔，丸山雅夫，西村秀二，安村勉，山本輝之，清水一成，秋葉悦子，臼木豊編著「第一部 安楽死 第一章 判例」『資料・生命倫理と法Ⅱ 安楽死・尊厳死・末期医療』信山社．1997年．pp. 2–18.
(10) Hayashi M, Kitamura T. Euthanasia trials in Japan: implications for legal and medical practice. *Int J Law Psychiatry.* 2002; 25(6): 557–571.
(11) 名古屋高裁判決 昭和37(う)496号．1962年12月22日．
(12) 厚生労働省．社会保障審議会後期高齢者医療の在り方に関する特別部会（第5回）資料 ヒアリング1-(4)「後期高齢者」の終末期医療と刑法．2006年12月12日．http://www.mhlw.go.jp/shingi/2006/12/dl/s1212-6i.pdf
(13) 日本経済新聞名古屋朝刊「第2話 法と正義（1）安楽死容認世界初の判決」（ザ中部人国記）（1995年5月30日）
(14) 読売新聞夕刊「末期ガン患者を安楽死？ 担当医師を懲戒免職処分／東海大付属病院」（1991年5月14日），読売新聞「ガン『安楽死』 死を予見し注射 東海大学が『刑法に抵触』と見解」（1991年5月15日），朝日新聞夕刊「がん患者を薬物投与で安楽死，担当医すでに解雇 東海大病院」（1991年5月14日），朝日新聞「『死を承知で薬剤打った』 大学側の調べに担当医 がん患者安楽死」（1991年5月15日）
(15) 横浜地裁判決 平4（わ）1172号．1995年3月28日．
(16) 東海大学安楽死判決——事実の経過，医師・患者家族関係など（資料）（特集 東海大学安楽死判決）．ジュ

リスト．1995;（1072）: 100-105.

（17）国立がん研究センターがん情報サービス．多発性骨髄腫．http://ganjoho.jp/public/cancer/MM/ 各種がん 132 多発性骨髄腫 受診から診断，治療，経過観察への流れ 患者さんとご家族の明日のために．http://ganjoho.jp/data/public/qa_links/brochure/odjrh3000000ul0l-att/132.pdf

（18）人口動態社会経済面調査は，1992 年 3 月～ 4 月に死亡した 40 歳以上 65 歳未満のがん患者と同一世帯員を対象に行われた．次の資料を参照すること．厚生省．平成 4 年度人口動態社会経済面調査報告 悪性新生物．1994 年 2 月．毎日新聞「ガン本人告知は 18％ 介護家族『医師ともっと話し合いたい』」――厚生省調査」（1993 年 5 月 8 日）．

（19）朝日新聞夕刊「東海大安楽死事件の判決〈要旨〉」「『安楽死』に本人の意思不可欠 医師に 4 要件 東海大事件で横浜地裁」（1995 年 3 月 28 日），毎日新聞夕刊「東海大事件『積極的安楽死』と認めず 新基準，4 要件示し――横浜地裁判決」（1995 年 3 月 28 日），日本経済新聞夕刊「東海大安楽死事件，是認 4 要件示す，横浜地裁――主治医に猶予判決」（1995 年 3 月 28 日）

（20）加藤摩耶．Ⅷ 終末期医療 93 東海大学「安楽死」事件．別冊ジュリスト 医事法判例百選 第 2 版．2014;（219）: 196-197.

（21）横浜地裁判決は，間接的安楽死を，「死期の迫った患者がなお激しい肉体的苦痛に苦しむとき，その苦痛の除去・緩和を目的として行為を，副次的効果として生命を短縮させる可能性があるにもかかわらず行うという場合」と明記している．

（22）横浜地裁判決は，間接的安楽死の許容要件についても以下のように述べている．安楽死の一般的許容要件として，①耐えがたい激しい肉体的苦痛の存在，②死が避けられず，かつ，死期が迫っていること，③患者の意思表示――が必要で，主な目的が苦痛の除去・緩和である治療行為の範囲内の行為とみなし得ることと，患者の自己決定権を根拠に許容されるとした．③の意思表示については，積極的安楽死と異なり，家族の意思表示から推定される意思を含む，患者の推定的意思でも良いと解釈している．

（23）町野朔．「東海大学安楽死判決」覚書（特集 東海大学安楽死判決）．ジュリスト．1995;（1072）: 106-115.

（24）米田泰邦．東海大事件判決をめぐる刑事法文献．法律時報．1996; 68（12）: 91-92.

（25）内田博文．Ⅴ 実質的違法性 21 安楽死 横浜地裁平成 7 年 3 月 28 日判決．別冊ジュリスト 刑法判例百選Ⅰ総論 第 4 版．1997;（142）: 44-45.

（26）甲斐克則．治療中止行為および安楽死の許容要件――東海大病院「安楽死」事件判決．法学教室．1995; 178: 37-45.

（27）武藤眞朗．Ⅵ 死亡・移植 41 東海大学「安楽死」事件．別冊ジュリスト 医事法判例百選．2006;（183）: 88-91.

（28）辰井聡子．20 安楽死．別冊ジュリスト 刑法判例百選Ⅰ総論 第 7 版．2014;（220）: 42-43.

（29）このような鎮静の定義や用語については，鎮静自体に段階があるため必ずしも明確ではなく，さまざまな議論がある．終末期鎮静，緩和的鎮静，持続的な（深い）鎮静などと呼ばれ，「死亡するまで続く鎮静」，「強い鎮静によって末期状態の患者が昏睡状態になり，医師の意図が患者は死亡するまでずっと昏睡状態にあるべきとする措置」，「難治性の症状を伴うある種の病態において，意図的に鎮静状態を誘発・維持するが，意図的に死を引き起こさないことが目的」，「終末期の疾患の患者に意識がなくなるまで鎮静薬を投与すること」などと定義されている．オランダでは緩和的鎮静と表現し，王立医師会がガイドラインの中で「生の最期の段階における患者の意識レベルを漸次的に低下させること」と定義している．詳細は次の文献を参照すること．Sterckx S, Raus K. Chapter 7 Continuous Sedation at the End of Life. In Youngner SJ, Arnold RM. *The Oxford Handbook of Ethics at the End of Life*. Oxford University Press. 2016. pp. 111-112. Huxtable R, Horn R. 10 Continuous deep sedation at the end of life: balancing benefits and harms in England, Germany and France. In Sterckx S, Raus K, Mortier F. *Continuous sedation at the end of life: ethical, clinical and legal perspectives*. Cambridge University Press. 2013. pp. 160-161. 甲斐克則．オランダの安楽死の現状と課題．理想．2014;（692）: 18-29. また，次の文献は，鎮静のおおまかな定義，歴史的経緯，鎮静は死を早めるのか，日本と世界の現状といった議論をする際に知っておくべきことや，苦痛の緩和方法や鎮静の実施方法の標準化，グレーゾーンにおける意思決定プロセスの必要性，最期の迎え方を考えるといった発展的議論についてわかりやすく説明しているため，鎮静を理解するのに非常に参考になる．森田達也『終末期の苦痛がなくならない時，何が選択できるのか？――苦痛緩和のための鎮静（セデーション）』医学書院．2017 年.

(30) 福田雅章. 8 患者ケア 57 安楽死（東海大学安楽死事件). 別冊ジュリスト 医療過誤判例百選 第2版. 1996; (140): 130-132.
(31) 甲斐克則. 刑法3 尊厳死・安楽死の許容要件——東海大学病院「安楽死」事件判決. ジュリスト 平成7年度 重要判例解説. 1996; (1091): 134-136.
(32) Morita T, Sakaguchi Y, Hirai K, Tsuneto S, Shima Y. Desire for death and requests to hasten death of Japanese terminally ill cancer patients receiving specialized inpatient palliative care. *J Pain Symptom Manage*. 2004; 27(1): 44-52.
(33) Hudson PL, Kristjanson LJ, Ashby M, Kelly B, Schofield P, Hudson R, Aranda S, O'Connor M, Street A. Desire for hastened death in patients with advanced disease and the evidence base of clinical guidelines: a systematic review. *Palliat Med*. 2006; 20(7): 693-701.
(34) Regional Euthanasia Review Committees. Code of Practice. 2015. https://english.euthanasiecommissie.nl/documents/publications/code-of-practice/code-of-practice/code-of-practice/code-of-practice
(35) 盛永審一郎「1 オランダ安楽死法の内容と実態」盛永審一郎監修『安楽死法——ベネルクス3国の比較と資料』東信堂. 2016年. pp. 12-13.
(36) 甲斐克則. オランダの安楽死の現状と課題. 理想. 2014; (692): 18-29.
(37) 佐伯仁志. 21 安楽死. 別冊ジュリスト 刑法判例百選Ⅰ総論 第6版. 2008; (189): 44-45.
(38) 唄孝一. いわゆる「東海大学安楽死判決」における「末期医療と法」. 法律時報. 1995; 67(7): 43-47.
(39) 松宮孝明. 刑法2 末期癌患者に塩化カリウムを注射して死亡させた医師の行為と「安楽死」——東海大学付属病院「安楽死」事件判決. 法学教室 判例セレクト'95（刑法). 1996: 32.
(40) 小田直樹. 東海大学安楽死事件（特集 刑法を読むⅢ 刑法の判例を読む（2)). 法学教室. 2001; (249): 24-27.
(41) Hope T, Savulescu J, Hendrick J. *Medical Ethics and Law: The Core Curriculum, 2nd edition*. Churchill Livingstone. 2008. pp. 179-201.
(42) BBC. Case Histories: end of life decisions, Case 2: Dr Nigel Cox, 1992. http://news.bbc.co.uk/2/hi/programmes/panorama/1971527.stm
(43) 渡部保夫. 安楽死と陪審裁判（上). 法学セミナー. 1993; (458): 16-17. および, 安楽死と陪審裁判（下). 法学セミナー. 1993; (459): 16-17.
(44) The Independent. Doctor's dilemma of pain or death: Dr Nigel Cox will be sentenced today for the attempted murder of one of his patients, 70-year-old Lillian Boyes. Kathy Marks looks back at his trial. 21 September 1992. http://www.independent.co.uk/news/uk/doctors-dilemma-of-pain-or-death-dr-nigel-cox-will-be-sentenced-today-for-the-attempted-murder-of-1552676.html
(45) 五十子敬子. 英国における死をめぐる自己決定について. 比較法制研究. 1999; (22): 169-192.
(46) R v Cox Crown Court at Winchester 12 BMLR 38. 1992.
(47) Huxtable R. *Euthanasia, Ethics and the Law: From Conflict to Compromise*. Routledge-Cavendish. 2007. pp. 112-114.
(48) Hampshire Hospitals NHS Foundation Trust. Our Hospitals. http://www.hampshirehospitals.nhs.uk/about-us/our-hospitals.aspx
(49) 日本リウマチ財団 リウマチ情報センター. 関節リウマチとは. http://www.rheuma-net.or.jp/rheuma/rm400/rm400.html
(50) 日経プラスワン「こわばる関節, リウマチかも——30代から発症, 早期治療カギ, 感染症, 仕事…過度のストレス注意（健康生活)」(2015年9月12日)
(51) 日本リウマチ学会編「第2章 1 治療方針」『関節リウマチ診療ガイドライン2014』メディカルレビュー社. 2014年10月.
(52) NTT東日本札幌病院 リウマチ膠原病内科. 知ってほしいリウマチ・膠原（こうげん）病（7）全身疾患かつては寿命に影響も. https://www.ntt-east.co.jp/smc/practice/medical_sector/ms01/column07.html
(53) 厚生科学審議会疾病対策部会. リウマチ・アレルギー対策委員会報告書. 2011年8月. http://www.mhlw.go.jp/stf/houdou/2r9852000001nfao-att/2r9852000001nfdx.pdf
(54) 児玉聡, 田中美穂. 英国における終末期医療の議論と課題. 理想. 2014; (692): 52-65.

(55) Huxtable R. *Euthanasia, Ethics and the Law: From Conflict to Compromise*. Routledge-Cavendish. 2007. pp. 106-107.

(56) Ferguson PR. Causing death or allowing to die? Developments in the law. *J Med Ethics*. 1997; 23: 368-372.

(57) White BP, Willmott L, Ashby M. Palliative care, double effect and the law in Australia. *Internal Medicine Journal*. 2011; 41(6): 485-492.

(58) BBC. Ethics guide Doctrine of double effect. http://www.bbc.co.uk/ethics/introduction/doubleeffect.shtml

(59) General Medical Council (GMC). End of life care: Legal Annex. http://www.gmc-uk.org/guidance/ethical_guidance/end_of_life_legal_annex.asp

(60) Huxtable R. *All That Matters: Euthanasia*. Hodder & Stoughton. 2013. pp. 82.

(61) 英国では，1936 年，新たにロンドンで発足した英国自発的安楽死法制化協会によって推し進められていた自発的安楽死法案が上院に提案されたが，否決された．1969 年，命にかかわる状態の要件が不治の状態の要件に置き換えられたことや，事前の意思表示，医師・看護師の保護規定を設けたりした，新たな自発的安楽死法案が上院に提案されたが，これもまた否決された．安楽死協会による法制化キャンペーンが続き，1990 年，自発的安楽死法案が下院に提案されたが，否決された．その後，1993 年，上院に医療倫理特別委員会が設置された．これは，医師は人工栄養補給を中止できるとし，死にゆく過程における医療支援の問題について議会に検討するよう求めた「トニー・ブランド事件」と，世論に安楽死の問題を投じた「コックス医師事件」を受けてのことであった．委員会は，個人の選択肢としての安楽死を拒否することは，社会的利益の観点から，高齢者や死にゆく人々，あるいは障害者に適切にケアを提供する強制的な社会的責任を強いることになる，と結論づけた．また，委員会は，質の高い緩和ケアを多くの人々が使えるようにすることや，痛みの緩和や症状コントロールの改善などを勧告した．英国政府も安楽死の法制化を拒否するという委員会の結論を支持した．詳細は，次の文献を参照すること．Otlowski M. 6 Moves Towards Reform. In *Voluntary Euthanasia and the Common Law*. Oxford University Press. 2000. pp. 333-339. Helme T. The Voluntary Euthanasia (Legalization) Bill (1936) revisited. *J Med Ethics*. 1991; 17(1): 25-29.

(62) これらの資料の中には，積極的安楽死の許容要件が示されていることをもって，医師による自殺幇助が認められているとさらに誤った解釈をしているものもある．The Independent. Assisted suicide: Canada proposes law allowing voluntary euthanasia for suffers of serious medical conditions. 15 April 2016. http://www.independent.co.uk/news/world/americas/assisted-suicide-canada-proposes-law-allowing-voluntary-euthanasia-for-suffers-of-serious-medical-a6984866.html Fox News Health. Euthanasia rising in Belgium, including more who are not terminally ill. 16 September 2016. http://www.foxnews.com/health/2016/09/16/euthanasia-rising-in-belgium-including-more-who-are-not-terminally-ill.html New York Post. Terminally ill mom denied treatment coverage — but gets suicide drug approved. 24 October 2016. http://nypost.com/2016/10/24/terminally-ill-mom-denied-treatment-coverage-but-gets-suicide-drugs-approved/

(63) ファン・デルデン J. J. M.，小沼有理子訳．オランダにおける医師と終末期（国際大会シンポジウムの概要）．医学哲学 医学倫理．2015; (33): 82-86.

(64) 盛永審一郎「4 ベネルクス 3 国の安楽死法――比較と課題」盛永審一郎監修『安楽死法――ベネルクス 3 国の比較と資料』東信堂．2016 年．pp. 82-88.

(65) 内藤謙，唄孝一，柳田邦男，山崎章郎．〔座談会〕安楽死――東海大学事件をめぐって（特集 東海大学安楽死判決）．ジュリスト．1995; (1072): 81-99.

(66) システマティック・レビューで抽出された 11 文献は，イタリア，英国，南ア，台湾，ドイツ，日本，オーストラリア，オランダの研究であった．詳細は，次の文献を参照すること．Maltoni M, Scarpi E, Rosati M, Derni S, Fabbri L, Martini F, Amadori D, Nanni O. Palliative sedation in end-of-life care and survival: a systematic review. *J Clin Oncol*. 2012; 30(12): 1378-1383.

**第八章**

(1) 文藝春秋「夫との死別から 27 年，91 歳脚本家の問題提起 私は安楽死で逝きたい／橋田壽賀子」2016 年 12 月号．pp. 156-163.

(2) 週刊ポスト「『安楽死』のすべて」2017年2月17日号．pp. 48-57．文藝春秋「【大特集】理想の逝き方を探る」2017年3月号．pp. 240-309．SAPIO「スイス『自殺幇助団体』に登録した日本人女性の告白／宮下洋一」2017年5月号．pp. 88-91.

(3) BBC. Cancer patient ends life at Dignitas in Switzerland. 14 August 2015. http://www.bbc.com/news/uk-wales-33926042

(4) Burkhardt S, La Harpe R, Harding TW, Sobel J. Euthanasia and assisted suicide: comparison of legal aspects in Switzerland and other countries. *Med Sci Law*. 2006; 46(4): 287-294.

(5) Prof. Dr. Christian Schwarzenegger, Sarah J. Summers. Hearing with the Select Committee on the Assisted Dying for the Terminally Ill Bill, House of Lords: Criminal Law and Assisted Suicide in Switzerland. 3 February 2005. https://www.rwi.uzh.ch/dam/jcr:00000000-5624-ccd2-ffff-ffffa664e063/assisted-suicide-Switzerland.pdf

(6) Gauthier S, Mausbach J, Reisch T, Bartsch C. Suicide tourism: a pilot study on the Swiss phenomenon. *J Med Ethics*. 2015; 41(8): 611-617.

(7) 松永優子．連載リレーエッセイ 医療の現場から 生きる意味を求めて――スイスにおける自殺幇助の実態．病院．2012; 71(12): 1019.

(8) クンツ・カール＝ルートヴィヒ，神馬幸一訳．スイスにおける臨死介助及び自殺介助．静岡大学法政研究．2008; 13(2): 266-245.

(9) シュワルツェネッガー・クリスティアン，神馬幸一訳．自殺の誘導及び介助（スイス刑法第115条）における利己的な動機．静岡大学法政研究．2008; 13(2): 320-268.

(10) 神馬幸一「第9章 医師による自殺幇助（医師介助自殺）」甲斐克則・谷田憲俊編『シリーズ生命倫理学第5巻 安楽死・尊厳死』丸善出版．2012年．pp. 168-173.

(11) Hurst SA, Mauron A. Assisted suicide and euthanasia in Switzerland: allowing a role for non-physicians. *BMJ*. 2003; 326(7383): 271-273.

(12) スイス医科学アカデミーのガイドラインは，終末期医療において，直接自殺を幇助することは医師の仕事ではなく，むしろ，自殺したいという患者の希望の根底にあるあらゆる苦痛を緩和する義務を負っている，と前置きしている．一方，患者の希望を考慮することは医師 - 患者関係における基本である．このようなジレンマが，医師の役割の一部分として，良心に基づく個人の意思決定を求めていること，自殺を幇助するという（良心に基づく）意思決定は尊重されなければならないこと，医師には自殺を幇助するのを拒否する権利があることが明記されている．そして，医師が自殺を幇助する意思決定をした場合，次のような項目を確認することが医師の責務としている．

〈自殺を幇助・介助する場合，医師が確認するべき前提条件〉

・患者の病気は，本人が終末期に近づいているという前提が妥当なことを示している
・介助を提供するその他の可能性が話し合われ，（患者が）望む場合は，それらが実施されている
・患者は，意思決定を行うことができ，患者の希望は，周囲から圧力をかけられることなくよく考えられたものであり，患者は自分の希望を貫いている
　このことが，第三者（必ずしも医師でなくてよい）によって確認されている
・死を引き起こす過程における最後の行為は，常に患者自身によってなされなければならない

詳細は次の文献を参照すること．Swiss Academy of Medical Sciences. Medical-ethical Guidelines: End-of-life care. 2004, updated 2013. http://www.samw.ch/en/Publications/Medical-ethical-Guidelines.html

(13) 図8-1の具体的な数字は，同局への問い合わせに対するメールの返信（2017年3月24日付）で入手した．次の資料も参照すること．Swiss Federal Statistical Office. Medienmitteilung Sterbehilfe und Suizid in der Schweiz 2014. https://www.bfs.admin.ch/bfs/de/home/statistiken/gesundheit.assetdetail.1023143.html Assistierter Suizid nach Geschlecht und Alter. https://www.bfs.admin.ch/bfs/de/home/statistiken/gesundheit.assetdetail.262939.html Communiqué de presse Statistique des causes de décès 2015. https://www.bfs.admin.ch/bfs/fr/home/actualites/quoi-de-neuf.assetdetail.3742836.html

(14) Swiss Federal Statistical Office. FSO News Cause of death statistics 2014: Assisted suicide and suicide in Switzerland. October 2016. https://www.bfs.admin.ch/bfs/en/home/news/whats-new.assetdetail.1023134.html

(15) Steck N, Junker C, Maessen M, Reisch T, Zwahlen M, Egger M; Swiss National Cohort. Suicide assisted by right-to-die associations: a population based cohort study. *Int J Epidemiol*. 2014; 43(2): 614-622.
(16) Oregon Public Health Division, Center for Health Statistics. February 10, 2017. Oregon Death with Dignity Act Data summary 2016. http://public.health.oregon.gov/ProviderPartnerResources/EvaluationResearch/DeathwithDignityAct/Pages/index.aspx
(17) EXIT. EXIT at a Glance. https://www.exit.ch/en/en/exit-at-a-glance/
(18) Newsweek. Dramatic Increase in Assisted Suicides in Switzerland. 12 March 2015. http://europe.newsweek.com/dramatic-increase-assisted-suicides-switzerland-313307?rm=eu
(19) 脚注文献 6 の Gauthier S et al による調査については，データの収集方法などに疑問を呈する見解もある．詳細は次の文献を参照すること．Luley S. 'Suicide tourism': creating misleading 'scientific' news. *J Med Ethics*. 2015; 41(8): 618-619.
(20) ディグニタスは，自殺幇助を斡旋する以外にも，終末期の問題に関する相談や，医師・クリニック・他の組織との連携，自殺や自殺未遂を予防する活動なども行っているという．また，スイスで実施可能な内容を法案にして他国の国会などに提案しているという．詳細は次に示す同団体のホームページ（英語版）などを参照すること．http://www.dignitas.ch/index.php?option=com_content&view=article&id=22&Itemid=5&lang=en https://www.parliament.nz/en/pb/sc/submissions-and-advice/document/51SCHE_EVI_51DBHOH_PET63268_1_A485083/dignitas
(21) ディグニタスは，会員数および自殺幇助者数の年次推移を国別に統計データとして更新し，ホームページ上で広く公表している．ディグニタスに電子メールで問い合わせたところ，このデータは居住国別に示したものであり，居住国と国籍が異なるケースも若干あるが，そのようなケースは例外であるとの回答を寄せた（2017 年 4 月 6 日）．データについては次の資料を参照すること．Dignitas. Accompanied suicide of members of DIGNITAS, by year and by country of residency 1998-2016. http://www.dignitas.ch/images/stories/pdf/statistik-ftb-jahr-wohnsitz-1998-2016.pdf　Members of DIGNITAS by country of residency as of 31 December 2016. http://www.dignitas.ch/images/stories/pdf/statistik-mitglieder-wohnsitzstaat-31122016.pdf
(22) 高島響子，児玉聡．英国における自殺幇助をめぐる論争とスイスへの渡航幇助自殺——渡航医療が国内医療の法規制に及ぼす影響の一考察．生命倫理．2012; 22(1): 75-85.
(23) Neeleman J. Suicide as a crime in the UK: legal history, international comparisons and present implications. *Acta Psychiatr Scand*. 1996; 94(4): 252-257.
(24) legislation.gov.uk. Suicide Act 1961. http://www.legislation.gov.uk/ukpga/Eliz2/9-10/60?view=extent&timeline=true
(25) 司法制度改革審議会．第 5 回審議会資料 諸外国の司法制度の概要．1999 年 10 月 26 日．http://www.kantei.go.jp/jp/sihouseido/pdfs/dai5gijiroku-1.pdf　http://www.kantei.go.jp/jp/sihouseido/dai7append/gaikoku.pdf
(26) Director of Public Prosecutions. Policy for Prosecutors in Respect of Cases of Encouraging or Assisting Suicide. February 2010, updated October 2014. https://www.cps.gov.uk/publications/prosecution/assisted_suicide_policy.html
(27) BBC. Diane Pretty dies. 12 May, 2002. http://news.bbc.co.uk/2/hi/health/1983457.stm
(28) BBC. Diane Pretty: Timeline. 12 May, 2002. http://news.bbc.co.uk/2/hi/health/1983562.stm
(29) House of Lords. Judgments - The Queen on the Application of Mrs Dianne Pretty (Appellant) v Director of Public Prosecutions (Respondent) and Secretary of State for the Home Department (Interested Party) [2001] UKHL 61. 29 November 2001. http://www.publications.parliament.uk/pa/ld200102/ldjudgmt/jd011129/pretty-1.htm
(30) European Court of Human Rights. Fourth Section, Case of Pretty v. UK (Application no. 2346/02) Judgement, Strasbourg. 29 April 2002 (FINAL, 29/07/2002). http://hudoc.echr.coe.int/eng?i=001-60448
(31) Cowley C. The Diane Pretty case and the occasional impotence of justification in ethics. *Ethical Perspect*. 2004; 11(4): 250-8.
(32) Huxtable R. *Euthanasia, Ethics and the Law: from conflict to compromise*. Routledge-Cavendish. 2007. pp. 79-83.

(33) 難病情報センター．筋萎縮性側索硬化症（ALS）（指定難病 2）．http://www.nanbyou.or.jp/entry/52
(34) 厚生労働省．平成 27 年 1 月 1 日施行の指定難病（新規）2 筋萎縮性側索硬化症 概要・診断基準等．http://www.mhlw.go.jp/file/06-Seisakujouhou-10900000-Kenkoukyoku/0000089881.pdf
(35) 日本神経学会監修，「筋萎縮性側索硬化症診療ガイドライン」作成委員会編集．筋萎縮性側索硬化症診療ガイドライン 2013．https://www.neurology-jp.org/guidelinem/als2013_index.html
(36) 2014 年度の特定疾患医療受給者証所持数は 9,950 人で，2012 年の 9,096 人と比べて若干増えている．詳細は次のデータを参照すること．難病情報センター．特定疾患医療受給者証所持者数．http://www.nanbyou.or.jp/entry/1356
(37) BBC. In pictures: Diane Pretty. 13 May 2002. http://news.bbc.co.uk/2/hi/health/1983832.stm
(38) Hope T, Savulescu J, Hendrick J. *Medical Ethics and Law: The Core Curriculum, 2nd edition*. Churchill Livingstone. 2008. pp 179–201.
(39) Human Rights Act 1998. http://www.legislation.gov.uk/ukpga/1998/42/schedule/1
(40) European Convention on Human Rights. https://ec.europa.eu/digital-agenda/sites/digital-agenda/files/Convention_ENG.pdf
(41) 児玉聡，田中美穂．英国における終末期医療の議論と課題．理想．2014; (692): 52–65.
(42) House of Lords. Judgments - R (on the application of Purdy) (Appellant) v Director of Public Prosecutions (Respondent) [2009] UKHL 45 on appeal from: [2009] EWCA Civ 92. 30 July 2009. http://www.publications.parliament.uk/pa/ld200809/ldjudgmt/jd090730/rvpurd-1.htm
(43) 今井雅子．イギリスにおける自殺幇助をめぐる最近の動き Purdy 事件貴族院判決とその後．東洋法学．2011; 54(3): 217–245.
(44) 日本神経学会，日本神経免疫学会，日本神経治療学会監修，「多発性硬化症治療ガイドライン」作成委員会編集．多発性硬化症治療ガイドライン 2010．https://www.neurology-jp.org/guidelinem/koukasyo.html
(45) 難病情報センター．多発性硬化症／視神経脊髄炎（指定難病 13）．http://www.nanbyou.or.jp/entry/3806 国立精神・神経医療研究センター 神経研究所 免疫研究部．多発性硬化症とは．http://www.ncnp.go.jp/nin/guide/r_men/tahatu.html
(46) 厚生労働省．平成 27 年 1 月 1 日施行の指定難病（新規）13 多発性硬化症／視神経脊髄炎 概要・診断基準等．http://www.mhlw.go.jp/file/06-Seisakujouhou-10900000-Kenkoukyoku/0000089938.pdf
(47) 2014 年度の特定疾患医療受給者証所持数は 19,389 人で，2012 年の 17,073 人と比べて増えている．また，2004 年の全国臨床疫学調査によると，患者数は 9,900 人と推定されていた．詳細は次のデータを参照すること．難病情報センター．特定疾患医療受給者証所持者数．http://www.nanbyou.or.jp/entry/1356　吉村怜，吉良潤一．多発性硬化症の疫学——全国臨床疫学調査からみえてきたもの．医学のあゆみ．2011; 237(4): 284–290.
(48) BBC. Debbie Purdy: Right-to-die campaigner dies. 29 December 2014. http://www.bbc.com/news/uk-england-leeds-25741005
(49) The Independent. Debbie Purdy: Campaigner who fought tirelessly for clarification of assisted suicide laws. 30 December 2014. http://www.independent.co.uk/news/obituaries/debbie-purdy-campaigner-who-fought-tirelessly-for-clarification-of-assisted-suicide-laws-9950559.html
(50) Supreme Court. JUDGMENT R (on the application of Nicklinson and another) (Appellants) v Ministry of Justice (Respondent) R (on the application of AM) (AP) (Respondent) v The Director of Public Prosecutions (Appellant) R (on the application of AM) (AP) (Respondent) v The Director of Public Prosecutions (Appellant) [2014] UKSC 38 On appeal from: [2013] EWCA Civ 961. https://www.supremecourt.uk/decided-cases/docs/uksc_2013_0235_judgment.pdf
(51) European Court of Human Rights. Fourth Section Decision, Applications nos. 2478/15 and 1787/15 Jane NICKLINSON against the United Kingdom and Paul LAMB against the United Kingdom. 23 June 2015. http://hudoc.echr.coe.int/eng#{"fulltext": ["Jane NICKLINSON against the United Kingdom"], "documentcollectionid2": ["GRANDCHAMBER", "CHAMBER", "DECISIONS"], "itemid": ["001-156476"]}
(52) Supreme Court. Press Summary: R (on the application of Nicklinson and another) (Appellants) v Ministry of Justice (Respondent); R (on the application of AM) (AP) (Respondent) v The Director of Public Prosecutions (Appellant) [2014] UKSC 38 On appeal from [2013] EWCA Civ 961. https://www.supremecourt.uk/

decided-cases/docs/uksc_2013_0235_presssummary.pdf
(53) BBC. Tony Nicklinson's legal fight for right to die. 22 August 2012. http://www.bbc.com/news/uk-england-wiltshire-19341571
(54) Daily Mail Online. Goodbye world, my time has come: 'Locked-in' man Tony Nicklinson refuses treatment for pneumonia and achieves the death the courts had denied him. 22 August 2012, Updated 23 August 2012. http://www.dailymail.co.uk/news/article-2191944/Locked-syndrome-victim-Tony-Nicklinson-dies-aged-58-refusing-food-contracting-pneumonia.html
(55) The Guardian. Tony Nicklinson dies six days after losing 'right to die' case. 22 August 2012. https://www.theguardian.com/uk/2012/aug/22/tony-nicklinson-right-to-die-case
(56) British Medical Association (BMA). Responding to patient requests relating to assisted suicide: guidance for doctors in England, Wales and Northern Ireland. February 2015.
(57) The Telegraph. Assisted suicide guidelines relaxed by Director of Public Prosecutions. 16 October 2014. http://www.telegraph.co.uk/news/health/11168519/Assisted-suicide-guidelines-relaxed-by-Director-of-Public-Prosecutions.html Daily Mail Online. Doctors and nurses who help terminally ill patients to die will be LESS likely to be prosecuted under new guidelines for assisted suicide. 17 October 2014. http://www.dailymail.co.uk/news/article-2796553/rules-eased-doctors-help-sick-die-director-public-prosecutions-says-laws-state-healthcare-professionals-prosecuted-helping-patients-commit-suicide-wrong.html
(58) BMA. End-of life care and physician-assisted dying Volume 1: Setting the scene. Last updated 23 August 2016. pp. 70. https://www.bma.org.uk/collective-voice/policy-and-research/ethics/end-of-life-care
(59) BBC. 'I fear being entombed in my body' - suicide legal challenge. 6 January 2017. http://www.bbc.com/news/health-38500873 BBC. Right-to-die case: Shrewsbury's Noel Conway loses court bid. 30 March 2017. http://www.bbc.com/news/uk-england-shropshire-39443041 The Guardian. Terminally ill UK man launches legal challenge for right to die. 6 January 2017. https://www.theguardian.com/society/2017/jan/06/terminally-ill-uk-man-launches-legal-challenge-for-right-to-die Terminally ill man loses high court fight to end his life. 5 October 2017. https://www.theguardian.com/society/2017/oct/05/entombed-man-noel-conway-loses-high-court-fight-end-life
(60) High Court. Conway, R (On the Application Of) v Secretary of State for Justice [2017] EWHC 640 (Admin). 30 March 2017. Conway v The Secretary of State for Justice and others [2017] EWHC 2447 (Admin). 5 October 2017.
(61) 神馬幸一「4 医師による自殺幇助（医師介助自殺）」甲斐克則編『医事法講座第 4 巻 終末期医療と医事法』信山社．2013 年．pp. 80-81.
(62) The Economist. Police in Britain increasingly turn a blind eye to assisted suicide. 14 January 2017. http://www.economist.com/news/britain/21714405-number-reported-cases-increases-arrests-falling-police-britain
(63) イングランド，ウェールズ，北アイルランドのデータである．スコットランドは，自殺幇助罪の規定が無く，個々のケースで殺人といった他の罪で訴追される可能性があるという．回答したのは 43 警察署で，6 署からは回答が無かった．
(64) Crown Prosecution Service. Assisted Suicide: Latest Assisted Suicide Figures. 7 July 2017. http://www.cps.gov.uk/publications/prosecution/assisted_suicide.html
(65) UK Parliament. Assisted Dying Bill [HL] 2016-17. http://services.parliament.uk/bills/2016-17/assisteddying.html General Election 2017 timetable. http://www.parliament.uk/about/how/elections-and-voting/general/general-election-2017-timetable/
(66) Lipscombe S, Barber S. Commons Briefing papers SN04857: Assisted suicide (House of Commons Library). 20 August 2014. http://researchbriefings.parliament.uk/ResearchBriefing/Summary/SN04857
(67) BMA. End-of life care and physician-assisted dying Volume 1: Setting the scene. Last updated 23 August 2016. pp. 72-75. https://www.bma.org.uk/collective-voice/policy-and-research/ethics/end-of-life-care
(68) Delamothe T, Snow R, Godlee F. Why the Assisted Dying Bill should become law in England and Wales. *BMJ*. 2014; 349: g4349.

(69) McCartney M. The BMJ is wrong: doctor assisted dying would over medicalise death. *BMJ*. 2014; 349: g4502.

(70) Care Not Killing. About Care Not Killing. http://www.carenotkilling.org.uk/about/ FAQs Euthanasia and assisted suicide. http://www.carenotkilling.org.uk/about/faqs/

(71) BMA. Physician-assisted dying: BMA policy. Last updated: 30 June 2016. http://bma.org.uk/practical-support-at-work/ethics/bma-policy-assisted-dying

(72) National Council for Palliative Care, Association for Palliative Medicine, National Palliative Care Nurse Consultants Group. JOINT STATEMENT ON THE ASSISTED DYING (No. 2) BILL, 2015-16. http://www.ncpc.org.uk/sites/default/files/Joint%20statement%20on%20assisted%20dying%20bill_Final%20PDF.pdf

(73) Association for Palliative Medicine. APM Position Statements: Physician Assisted Suicide. December 2011 (Review date: December 2014). http://apmonline.org/wp-content/uploads/2015/05/Physician_Assisted_Suicide_1112.pdf

(74) Dignity in Dying. Assisted dying: Our Position. https://www.dignityindying.org.uk/assisted-dying/our-position/ The Law. https://www.dignityindying.org.uk/assisted-dying/the-law/

(75) グラスゴー大学が積極的安楽死や自殺幇助に関する医学界，政界，宗教界，患者団体，安楽死・自殺幇助に賛成する団体等の宣言を調べた研究によると，Patients Association (March 2015, http://www.patients-association.org.uk/wp-content/uploads/2015/03/PA-Position-Statement-Assisted-Dying.pdf) や Parkinson's UK (April 2014, review date April 2016, https://www.parkinsons.org.uk/content/end-life-and-assisted-suicide-our-policy-statement) といった団体が，中立の立場を表明する宣言を公表していた．詳細は次の文献を参照すること．Inbadas H, Zaman S, Whitelaw S, Clark D. Declarations on euthanasia and assisted dying. *Death Stud*. 2017 Apr 11: 1-11. doi: 10.1080/07481187.2017.1317300.

(76) Church of England. Protecting life - opposing assisted suicide. https://www.churchofengland.org/our-views/medical-ethics-health-social-care-policy/assisted-suicide/protecting-life-opposing-assisted-suicide.aspx

(77) BMA は，患者から自殺幇助を要請された場合の医師の対処ガイドライン（イングランド・ウェールズ・北アイルランドが対象）を公表している．その内容は次のとおりである．

BMA は，自殺の試みを幇助したり，促したり，けしかけたりすると解釈される可能性があるすべての行為を避けるよう勧告する．具体的には，医師は，

・何が致死量に相当するものかについて患者に助言するべきではない
・計画的な過剰摂取に関して制吐剤・鎮吐剤を勧めるべきではない
・外国での自殺の選択肢を提案するべきではない
・外国での自殺幇助を促すよう具体的に診断書を書くべきではない
・自殺を計画する他のいかなる状況も促すべきではない

ということである．詳細は注 56 の文献を参照すること．

(78) Clark D, Dickinson G, Lancaster CJ, Noble TW, Ahmedai SH, Philp I. UK geriatricians' attitudes to active voluntary euthanasia and physician-assisted death. *Age Ageing*. 2001; 30(5): 395-398.

(79) Royal College of General Practitioners. Assisted Dying Consultation Analysis. January 2014. http://www.rcgp.org.uk/policy/rcgp-policy-areas/assisted-dying.aspx

(80) Royal College of Physicians. Briefing: Assisted Dying Bill 2015-16. 11 September 2015. https://www.rcplondon.ac.uk/guidelines-policy/briefing-assisted-dying-bill-2015-16

(81) BMA. End-of life care and physician-assisted dying Volume 1: Setting the scene. Last updated 23 August 2016. pp. 79-96.

(82) BMA は，終末期医療と医師による自殺幇助に関する膨大なレポートを作成し，3 巻に分けて公表している．注 81 の文献のほか，Volume 2: Public dialogue research, Volume 3: Reflections and recommendations である．レポートは次のサイトからダウンロードできる．https://www.bma.org.uk/collective-voice/policy-and-research/ethics/end-of-life-care

(83) 1935 年に自発的安楽死法制化協会という名称で発足し，積極的安楽死の法制化運動にかかわってきた．1969 年に自発的安楽死協会に名称を変えた後，2006 年に現在の Dignity in Dying となり，安楽死という言葉

が団体名から消えた．すべての人は尊厳のある死の権利を持つべきだと主張し，自殺幇助だけではなく終末期医療のすべての問題を見据えた活動を目指すという．詳細は次の文献を参照すること．Otlowski M. 5 Changing Climate For Reform. In *Voluntary Euthanasia and the Common Law*. Oxford University Press. 1997. pp. 268–273. Dignity in Dying. Voluntary Euthanasia Society changes name after 70 years to become Dignity in Dying. 23 January 2006. https://www.dignityindying.org.uk/news/voluntary-euthanasia-society-changes-name-70-years-become-dignity-dying-23-jan/

(84) Commission on Assisted Dying は，2010 年 9 月，イングランド及びウェールズにおいて，公訴局長官の自殺幇助訴追指針などの自殺幇助への現状の法的，政策的アプローチが目的にかなっているかどうかを検討するために設置された第三者機関．英国の超党派シンクタンク「DEMOS」が事務局を担う．議長は，英国議会に自殺幇助法案を度々提案してきたファルコナー卿である．また，自殺幇助の法制化を進める Dignity in Dying が DEMOS と第三者機関の資金提供者の仲介などに関わってはいるものの，Commission on Assisted Dying の目的は自殺幇助の法制化を推奨することではない，ということを明確にしている．

(85) The Commission on Assisted Dying. The current legal status of assisted dying is inadequate and incoherent.... 2011. https://www.demos.co.uk/files/476_CoAD_FinalReport_158x240_I_web_single-NEW_.pdf?1328113363

(86) McHale JV. Reforming the law concerning assisted dying. *Br J Nurs*. 2012; 21(2): 126–127.

(87) The Economist. The Economist's poll results: Attitudes towards assisted dying. 27 June 2015. http://www.economist.com/news/briefing/21656121-idea-whose-time-has-come-attitudes-towards-assisted-dying https://www.ipsos-mori.com/researchpublications/researcharchive/3592/Public-Attitudes-to-Assisted-Dying.aspx

(88) Populus. Dignity in Dying Poll. 11th-19th March 2015. http://www.populus.co.uk/Poll/Dignity-in-Dying/

(89) 外務省．スイス連邦（Swiss Confederation）基礎データ．http://www.mofa.go.jp/mofaj/area/switzerland/data.html#section2

(90) スイスの一部州では，自殺幇助を法制化する動きも見られる．国際バレエコンクールで有名なローザンヌを州都に抱く，スイス南西部のヴォー州では，2012 年，病院やナーシングホームにおける自殺幇助規定をめぐる住民投票が行われた．その結果，病院やナーシングホームで，入居者や患者が自殺幇助の援助団体や医師に自殺幇助を希望した場合，施設内で自殺を幇助できるよう，施設側に義務付ける，という提案が賛成多数で可決された．詳細は次の文献を参照すること．SWI swissinfo.ch. Vaud to get first Swiss assisted suicide law. 17 January 2012. http://www.swissinfo.ch/eng/right-to-die-_vaud-to-get-first-swiss-assisted-suicide-law/32920490

(91) Kanton Zürich. About the Canton of Zurich. http://www.zh.ch/internet/en/ktzh.html

(92) BBC. Switzerland: Zurich votes to keep assisted suicide. 15 May 2011. http://www.bbc.com/news/world-europe-13405376 France24. Voters in Zurich reject proposed ban on 'suicide tourism'. 15 May 2011. http://www.france24.com/en/20110515-switzerland-zurich-reject-proposed-ban-suicide-tourism-referendum-vote CBS News. Zurich voters keep "suicide tourism" alive. 15 May 2011. http://www.cbsnews.com/news/zurich-voters-keep-suicide-tourism-alive The Telegraph. Zurich votes to keep 'suicide tourism' alive. 15 May 2011. http://www.telegraph.co.uk/news/worldnews/europe/switzerland/8515258/Zurich-votes-to-keep-suicide-tourism-alive.html

(93) 朝日新聞 GLOBE「終末期をめぐって 私はなぜ自殺幇助を頼むのか／ EXIT 副代表に聞く」(2014 年 8 月 17 日) http://globe.asahi.com/feature/side/2014081400001.html

(94) 神馬幸一．《論説》ドイツ刑法における「自殺の業務的促進罪」に関して．獨協法学．2016; (100): 117–149(286–254).

(95) 佐藤拓磨．ドイツにおける自殺関与の一部可罰化をめぐる議論の動向．慶應法学．2015; (31): 347–370.

(96) 本田まり「8 フランスにおける人工延命処置の差し控え・中止（尊厳死）論議」甲斐克則編『医事法講座 第 4 巻 終末期医療と医事法』信山社．2013 年．pp. 166–184.

(97) クリスティアン・ビック，柿本佳美訳（補正・甲斐克則）「第 7 章 フランス法における安楽死」甲斐克則編『海外の安楽死・自殺幇助と法』慶應義塾大学出版会．2015 年．pp. 114–119.

(98) 鈴木尊紘．フランスにおける尊厳死法制――患者の権利及び生の終末に関する 2005 年法を中心として．外国の立法．2008; (235): 77–95. http://www.ndl.go.jp/jp/diet/publication/legis/235/023502.pdf

(99) The Guardian. France adopts sedated dying law as compromise on euthanasia. 28 January 2016. https://www.theguardian.com/society/2016/jan/28/france-adopts-sedated-dying-law-as-compromise-on-euthanasia

(100) この質問は「患者が自分で摂取可能な致死量の薬物を医師が処方することにより，医師が18歳以上の患者の死を幇助することを法律で容認すべきだと思いますか？」で，「はい，患者が自分で摂取可能な致死量の薬物を医師が処方することを法律で容認すべきである」が45%，「いいえ，患者が自分で摂取可能な致死量の薬物を医師が処方することを法律で容認すべきではない」24%，「わからない」28%，「答えたくない」3%という回答結果であった．この質問に先立ち，「患者が末期症状であり（余命6カ月以下と考えられる），精神的に健全であり，明確に死の要求をしているという条件の下で，患者が積極的安楽死を求める場合，医師が18歳以上の患者の死を幇助することを法律で容認すべきだと思いますか？」という質問がなされ，「はい，医師が患者の死を幇助することを法律で容認すべきである」が54%，「いいえ，医師が患者の死を幇助することを法律で容認すべきではない」が15%，「わからない」28%，「答えたくない」2%であった．質問の日本語訳については，調査を行ったイプソスMORIに問い合わせて得た．(2017年6月21日回答)

(101) 朝日新聞の世論調査（2010年，有効回答者数2,322人）によると，「自分が治る見込みのない末期がんなどの病気になって苦痛に耐えられなくなった場合，投薬などで「安楽死」が選べるとしたら，選びたいと思いますか．選びたくないと思いますか」という問いに対し，安楽死を「選びたい」という回答が70%，「選びたくない」は22%，「その他・答えない」が8%であった．朝日新聞「安らかに簡素に逝きたい 死生観 本社世論調査」(2010年11月4日)，2010年9月～10月郵送調査（日本人の死生観）．ジャーナリズム．2011年1月号．pp. 88-107.

(102) ディグニタスの資料（http://www.dignitas.ch/images/stories/pdf/informations-broschuere-dignitas-e.pdf）によると，会員となり自殺幇助を受けるためには次の費用がかかるという．
・入会金：200フラン（日本円で22,000円，1フランは約110円）
・年会費：80フラン（日本円で8,800円）
・自殺幇助を受けるための総費用：10,500フラン（日本円で1,155,000円，この値段には薬の処方要請に対して医師が基本的な許可を出すまでの手続費用，医師によるコンサルテーション，付添人の人件費など自殺幇助の実施費用，葬儀・登録費，死亡に伴う正式な手続きに必要な費用が含まれる．ディグニタスが葬儀や行政事務・公務関連の処理を求められない場合は7000フラン，日本円で770,000円）

(103) 例えばオーストラリアのビクトリア州では，議会や国が終末期医療の問題や自発的な臨死介助法案に関する報告書やディスカッション・ペーパーを作成して公表している．Parliament of Victoria Legal and Social Issues Committee. Inquiry into end of life choices Final Report. June 2016, Victoria State Government. Voluntary Assisted Dying Bill-Discussion paper. January 2017.

## 第九章

(1) 日本臨床救急医学会．人生の最終段階にある傷病者の意思に沿った救急現場での心肺蘇生等のあり方に関する提言．2017年4月7日．http://jsem.me/wp-content/uploads/2017/04/%E8%87%A8%E5%BA%8A%E6%95%91%E6%80%A5%E5%8C%BB%E5%AD%A6%E4%BC%9A%E6%8F%90%E8%A8%80%EF%BC%88%E5%85%AC%E8%A1%A8%E7%94%A8%EF%BC%89.pdf

(2) 朝日新聞「延命治療せず，6割経験 救命センター，搬送の高齢者に 朝日新聞社調査」(2012年11月11日)

(3) ただし，実際にどのような治療の選択がなされたのかはわからない．木下順弘，有賀徹，横田裕行，小池薫．救急医療における終末期症例登録の解析結果について 日本救急医学会委員会報告．日本救急医学会雑誌．2016; 27(11): 716-721.

(4) 日本救急医学会．医学用語解説集「心肺蘇生法」．http://www.jaam.jp/html/dictionary/dictionary/word/0404.htm

(5) 澤田愛子「生命維持装置」酒井明夫，藤尾均，森下直貴，中里巧，盛永審一郎編集『新版増補 生命倫理事典』太陽出版．2010年．pp. 567-568.

(6) British Medical Association (BMA). Part 2: Defining key terms and concepts 3 Life-prolonging treatment. In *Withholding and Withdrawing Life-prolonging Medical Treatment 3rd Edition*. Blackwell Publishing. 2007.

(7) 箱石匡行「延命治療」酒井明夫，藤尾均，森下直貴，中里巧，盛永審一郎編集『新版増補 生命倫理事典』太陽出版．2010年．pp. 135-136.

(8) 2016 年 4 月 28 日，射水市に対し公文書開示請求を行い，新湊市民病院が新湊警察署に届出た報告書（一部非開示）「人工呼吸器取り外しに関する報告書の届出について」(2005 年 10 月 17 日）を入手した．

(9) 朝日新聞「病院『医師が延命中止』 富山・呼吸器外し，死亡は 7 人 『倫理上問題』」(2006 年 3 月 26 日)，毎日新聞夕刊「不審死：富山・射水の病院『7 人安楽死』 50 歳外科医，患者の呼吸器外す」(2006 年 3 月 25 日)

(10) 読売新聞「射水市民病院 呼吸器外し 2 医師不起訴 富山地検『殺人罪認定は困難』」(2009 年 12 月 22 日)

(11) 次の新聞記事，および，各裁判所の判決文・決定文を参照した．朝日新聞「ぜんそく患者を『安楽死』 本人意思表示なし 98 年，川崎の病院」(2002 年 4 月 20 日)，読売新聞「川崎協同病院患者死亡 殺人容疑で筋弛緩剤投与の主治医逮捕／神奈川県警」(2002 年 12 月 5 日)，毎日新聞「川崎・筋弛緩剤事件 主治医を逮捕『意図的』と殺人容疑で――神奈川県警」(2002 年 12 月 5 日)，日本経済新聞「川崎協同病院事件，主治医を殺人で起訴――地検『同意得ずに殺意』」(2002 年 12 月 27 日)，東京高裁判決文平 17（う）1419 号，最高裁決定文平 19（あ）585 号．

(12) 横浜地方裁判所判決 平 14（わ）3802 号．2005 年 3 月 25 日．

(13) 東京高等裁判所判決 平 17（う）1419 号．2007 年 2 月 28 日．

(14) 最高裁判所第三小法廷決定 平 19（あ）585 号．2009 年 12 月 7 日．

(15) 以下の法学者らの評価については，次の文献で論じた内容を加筆・修正した．田中美穂・児玉聡．川崎協同病院事件判決・決定に関する評釈の論点整理．生命倫理．2016; 26(1): 107-114.

(16) 水野俊誠，横野恵．日本における生命維持治療の中止と差控え．生命倫理．2006; 16(1): 84-90.

(17) 井田良．特集・医療と法 終末期医療と刑法．ジュリスト．2007; (1339): 39-46.

(18) 武藤眞朗．刑事裁判例批評（142）川崎協同病院事件最高裁決定［平成 21.12.7 第三小法廷］．刑事法ジャーナル．2010; (23): 83-90.

(19) 入江猛．最高裁時の判例 刑事 気管支ぜん息の重積発作により入院しこん睡状態にあった患者から，気道確保のため挿入されていた気管内チューブを抜管した医師の行為が，法律上許容される治療中止に当たらないとされた事例――最三小決平成 21・12・7．ジュリスト．2012; (1446): 91-94.

(20) 宍戸圭介．治療中止における本人の同意と家族の要請 川崎協同病院事件（最高裁第三小法廷平成 21.12.7 決定，判時 2066 号 159 頁)．岡山大学大学院社会文化科学研究科紀要．2010; (30): 39-44.

(21) 小田直樹．刑法 こん睡状態患者の治療中止が許容されるための条件――川崎協同病院事件上告審決定．増刊ジュリスト 平成 22 年度重要判例解説．2011; (1420): 200-201.

(22) 甲斐克則．94 事件治療行為の中止――川崎協同病院事件．別冊ジュリスト 医事法判例百選 第 2 版．2014; 219: 198-199.

(23) 加藤摩耶・大城孟．判決紹介川崎協同病院事件最高裁決定［平成 21.12.7］．年報医事法学．2011; (26): 219-235.

(24) 厚生労働省．人生の最終段階における医療の決定プロセスに関するガイドライン．http://www.mhlw.go.jp/stf/seisakunitsuite/bunya/kenkou_iryou/iryou/saisyu_iryou/

(25) 豊田兼彦．最新判例演習室 刑法 治療中止と殺人罪の成否 川崎協同病院事件最高裁決定［最三小決平成 21.12.7]．法学セミナー．2010; 55(5): 121.

(26) 神馬幸一．21 事件治療行為の中止――川崎協同病院事件．別冊ジュリスト 刑法判例百選 I 総論 第 7 版．2014; (220): 44-45.

(27) 辰井聡子．刑事判例研究（147）重篤な疾患で昏睡状態にあった患者から気道確保のためのチューブを抜管した医師の行為が法律上許容される治療中止に当たらないとされた事例――川崎協同病院事件上告審決定［最高裁平成 21.12.7]．論究ジュリスト．2012; (1): 212-217.

(28) 加藤摩耶．別冊付録 判例セレクト 2010［I］〔刑法〕3 治療中止の限界――川崎協同病院事件（最決平成 21・12・7)．法学教室別冊．2011; (365): 30.

(29) 野村貴光．刑事判例研究 気管支ぜん息の重積発作により入院しこん睡状態にあった患者から，気道確保のため挿入されていた気管内チューブを抜管した医師の行為が，法律上許容される治療中止に当たらないとされた事例――川崎協同病院事件上告審決定［最高裁判所平成 21.12.7 第三小法廷決定]．法学新報．2011; 117 (5･6): 295-308.

(30) 香川知晶「第 6 章 被告側の主張 3 背景としての安楽死論」『死ぬ権利――カレン・クインラン事件と生命

倫理の転回』勁草書房．2006 年．pp. 113-119.

(31) Otlowski M. 5 Changing Climate For Reform. In *Voluntary Euthanasia and the Common Law*. Oxford University Press. 1997. pp. 273-280.

(32) 新谷一朗「第 10 章 アメリカにおける尊厳死」シリーズ生命倫理学編集委員会編『シリーズ生命倫理学 5 安楽死・尊厳死』丸善出版．2012 年．pp. 180-196.

(33) 脳血管障害や頭部外傷などで数カ月以上にわたって意識障害が続き，回復の見られない状態にある時用いられる．①意思疎通不可能，②自己移動不可能，③発語不可能，④視覚による認識不可能，⑤尿便失禁，⑥食事自己摂取不可能，⑦これらの状態が 3 カ月以上継続することなどが基準．澤田愛子「遷延性意識障害」酒井明夫，藤尾均，森下直貴，中里巧，盛永審一郎編集『新版増補 生命倫理事典』太陽出版．2010 年．pp. 588.

(34) 香川知晶「第 2 章 2 つの解釈――ロスマンとスティーヴンス 付 クインラン事件年表」『死ぬ権利――カレン・クインラン事件と生命倫理の転回』勁草書房．2006 年．pp. 29-31.

(35) 生命倫理百科事典 翻訳刊行委員会編「死ぬ権利（政策と法）」『生命倫理百科事典 第Ⅱ巻』丸善出版．2007 年．pp. 1282-1293，朝日新聞夕刊「カレンさんの尊厳死裁判 死ぬ権利認める 米州最高裁 世界初の判決」(1976 年 4 月 1 日)．

(36) グレゴリー・E・ペンス「第二章 昏睡 カレン・クィンランとナンシー・クルーザン」宮坂道夫・長岡成夫訳『医療倫理 1』みすず書房．2000 年．

(37) 唄孝一「第二部 カレン事件の解題と分析 二 事実」『生命維持治療の法理と倫理』有斐閣．1990 年．pp. 250-259.

(38) 新聞記事のインタビューで，同協会初代理事長の太田典礼氏が，クインランさんの裁判が日本でも大々的に報道されて世論が盛り上がり，日本安楽死協会の設立にはずみがついたと語っている．読売新聞西部本社（北九州版）「安楽死 その現状と展望 旗頭・太田博士が来福，語る」(1977 年 5 月 20 日)

(39) 町野朔，丸山雅夫，西村秀二，安村勉，山本輝之，清水一成，秋葉悦子，臼木豊編著「第二部 尊厳死と末期医療 第二章 アメリカの尊厳死立法と尊厳死判例」『資料・生命倫理と法Ⅱ 安楽死・尊厳死・末期医療』信山社．1997 年．pp. 178-182.

(40) なお，米国では，クルーザン事件判決の前にも，米国で初めて治療を中止した医師らが殺人罪に問われた事件や，州最高裁によって遷延性意識障害等の患者に対する人工栄養・水分補給の中止を認める複数の判決があった．医師が刑事責任を問われたのはバーバー事件（1983 年，カリフォルニア州）である．これは，家族の求めに応じた医師 2 人が，深い昏睡状態にあった患者の人工呼吸器と人工栄養・水分補給を中止し，その後患者が死亡したというもので，州最高裁にあたる上訴裁判所で最終的に無罪となった．一方，人工栄養・水分補給の中止に関する事前の裁判所命令が出たものとして，コンロイ事件（1985 年，ニュージャージー州）では，州最高裁が，末期患者について人工栄養・水分補給と人工呼吸器の区別を否定し，両者は同様に中止できると結論付けた．また，ブロウフィ事件（1986 年，マサチューセッツ州），ジョーブズ事件（1987 年，ニュージャージー州）では，州最高裁が，末期状態ではない遷延性意識障害の患者からの人工栄養・水分補給の中止を認めていた．詳しくは以下の文献を参照すること．Filine PG. 6. A Tapestry of Relatedness. In *In the Arms of Others: A Cultural History of the Right-To-Die in America*. Ivan R Dee. 1998. p. 181．香川知晶「第 12 章 密室から法廷へ――成人の治療停止問題 3 医師の立場と裁判所の権限，4 治療停止の範囲」「第 13 章 治療中止の政治学――有能力者，ベビー・ドゥ規則，クルーザン事件」『死ぬ権利――カレン・クインラン事件と生命倫理の転回』勁草書房．2006 年．pp. 271-290, pp. 315-338.

(41) 連邦最高裁まで争われた背景には，プロ・ライフ派とプロ・チョイス派の政治闘争の場となったという政治的意味があったという指摘もある．米国では，1973 年のロウ対ウェイド判決で，中絶合法化への端緒が開かれた．プロ・ライフとは，胎児の生きる権利という観点から中絶に反対する立場，プロ・チョイスは，女性の選択の権利という観点から中絶を容認する立場である．次の文献を参照すること．香川知晶「第 13 章 治療中止の政治学：有能力者，ベビー・ドゥ規則，クルーザン事件」『死ぬ権利 カレン・クインラン事件と生命倫理の転回』勁草書房．2006 年．pp. 315-338，奈良雅俊，堂囿俊彦「第 11 章 生殖医療」赤林朗編『入門・医療倫理Ⅰ〔改訂版〕』．勁草書房．2017 年．p. 210.

(42) 朝日新聞夕刊「『植物状態』法廷審理へ 米連邦最高裁」(1989 年 7 月 4 日)，朝日新聞「死の倫理に揺れる米国 拡大する『死ぬ権利』，日常化した『尊厳死』」(1990 年 7 月 11 日)，読売新聞夕刊「『患者死なせる権利』にワク 本人の意思確かでない／米最高裁」(1990 年 6 月 26 日)，「7 年間もこん睡の患者の維持装置外す 米で

判決受け」(1990年12月17日)，読売新聞「[いのち] 第1部 光と影と (10) 植物状態に別れと奇跡…」(1991年1月12日)，毎日新聞夕刊「“植物状態”の安楽死認める 生命装置近く外す判断――米ミズーリ州の裁判所」(1990年12月15日)
(43) シュナイダー・カールE，木南敦．命の終端における医療の決定について――クルーザン事件，事前の指示および個人の自己決定．ジュリスト．1995; (1076): 130-137.
(44) 長岡成夫．ナンシー・クルーザン裁判――州巡回裁判所・州最高裁判所．新潟大学教育人間科学部紀要．2004; 6(2): 249-270.
(45) 町野朔，丸山雅夫，西村秀二，安村勉，山本輝之，清水一成，秋葉悦子，臼木豊編著「第二部 尊厳死と末期医療 第二章 アメリカの尊厳死立法と尊厳死判例」『資料・生命倫理と法Ⅱ 安楽死・尊厳死・末期医療』信山社．1997年．pp. 194-200.
(46) The New York Times. Nancy Cruzan Dies, Outlived by a Debate Over the Right to Die. 27 December 1990. http://www.nytimes.com/1990/12/27/us/nancy-cruzan-dies-outlived-by-a-debate-over-the-right-to-die.html
(47) Towers B. The impact of the California Natural Death Act. *J Med Ethics*. 1978; 4(2): 96-98.
(48) 町野朔，丸山雅夫，西村秀二，安村勉，山本輝之，清水一成，秋葉悦子，臼木豊編著「第二部 尊厳死と末期医療 第二章 アメリカの尊厳死立法と尊厳死判例」『資料・生命倫理と法Ⅱ 安楽死・尊厳死・末期医療』信山社．1997年．pp. 153-158.
(49) 町野朔，丸山雅夫，西村秀二，安村勉，山本輝之，清水一成，秋葉悦子，臼木豊編著「第二部 尊厳死と末期医療 第二章 アメリカの尊厳死立法と尊厳死判例」『資料・生命倫理と法Ⅱ 安楽死・尊厳死・末期医療』信山社．1997年．pp. 170-177.
(50) 渡部朗子．アメリカの成年後見制度．千葉大学社会文化科学研究．1998; 2: 189-213.
(51) Olick RS. *Taking Advance Directives Seriously*. Georgetown University Press. 2001.
(52) American Bar Association (ABA). Law for Older Americans Health Care Advance Directives What is the Patient Self-Determination Act? http://www.americanbar.org/groups/public_education/resources/law_issues_for_consumers/patient_self_determination_act.html
(53) Congress.gov. H.R.5835 - Omnibus Budget Reconciliation Act of 1990 Title IV. Medicare, medicaid, and other health-related programs Sec. 4206. Medicare provider agreements assuring the implementation of a patient's right to participate in and direct health care decisions affecting the patient. https://www.congress.gov/bill/101st-congress/house-bill/5835/text
(54) 岡村世里奈．特集 リビングウィルを考える 事前指示をめぐる世界の状況と日本．病院．2013; 72(4): 281-285.
(55) National Conference of Commissioners on Uniform State Laws. Uniform Health Care Decisions Act. http://www.uniformlaws.org/shared/docs/health%20care%20decisions/uhcda_final_93.pdf http://www.uniformlaws.org/Act.aspx?title=Health-Care%20Decisions%20Act
(56) 土屋恵司．統一公務員退職制度運営法――米国における統一州法導入の事例紹介．国立国会図書館調査及び立法考査局 外国の立法．2006; 230: 4-25. http://dl.ndl.go.jp/view/download/digidepo_1000340_po_023001.pdf?contentNo=1&alternativeNo=
(57) President's Commission for the Study of Ethical Problems in Medicine and Biomedical and Behavioral Research. Deciding to Forgo Life Sustaining Treatment: A Report on the Ethical, Medical, and Legal Issues in Treatment Decisions. March 1983. pp. 73-77, 89-90. https://repository.library.georgetown.edu/bitstream/handle/10822/559344/deciding_to_forego_tx.pdf?sequence=1&isAllowed=y
(58) 唄孝一「第一部 アメリカにおける法理の生成 生命維持治療を受けない条件」『生命維持治療の法理と倫理』有斐閣．1990年．p. 213.
(59) McCarrick PM. Scope Note 7 Withholding or Withdrawing Nutrition or Hydration. Bioethics Research Library. Revised March 1992. https://repository.library.georgetown.edu/bitstream/handle/10822/556907/sn7.pdf?sequence=1
(60) Council on Ethical and Judicial Affairs, American Medical Association. Decisions Near the End of Life. *JAMA*. 1992; 267(16): 2229-2233.

(61) American Medical Association. Code of Medical Ethics Chapter 5: Opinions on caring for patients at the end of life. adopted in June 2016. https://www.ama-assn.org/sites/default/files/media-browser/code-of-medical-ethics-chapter-5.pdf

(62) 医療倫理の四原則を提唱したビーチャムとチルドレスの『生命医学倫理 第五版』（麗澤大学出版会，2009年）によれば，治療を差し控える（開始しない）ことと中止することの区別は不適切であり，危険であるとしている．人工呼吸器のバッテリーを再充電しなかったとか，供給管に注入液を入れなかったというように，治療を差し控えることを通じて治療の中止が起こりうるので，その区別は明瞭ではないためである．また，区別が明確にできたとしても，状況に応じて治療の不開始も中止も正当化できること，両方とも患者の死を引き起こしうるし，両方とも死なせる事例になりうることなどを指摘している．

(63) Hope T, Savulescu J and Hendrick J. 12 End of Life. In *Medical Ethics and Law second edition*. Churchill Livingstone. 2008. pp. 181-184.

(64) 児玉聡，田中美穂．英国における終末期医療の議論と課題．理想．2014; (692): 52-65.

(65) 町野朔，丸山雅夫，西村秀二，安村勉，山本輝之，清水一成，秋葉悦子，臼木豊編著「第二部 尊厳死と末期医療 第三章 医療の打ち切り――イギリスの場合」『資料・生命倫理と法Ⅱ 安楽死・尊厳死・末期医療』信山社．1997年．pp. 201-217.

(66) 英国医師会のガイドラインでは，治療の差し控え・中止について，心理的には治療を中止するよりも差し控える方がたやすいが，治療中止と差し控えの間には法的，道徳的に現実の問題に直結するような違いは無い，と定義されている．BMA. Part2: Defining key terms and concepts. In *Withholding and Withdrawing Life-Prolonging Medical Treatment: Guidance for Decision Making Third Edition*. Blackwell Publishing. 2007年. pp. 19-20.

(67) Mental Capacity Act 2005, Mental Capacity Act 2005 Code of Practice. 2007. https://www.gov.uk/government/uploads/system/uploads/attachment_data/file/497253/Mental-capacity-act-code-of-practice.pdf

(68) 地図の作成にあたり，注54の文献のほか，次の文献・ホームページなどを参照した．

・田中美穂，児玉聡．朝日新聞アピタル 終の選択 穏やかな死を探して《2》諸外国の法制度の現状．2015年10月12日．http://www.asahi.com/apital/articles/SDI201511161593.html

・林かおり．ヨーロッパにおける患者の権利法．外国の立法．2006; 227: 1-58. http://www.ndl.go.jp/jp/diet/publication/legis/227/022701.pdf

・ESF Exploratory Workshop Advance Directives: Towards a Coordinated European Perspective? Institute of Biomedical Ethics, University of Zurich, Switzerland. Country Reports on Advance Directives. 2008. https://www.ethik.uzh.ch/dam/jcr:00000000-14d5-886d-ffff-ffff1488f30/Country_Reports_AD.pdf

オーストリア

・岡嶋道夫訳．患者指示書法2006. http://www.hi-ho.ne.jp/okajimamic/d140.pdf

・Leischner A, Zeinhofer C, Lindner C, Kopetzki C. *Medical Law in Austria second edition*. Kluwer Law International. 2014.

スペイン

・Virgilio Rodriguez-Vazquez. The role of advance directives regarding the patient's consent. Views held by the first Spanish Act regulating the patient's autonomy and differences with the Common Law tradition. *Medical Law International*. 2013; 13(4): 240-253.

ドイツ

・山口和人．【ドイツ】「患者の指示（リビング・ウィル）」法の制定．外国の立法．2009. http://www.ndl.go.jp/jp/diet/publication/legis/24002/02400205.pdf

英国

・田中美穂，児玉聡．英国の終末期医療における意思能力法2005の現状と課題――任意後見である永続的代理権と独立意思能力代弁人の意義をめぐって．生命倫理．2014; 24(1): 96-106.

米国

・Tanaka M, Kamishiraki E, Baba M, Maeda S. Poster presentation: An analysis of the US States' laws regarding Advance Directives. ISQua 2015 Doha. October 4-7 2015.

・田中美穂，前田正一．日医総研 WP No. 329 米国50州・1特別区の事前指示法の現状分析．2014年12月．

http://www.jmari.med.or.jp/download/WP329.pdf

カナダ

・Browne A, Sullivan B. Advance Directives in Canada. *Cambridge Quarterly of Healthcare Ethics*. 2006; 15(3): 256-260.

オーストラリア

・NSW Parliamentary Research Service. May 2014. e-brief 6/2014. https://www.parliament.nsw.gov.au/researchpapers/Documents/advance-care-directives/Advance%20Care%20Directives.pdf

シンガポール

・Ministry of Health Singapore. Advance Medical Directive Act. https://www.moh.gov.sg/content/moh_web/home/legislation/legislation_and_guidelines/advance_medical_directiveact.html

台湾

・鍾宜錚．台湾における終末期医療の議論と「自然死」の法制化――終末期退院の慣行から安寧緩和医療法へ．生命倫理．2013; 23(1): 115-124.

韓国

・京都大学大学院文学研究科 応用哲学・倫理学教育研究センター（CAPE）．国際高等研究所・国際ワークショップ 終末期医療の倫理：報告．2016 年 6 月．http://www.cape.bun.kyoto-u.ac.jp/wp-content/uploads/2014/03/67741ee2a9b734a044f0048e00fe1278.pdf

タイ

・National Health Commission Office of Thailand. National Health Act B.E. 2550（2007）．http://en.nationalhealth.or.th/sites/default/files/nationalhealth_act_en.pdf

・Ministerial Regulation on Conditions and Methods for Implementing a Living Will to Refuse Public Health Services that Prolong Dying in the Terminal Phase of Illness; or to End Suffering from Illness B.E. 2553（2010）．http://en.nationalhealth.or.th/sites/default/files/Final_Ministerial_Regulation%20.pdf

(69) ただし，心肺停止時に生命維持治療を始めなかったり，途中で止めたりすることは，日本国内でも行われている．がんの末期，老衰，救命の可能性がない患者などで，本人または家族の希望で心肺蘇生などの蘇生術を行わないことを DNR（Do Not Resuscitate）といい，これに基づいて医師が指示する場合を DNR 指示という．米国心臓協会のガイドラインでは，attempt を加え，蘇生に成功することがそう多くはない中で蘇生のための処置を試みない用語として DNAR（Do Not Attempt Resuscitation）が使用されている．次の文献を参照すること．大崎博「DNR」酒井明夫，藤尾均，森下直貴，中里巧，盛永審一郎編集『新版増補 生命倫理事典』太陽出版．2010 年．p. 975．日本救急医学会．医学用語解説集 DNAR．http://www.jaam.jp/html/dictionary/dictionary/word/0308.htm

(70) 鈴木尊紘．フランスにおける尊厳死法制――患者の権利及び生の終末に関する 2005 年法を中心として．外国の立法．2008; 235: 77-95．http://www.ndl.go.jp/jp/diet/publication/legis/235/023502.pdf

(71) The HDC Code of Health and Disability Services Consumers' Rights Regulation 1996, Right7（5）．http://www.hdc.org.nz/the-act--code/the-code-of-rights/the-code-(full) New Zealand Medical Association. Advance Directive Information and Sample Forms. https://www.nzma.org.nz/__data/assets/pdf_file/0016/17008/AdvanceDirectives.pdf

(72) 京都大学大学院文学研究科 応用哲学・倫理学教育研究センター（CAPE）．国際高等研究所・国際ワークショップ 終末期医療の倫理：報告．2016 年 6 月 24 日．http://www.cape.bun.kyoto-u.ac.jp/wp-content/uploads/2014/03/67741ee2a9b734a044f0048e00fe1278.pdf

(73) 田中美穂，児玉聡．朝日新聞アピタル 終の選択 穏やかな死を探して《11》生命維持治療の中止は許されるのか？ 2015 年 12 月 14 日．http://www.asahi.com/apital/articles/SDI201512104755.html

(74) 厚生労働省．人生の最終段階における医療に関する意識調査報告書．2014 年 3 月．http://www.mhlw.go.jp/file/05-Shingikai-10801000-Iseikyoku-Soumuka/0000041847_3.pdf

(75) 田中美穂，山本由加里，前田正一．日米の事前指示法（案）における事前指示の適用要件の比較分析．医療事故・紛争対応研究会 第 11 回年次カンファレンスにおける発表，2017 年 3 月 3 日．また，この内容を一部加筆修正して，2017 年 10 月 1 日～4 日にロンドンで開催された International Society for Quality in Health Care（ISQua）34$^{th}$ International Conference London 2017 において，"A Comparative Analysis of Applicable

Requirements Regarding Advance Directive Laws and Bills in the U.S., England and Wales, and Japan" としてポスター発表を行った.

(76) Asai A, Fukuhara S, Lo B. Attitudes of Japanese and Japanese American physicians towards life—sustaining treatment. *Lancet*. 1995; 346(8971): 356-359.

(77) 会田薫子, 甲斐一郎. 末期患者における人工呼吸器の中止——救急医に対する質的研究. 日本救急医学会雑誌. 2009; 20(1): 16-30.

(78) 辰井聡子. 治療不開始／中止行為の刑法的評価——「治療行為」としての正当化の試み. 明治学院大学法学研究. 2009; 86: 57-104.

(79) 宣言（的）判決訴訟とは, 当事者の権利その他法律関係についての決定を求める訴訟で, フランスやドイツなどの大陸系諸国や英国等で活用されてきた. 米国については, 英国法に由来するとされている. 日本では当事者訴訟における確認訴訟に相当する. 宣言判決は, 侵害行為等がなされる前に裁判所に予防的救済を提供させるものである. 嘉藤亮. アメリカ行政訴訟における宣言判決訴訟（1）. 早稲田政治公法研究. 2009; (90): 73-90.

(80) 香川知晶「第5章 戦略の変更——信教の自由, 代理判断, プライバシー権」『死ぬ権利——カレン・クインラン事件と生命倫理の転回』勁草書房. 2006年. pp. 90-91.

**第一〇章**

(1) 前田正一「1 終末期医療における患者の意思と医療方針の決定——医師の行為が法的・社会的に問題にされた事例を踏まえて」甲斐克則編『医事法講座第4巻 終末期医療と医事法』信山社. 2013年. pp. 6-17 等を参考に改変した.

(2) 毎日新聞「尊厳死：本人書面で延命中止 議員連盟, 初の法案要綱案」(2007年6月8日), 東京読売新聞「尊厳死, 医師を免責 有志議員が法案要綱案」(2007年6月8日), 産経新聞「『臨死』で延命中止容認 尊厳死議連 初の要綱案 医師2人以上で判定」(2007年6月8日)

(3) 厚生労働省. 人生の最終段階における医療の決定プロセスに関するガイドライン. 2007年（2015年改訂）. http://www.mhlw.go.jp/file/04-Houdouhappyou-10802000-Iseikyoku-Shidouka/0000079906.pdf

(4) 日本救急医学会. 救急医療における終末期医療に関する提言（ガイドライン）. 2007年11月. http://www.jaam.jp/html/info/info-20071116.pdf

(5) 日本学術会議. 対外報告 終末期医療のあり方について——亜急性型の終末期について. 2008年2月. http://www.scj.go.jp/ja/info/kohyo/division-4.html

(6) 日本医師会. 平成18・19年度 生命倫理懇談会答申 終末期医療に関するガイドラインについて. 2008年2月. http://dl.med.or.jp/dl-med/teireikaiken/20080227_1.pdf

(7) なお, 本プロセスガイドラインでは, 2015年に「終末期医療」という表現が,「人生の最終段階における医療」という表現に変更された. この変更について, 厚労省の終末期医療に関する意識調査等検討会（2012年〜2014年）の座長であった町野朔氏は「最期まで尊厳を尊重した人間の生き方に着目するというさらに幅広い視点から」そのような変更を行ったと述べている. また, 2012年施行の社会保障制度改革推進法の表現を参考にしたという.「この人に聞く『人生の最終段階における医療』に名称を変更——町野朔氏（終末期医療に関する意識調査等検討会座長)」週刊社会保障. 2014; (2773): 36-37.

(8) 厚生労働省の「終末期医療の決定プロセスのあり方に関する検討会」の樋口範雄座長（当時）は, 検討会の中で,「内容面ではプロセスに関するガイドラインという話ですので, 今回は, 実際に医療現場でこういう措置は適法だろうか, こういう措置をやってもかまわないだろうかと. 例えば抜管がどうとか, それ以上の措置が適法になるものかどうかという中身の話ではなく, 終末期に入った患者に対して, どういう形で配慮をする, プロセスをとるのが我々として, あるいは社会としてふさわしい対応なのだろうか, というそのプロセスを重視している点が1つです」(第2回) ,「この指針では何をしていないかということです. 先送りというか, あとの課題になるのかもしれませんが, WHATということです. つまり, 何をすれば, 例えば刑事責任を問われないのか. あるいは何をしてもいいのかというような, 具体的にどういう行為が法律に触れないかとか, そのような形のものは, ここでは論じていません」(第3回) と述べている. 厚生労働省. 第2回, および, 第3回終末期医療の決定プロセスのあり方に関する検討会議事録. 2007年3月5日, および, 4月9日. http://www.mhlw.go.jp/shingi/2007/03/txt/s0305-3.txt　http://www.mhlw.go.jp/shingi/2007/04/txt/s0409-2.txt

(9) 厚生労働省．人生の最終段階における医療に関する意識調査報告書．2014 年 3 月．http://www.mhlw.go.jp/file/05-Shingikai-10801000-Iseikyoku-Soumuka/0000041847_3.pdf

(10) 厚生労働省．報道発表資料．2015 年 3 月 30 日．http://www.mhlw.go.jp/stf/houdou/0000079283.html

(11) 医療事故を報じた新聞記事として，例えば次のようなものがある．産経新聞「東京女子医大 2 医師逮捕 医療現場 根強い隠蔽体質 『構造的』欠陥も」(2002 年 6 月 29 日)，東京読売新聞夕刊「手術ミス，慈恵医大青戸病院の 3 医師逮捕 未経験手術，前立腺がんで 60 歳死亡」(2003 年 9 月 25 日)，朝日新聞「カルテ改ざん，医師有罪 東京女子医大の手術ミス事件 東京地裁」(2004 年 3 月 23 日)，日本経済新聞夕刊「広尾病院事件，最高裁初判断，遺体の異状，医療ミスも届出義務—元院長の上告棄却」(2004 年 4 月 13 日)，毎日新聞夕刊「都立広尾病院・点滴ミス訴訟：医療ミス死亡，通報義務—最高裁が初判断」(2004 年 4 月 13 日)，朝日新聞夕刊「手術 3 医師に有罪 東京地裁判決『能力なく無謀』 慈恵医大・死亡事件」(2006 年 6 月 15 日)，日本経済新聞夕刊「帝王切開死 産科医に無罪 大野病院事件 医療ミスを否定 福島地裁判決」(2008 年 8 月 20 日)

(12) 最高裁判所によると，2016 年に提訴された医療関連の民事訴訟は 878 件であった．1999 年には 678 件であったが，2004 年に 1,110 件を記録した．その後，徐々に減少して 700 件台になったが，2013 年からは再び 800 件を超えている．また，警察庁によると，2015 年に刑事事件として立件送致・送付された医療事故の件数は 43 件であった．1997 年には 3 件であったのが，2006 年にピークとなり 98 件を記録．その後は徐々に減少傾向にあったが，2012 年に急に 93 件に増え，現在も二桁を維持している．最高裁判所．医事関係訴訟委員会について 6．医事関係訴訟の現状 医事関係訴訟に関する統計．http://www.courts.go.jp/saikosai/vcms_lf/29052601heikinshinri.pdf 警察庁のデータは，2016 年 10 月 11 日付行政文書開示決定により同庁から入手した．次の資料も参照すること．2016 年 3 月 8 日付の「医療事故関係届出等，送致数の推移（平成 18 年以降）」．および，京都府 あんしん医療制度プロジェクト．あんしん医療制度研究会報告書 参考資料．2011 年 3 月．http://www.pref.kyoto.jp/iryokikaku/documents/1303381581383.pdf

(13) 緒方あゆみ．終末期医療と刑法——生命維持治療の差し控え・中止をめぐる問題を中心に．Chukyo lawyer. 2014; (20): 1-24. http://www.chukyo-u.ac.jp/educate/law-school/chukyolawyer/data/vol020/01_Ogata.pdf

(14) 辰井聡子．治療不開始／中止行為の刑法的評価——「治療行為」としての正当化の試み．明治学院大学法学研究．2009; 86: 57-104. http://repository.meijigakuin.ac.jp/dspace/handle/10723/1988

(15) 全国の 300 床以上の病院 1191 病院（精神病床が過半数の施設を除外）を対象にアンケートを実施，32%（379 病院）が回答した．読売新聞「終末期医療 全国病院アンケート 読売新聞社・立命館大共同調査＝特集」(2008 年 7 月 27 日)

(16) 厚労省のプロセスガイドラインが策定された 2007 年以降の新聞記事を見ると，医療現場では，治療中止行為による刑事訴追を恐れて治療継続を選択する事案があること，子どもについては増えているというデータもあること，人工栄養の中止について四割近い医師が「(法的責任を問われるとの) 不安は残る」と回答していることなどが報じられている．朝日新聞「終末期医療，尽きぬ悩み 延命中止，刑事責任判断相次ぐ」(2009 年 12 月 30 日)，朝日新聞「胃ろう，悩む医師・家族 終末期高齢者への人工栄養，朝日新聞社・老年医学会共同調査」(2012 年 6 月 28 日)

(17) 一例であるが，日本神経学会の筋萎縮性側索硬化症診療ガイドライン 2013 では，筋萎縮性側索硬化症（ALS）患者にいったん装着した人工呼吸器を途中で取り外すことの是非について，「わが国においては，一度装着した人工呼吸器の取り外しを明確に許容する法律も禁止する法律もなく，この件は法規範の空白地帯にある」として，現状では取り外すことを可能にする法律や手順が定められていないことを患者や家族に説明し，取り外しが困難であることを話す，と明記されている．日本神経学会監修，「筋萎縮性側索硬化症診療ガイドライン」作成委員会編「7. 呼吸管理」『筋萎縮性側索硬化症診療ガイドライン 2013』南江堂．pp. 138-139. https://www.neurology-jp.org/guidelinem/als2013_index.html

(18) 法案の内容については，東京新聞「尊厳死法案をめぐって上・下」(2013 年 1 月 29 日および 2 月 5 日)，東京読売新聞「尊厳死法案 現実味 自民 PT，各党に議論要請へ 法制化に賛否，成立は不透明」(2013 年 12 月 29 日)，東京読売新聞「『尊厳死法案』提出へ 生命倫理議論 参院主導で（解説）」(2014 年 1 月 30 日）などの新聞記事のほか，2014 年 7 月 31 日に東京財団主催の生命倫理サロン「法律は望む死を与えられるのか——『尊厳死』法案を考える」(https://www.tkfd.or.jp/research/bioethics-forum/a00405) で配布された法案資料などを参考にした．

(19) 児玉聡．「尊厳死法案」をめぐる議論の論点整理——「国民的議論」活性化の一助として．Synodos. 2014

年6月18日．http://synodos.jp/society/7971

(20) 青木志帆氏は，「現在の法案が用意した要件だけで『終末期』を定義すると，呼吸器や胃ろうを利用しながら生きておられる重度身体障害者（代表的な例がALSの患者さんです．中略）が含まれます．すなわち，彼らは呼吸器や胃ろうなどの設備がなければ，現在のところ確実に死に至りますという意味で，『死期が間近である』と言えます」と述べている．青木志帆．尊厳死法案の問題点——法律家の立場から．Synodos．2012年8月23日．http://synodos.jp/society/1477

(21) 厚生労働省．人生の最終段階における医療の決定プロセスに関するガイドライン 解説編．2007年（2015年改訂）．http://www.mhlw.go.jp/file/06-Seisakujouhou-10800000-Iseikyoku/0000078982.pdf

(22) 厚生労働省．第4回 終末期医療のあり方に関する懇談会 これまでの主な意見（第③回まで）．2009年4月14日．http://www.mhlw.go.jp/shingi/2009/04/dl/s0414-7d.pdf

(23) 以下のシンポジウムでこのような指摘がなされた．日本生命倫理学会第27回年次大会 公募シンポジウムⅫ「『尊厳死』法案の問題は何か——終末期医療をめぐる開かれた議論を目指して」．2015年11月29日．

(24) 田中美穂，前田正一．日医総研ワーキングペーパー No. 329 米国50州・1 特別区の事前指示法の現状分析——終末期医療の意思決定に関する議論の構築に向けて．2014年12月．http://www.jmari.med.or.jp/download/WP329.pdf

(25) 成年後見センター・リーガルサポート．医療行為における本人の意思決定支援と代行決定に関する報告及び法整備の提言．2014年5月．https://www.legal-support.or.jp/akamon_regal_support/static/page/main/pdf/act/index_pdf10_02.pdf

(26) 日本弁護士連合会．医療同意能力がない者の医療同意代行に関する法律大綱．2011年12月．http://www.nichibenren.or.jp/library/ja/opinion/report/data/111215_6.pdf

(27) 台湾と韓国の法律の内容については，京都大学大学院文学研究科 応用哲学・倫理学教育研究センター（CAPE）の報告書（プロジェクト代表・児玉聡）に掲載されている，鍾宜錚氏（台湾）と洪賢秀氏（韓国）による日本語訳を参考にまとめた．また，台湾や韓国の法律制定の背景や論点についてもCAPEの報告書の内容を参考にまとめた．詳細は次の資料を参照すること．国際高等研究所・国際ワークショップ 終末期医療の倫理：報告．2016年6月24日．http://www.cape.bun.kyoto-u.ac.jp/wp-content/uploads/2014/03/67741ee2a9b734a044f0048e00fe1278.pdf

(28) Ministry of Health, Singapore. Advance Medical Directive Act. 1996. https://www.moh.gov.sg/content/moh_web/home/legislation/legislation_and_guidelines/advance_medical_directiveact.html

(29) National Health Commission Office of Thailand. National Health Act B.E. 2550 (2007). http://en.nationalhealth.or.th/sites/default/files/nationalhealth_act_en.pdf Ministerial Regulation on Conditions and Methods for Implementing a Living Will to Refuse Public Health Services that Prolong Dying in the Terminal Phase of Illness; or to End Suffering from Illness B.E. 2553 (2010). http://en.nationalhealth.or.th/sites/default/files/Final_Ministerial_Regulation%20.pdf Rights to Health. http://en.nationalhealth.or.th/Living_Will

(30) 鍾宜錚．台湾における終末期医療の議論と「自然死」の法制化——終末期退院の慣行から安寧緩和医療法へ．生命倫理．2013; 23(1): 115-124.

(31) 安寧緩和医療コンサルテーションについては，立命館大学衣笠総合研究機構専門研究員の鍾宜錚氏から教示を受けた（2017年5月31日付電子メール）．

(32) Ilhak Lee, Shin Ok Koh. End-of-life Care in Korea: Current Situation. *INTENSIVIST*. 2012; 4(1): 93-96.

(33) 牧野力也．〈論説〉意思能力なき患者の同意と自己決定の尊重——韓国の成年後見制度を素材として．筑波法政．2015; (64): 117-138.

(34) この事件の詳細については，韓国・延世大学のIlhak Lee氏から教示を受けた（2017年5月30日付電子メール）．

(35) Ki-Hyun Hahm and Ilhak Lee. Biomedical Ethics Policy in Korea: Characteristics and Historical Development. *J Korean Med Sci*. 2012; 27: S76-81.

(36) 金亮完「第13章 延命治療の中止に関する韓国大法院判決について」シリーズ生命倫理学編集委員会編『シリーズ生命倫理学5 安楽死・尊厳死』丸善出版．2012年．pp. 238-250.

(37) 倫理コンサルテーションとは，医療現場で生じた倫理的問題の解決のために行われる助言や相談活動全般のことを指す．その問題領域が，日常診療の現場で生じる臨床倫理の問題に関わるケースが多いことから，臨